Sjögren Syndrome

干燥综合征

多学科诊疗

主编　赵福涛　吕力为　程　昉

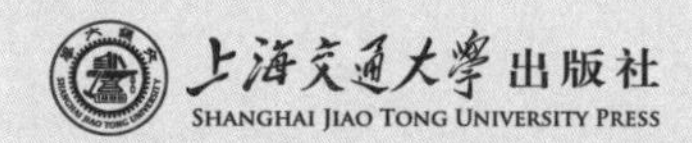

内容提要

本书系统介绍了干燥综合征这一慢性自身免疫性疾病的病理机制、临床表现及诊疗进展。全书分为五章，第一章着重阐述干燥综合征的病因、发病机制、诊断技术、诊断标准及系统治疗；第二章和第三章详细介绍干燥综合征口、眼局部和各系统的表现、诊断及治疗，引用国内外最新的文献，力求反映学科的最新进展，并体现了本书的先进性和实用性；第四章全面讲述干燥综合征的中医认识和中医辨证治疗；第五章收录了干燥综合征多学科治疗的典型案例。

本书立足临床实践，融合国际指南与前沿进展，语言严谨，内容翔实，兼具学术性与实用性，适合风湿免疫科医师、内科医师、中医从业者及医学生学习参考。

图书在版编目(CIP)数据

干燥综合征多学科诊疗 / 赵福涛， 吕力为， 程昉主编. — 上海 : 上海交通大学出版社, 2025. 4. — ISBN 978-7-313-32365-1

Ⅰ. R593.2

中国国家版本馆CIP数据核字第20255VZ569号

干燥综合征多学科诊疗

GANZAO ZONGHEZHENG DUOXUEKE ZHENLIAO

主　　编：赵福涛　吕力为　程　昉

出版发行：上海交通大学出版社　　地　　址：上海市番禺路951号

邮政编码：200030　　电　　话：021-64071208

印　　刷：常熟市文化印刷有限公司　　经　　销：全国新华书店

开　　本：710mm × 1000mm　1/16　　印　　张：17

字　　数：285千字

版　　次：2025年4月第1版　　印　　次：2025年4月第1次印刷

书　　号：ISBN 978-7-313-32365-1

定　　价：98.00元

主编简介

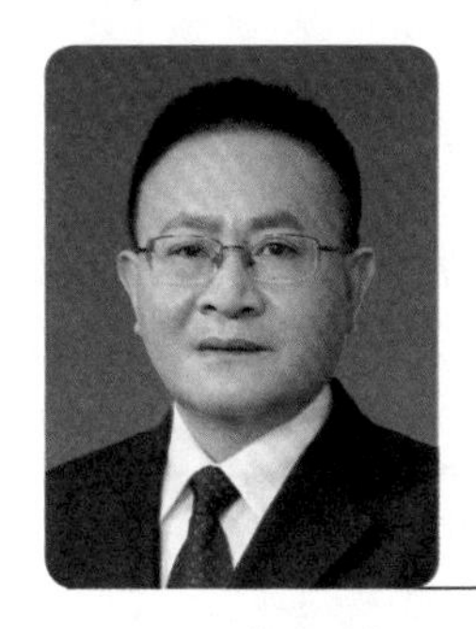

赵福涛　上海交通大学医学院附属第九人民医院风湿免疫科主任，主任医师，教授，医学博士，研究生导师。

1997 年开始从事风湿免疫病专业工作，长期致力于风湿免疫病的临床、科研和教学工作，有较深的学术造诣，擅长干燥综合征的诊治。研究方向为干燥综合征等风湿免疫病的发病机制和干细胞、免疫细胞治疗。承担国家自然科学基金、上海市自然科学基金和上海交通大学医学院科研课题 20 余项，获市级科技进步三等奖 2 项，主编和参编专著 15 部，发表核心期刊和 SCI 收录论文 100 余篇。

学术任职：中国医师协会风湿免疫科医师分会委员兼干燥综合征学组副组长，上海市中西医结合风湿病专委会副主任委员兼干燥综合征学组组长，中国初级卫生保健基金会风湿免疫专委会干燥综合征和 IgG4 相关疾病委员会副主任委员，中国医疗保健国际交流促进会风湿免疫病学分会常委，中国生物医学工程学会免疫治疗工程分会常委，中国老年学和老年医学学会免疫学分会常委，亚太医学生物免疫学会理事兼基础免疫学分会和风湿免疫学分会常委，海峡两岸医药卫生协会风湿免疫病学专委会常委、痛风学组委员，上海市医学会风湿病专科分会委员，上海市医师协会风湿免疫科医师分会委员，上海市中医药学会风湿病分会委员。国家科技进步奖和发明奖评审专家，《中华风湿病学杂志》通信编委。

主编简介

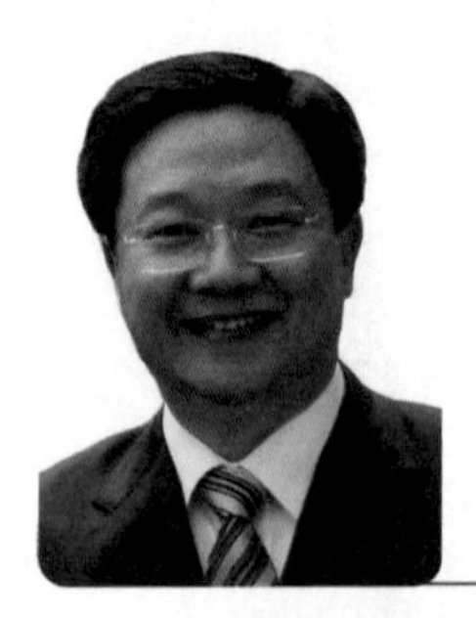

吕力为 香港大学医学院免疫学终身教授。

长期致力于基础免疫学及自身免疫性疾病的研究，并已取得多项原创性研究成果。主持香港政府研究资助局、香港创新科技基金及国家自然科学基金重点项目 20 余项，并参与科技部 973 项目 3 项。在国际免疫学和风湿病学刊物上发表论文 210 余篇，累计被引用 1 万多次，H 指数 60，主编及参编图书 10 部。

2000 年获加拿大白血病基金会 David Rae 奖，2003 年获香港免疫学会青年科学家奖，2008 年获香港大学医学院杰出教学奖，2012 年获香港裘槎杰出科研奖，2013 年获香港大学杰出研究奖，2015 年获北京市科学技术奖，2017 年获华夏医学科技奖，2018 年获中华医学科技奖，2023 年获香港大学医学院杰出研究奖，2024 年获中华医学科技奖，2019—2023 年全球前 1% 学者 (Clarivate/Web of Science)。

学术任职：香港免疫学会秘书长，亚洲－大洋洲免疫学联盟执行理事，中国免疫学会常务理事及皮肤免疫分会副主委，中国生物医学工程学会理事及免疫细胞治疗分会副主委及风湿免疫专委会主委。兼任国家自然科学基金重点项目及重大项目评审，加拿大、瑞士、法国、荷兰、奥地利、意大利，新加坡国家科学基金和英国关节炎研究基金评审专家。兼任国际免疫学会联盟会刊 *Frontiers in Immunology* 副主编，亚太风湿病学联盟会刊 *International Journal of Rheumatic Disease* 副主编，国际细胞因子学会会刊 *Cytokine*、*Cellular and Molecular Immunology*、*Signal Transduction and Targeted Therapy* 及《中国免疫学杂志》编委。

主编简介

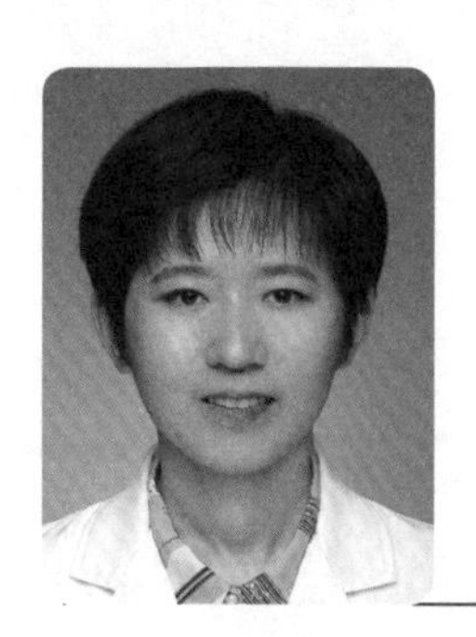

程昉 上海交通大学医学院附属第九人民医院风湿免疫科副主任、教学主任，副主任医师，医学博士。

1999 年毕业于山东医科大学（现山东大学），获医学学士学位，2004 年、2007 年毕业于第二军医大学（现海军军医大学），获医学硕士、医学博士学位，2015 年至 2016 年美国托马斯杰弗逊大学访问学者。现任上海市医学会风湿病专科分会委员，上海市医师协会风湿免疫科医师分会委员，亚太医学生物免疫学会风湿免疫学分会委员，上海市医疗事故技术鉴定专家，上海市女医师协会风湿免疫女医师专业委员会常委，《中华临床免疫和变态反应杂志》青年编委。长期从事风湿免疫性疾病的临床、科研和教学工作，擅长干燥综合征、类风湿关节炎、系统性血管炎的诊治。主持和参与国家自然科学基金、上海市科研项目 6 项，发表 SCI 收录和中文核心期刊论文 30 余篇，参编专著 3 部。近年的研究方向为干燥综合征。

编 委 会

主　编　赵福涛　吕力为　程　昉

副主编　薛　鸾　陈　盛　李　瑾　沈雪敏　茅建春　王婷玉　车　楠

编　委（按姓氏笔画排序）

王　领　海军军医大学附属公利医院
王　锋　上海交通大学医学院附属第一人民医院
王艳玲　上海交通大学医学院附属第九人民医院
王晓冰　海军军医大学附属长征医院
王海燕　上海中医药大学附属市中医医院
王彩虹　山西医科大学第二医院
王婷玉　上海交通大学医学院附属第九人民医院
车　楠　南京医科大学附属南京医院
邓予新　上海中医药大学附属龙华医院
艾香艳　上海交通大学医学院附属第九人民医院
田　洁　江苏大学
邢　悦　上海交通大学医学院附属第九人民医院
吕力为　香港大学
朱振航　上海交通大学医学院附属第九人民医院
刘　杨　上海交通大学医学院附属第九人民医院
祁俏然　上海交通大学医学院附属第九人民医院
芮　棵　江苏大学附属医院
苏传昕　上海交通大学医学院松江研究院
李　奔　上海中医药大学附属岳阳中西医结合医院
李　瑾　上海交通大学医学院附属第九人民医院
李胜贤　上海交通大学医学院附属仁济医院

李慧凛　海军军医大学附属公利医院
吴　岚　上海交通大学医学院附属第九人民医院
吴文祎　上海交通大学医学院附属仁济医院
沈雪敏　上海交通大学医学院附属第九人民医院
张　挺　温州医科大学附属第一医院
张珂珂　上海交通大学医学院附属第九人民医院
陈　佳　同济大学附属皮肤病医院
陈　盛　上海交通大学医学院附属仁济医院
陈玥颖　上海中医药大学附属岳阳中西医结合医院
茅建春　上海中医药大学附属龙华医院
林　涛　复旦大学附属上海市第五人民医院
周　颖　陆军特色医学中心
赵福涛　上海交通大学医学院附属第九人民医院
侯佳奇　上海中医药大学附属岳阳中西医结合医院
曹芝君　上海交通大学医学院附属仁济医院
彭　娜　三峡大学附属第二人民医院
韩　曼　中国中医科学院广安门医院
程　昉　上海交通大学医学院附属第九人民医院
薛　鸾　上海中医药大学附属岳阳中西医结合医院
戴欢子　陆军特色医学中心

学术秘书　朱振航

序　一

受主编赵福涛教授的邀请，让我为《干燥综合征多学科诊疗》作序，非常荣幸，谈不上作序，只是谈一谈内心的真实感受。

首先祝贺赵福涛、吕力为、程昉等教授的大作出版，并对所有参加本书编写的委员们表达最诚挚的祝贺！这部完全由我国医务工作者撰写的关于干燥综合征专著的问世，是中国为数不多的关于干燥综合征的书籍之一，促进了我们对干燥综合征的学习和研究。

干燥综合征是弥漫性结缔组织病中的一个重要疾病，可以说它是系统性红斑狼疮的姊妹篇，对全身各个系统都会造成损害，有众多的自身抗体，并且常常和系统性红斑狼疮伴发共存。近 20 年来国际上对干燥综合征的研究日益增多，而且逐渐深入。

我国关于干燥综合征的研究还相对比较少，从事干燥综合征研究的人员也远比系统性红斑狼疮、类风湿关节炎和脊柱关节病为少，这与干燥综合征的患病率和对人造成的危害不相适应，所以我们应加强对干燥综合征的临床与基础研究，从疾病的不同方面系统总结立书，让更多的医务工作者全方位掌握这个病的发病机制、临床表现和治疗方法，甚至应该进行必要的科普宣传，让患者了解这个疾病，从这点出发，《干燥综合征多学科诊疗》起到了这样的作用。

我记得 20 世纪国外的书中还描写干燥综合征是一少见病，常继发于类风湿关节炎和慢性活动性肝炎，而在中国的著作中很少提及，其实这个病在医学史上比较早就已经被描述，只是研究相对较少，未被重视。直到 20 世纪 80 年代末，张乃峥教授在北京地区做了干燥综合征的流行病学调查，才提出此病为常见病。进入 21 世纪，西方学者才作出干燥综合征为常见病，患病率类似于类风湿关节炎的论断。最初我参与了一些张乃峥教授对干燥综合征的研究工作，1993 年去美国开始系统性研究 SSA 抗原不同表位及不同抗原表位单克隆抗体所致疾病损伤，并逐渐体会到干燥综合征是一个复杂的疾病，从遗传到免疫系统的各个方面都充满了变化，有待不断的深入研究，寻找治疗这个疾病更有效的方法。最初认为这个病常继发于类风湿关节炎、慢性活动性肝炎的概念也发生了改变，应该修正为干燥综合征，常合并类风湿关节炎，特别是干燥综合征常有类风湿因子，而不是类风湿关节炎。所谓的继发于慢性活动性肝炎，也被发现多是合并有自身免疫性肝病，特别是原发性胆汁性胆管炎。这些比较新的认识，进一步说明对干燥综合征发病机制以及临床诊断和治疗的研究，需要多学科协作才会取得更好的成果。

《干燥综合征多学科诊疗》一书，就像一场春雨，为干涸的土地带来了甘露，助推中国学者对干燥综合征的研究，助推中国风湿病学的发展。再次感谢赵福涛、吕力为、程昉教授及所有的作者。

张奉春

2025 年 1 月 2 日

序　二

在医学的浩瀚星河中，干燥综合征宛如一颗隐匿而神秘的星辰，长久以来未被人们充分认知与重视。然而，随着医学研究的不断深入与临床实践的积累，它的“身世”，承载着一段漫长且充满探索意味的认知历程，从往昔那些零零散散、犹如拼图碎片般的相关症状报告，到后来逐步被抽丝剥茧、深入剖析，进而被清晰定义，这一疾病逐渐浮出水面，显露出其独特的面容与深远的影响。本书旨在全方位、多维度地剖析干燥综合征，为医学同仁们提供一份详尽而清晰的指南，揭开其层层迷雾，照亮前行之路。

干燥综合征，它所代表的是一种多器官和系统受累的自身免疫病。女性患者占比高达九成，发病年龄多集中在30～60岁，这一特定的人群分布特征，更是为疾病的诊断与治疗增添了独特的挑战，已然成为最为常见的结缔组织病之一。

干燥综合征的发现历程，宛如一场跨越时空的接力赛。从19世纪末零星的病例报告，到1930年Henrik Sjögren的敏锐洞察，再到20世纪中叶国际医学界的广泛认同，诸多医学前辈们宛如执着的探索者，凭借着敏锐的观察力、严谨的研究精神，不断地观察、记录、分析、报道，一点点地拼凑起关于它的完整画卷，每一步都凝聚着无数医学先驱的智慧与汗水。让如今身处当下的我们，得以站在更为科学、全面的视角去审视它、了解它。

本书的编写，正是基于对干燥综合征重要性的深刻认知。编者从疾病的病因机制入手，剖析免疫系统紊乱的根源；详细阐述临床表现的多样性，为诊断提供精准的依据；深入探讨治疗策略的优化，多学科团队协作一起助力患者缓解症状、改善预后；同时，关注患者的心理与生活质量，全方位呵护患者健康。

我们即将通过本书，如同开启一场探秘之旅，深入走进干燥综合征那神秘又复杂的世界，去探寻它更多不为人知的奥秘，让每一位读者都能够从中获益。干燥综合征的探索之路漫漫，但希望之光已在前方闪烁。愿本书能成为您手中的一盏明灯，照亮您对干燥综合征的认知之路；愿医学的不断进步，能为患者带来更多的福音，让干燥综合征不再成为困扰人们健康的难题。让我们携手共进，在干燥综合征的研究与治疗领域书写新的篇章，为人类的健康事业贡献绵薄之力。

赵岩

2025 年 1 月 13 日

前 言

干燥综合征是常见的自身免疫性疾病之一，其患病率甚至超过类风湿关节炎，严重危害患者的健康和生活质量。该病大多隐匿起病，随着病情的进展，可出现不同程度的外分泌腺局部和内脏器官的系统受累，迄今尚缺乏有效的针对性治疗药物，这可能与其高度的临床异质性有关。目前认为干燥综合征宜采取个体化诊疗，多学科合作制订治疗方案，这也是我们编写此书的初衷。

本书旨在为风湿免疫科以及干燥综合征相关学科的医师提供专业的、前沿的、全面的理论与实践指导，从而更好地在临床工作中为患者提供及时、合理的诊疗策略，使患者获得良好的预后。我们真诚希望本书能够成为广大临床医师诊断和治疗干燥综合征的实用工具书。

全书共分为五章。第一章着重阐述干燥综合征的病因、发病机制、诊断技术、诊断标准及系统治疗；第二章和第三章详细介绍干燥综合征口、眼局部和各系统的表现、诊断及治疗，引用国内外最新的文献，力求反映学科的最新进展，并体现了本书的先进性和实用性；第四章全面讲述干燥综合征的中医认识和中医辨证治疗；第五章收录了 21 个干燥综合征多学科诊疗典型案例，后两章是本书的特色和亮点，也增加了本书的实用性。

本书有幸邀请到吕力为教授和程昉教授共同主编，各位副主编和编委在百忙之中为本书出版付出了巨大的努力，在此谨致以诚挚的感谢！

由于编委们的学术水平和经验有限，书中难免有疏漏与错误之处，恳请读者批评指正！

赵福涛

2025 年 1 月 1 日

目 录

第一章

干燥综合征总论

第一节　干燥综合征概述

干燥综合征（sicca syndrome），又称舍格伦综合征（Sjögren syndrome, SS），目前国外有学者称为干燥病，是一种以外分泌腺高度淋巴细胞浸润及破坏为特征的系统性自身免疫病。本病大多隐匿性起病，早期表现为非特异性症状，如乏力、疲倦、失眠、肌肉痛、关节肿痛、腮腺肿大、女性月经不调等，随着病情进展临床表现为进行性口干、眼干，同时可累及肾、肺、甲状腺和肝等多种器官，出现高球蛋白性紫癜、间质性肺炎、肾小管酸中毒、胆汁性肝硬化、外周及中枢神经损伤等表现。本病可分为原发性和继发性两类，不合并其他自身免疫性疾病者称为原发性干燥综合征（primary Sjögren syndrome, PSS）；继发于类风湿关节炎（rheumatoid arthritis, RA）、系统性红斑狼疮（systemic lupus erythematosus, SLE）等其他结缔组织病为继发性干燥综合征（secondary Sjögren syndrome, SSS）。

干燥综合征患者中女性患者约占全部病例的90%，发病年龄集中于30 ~ 60岁。流行病学调查显示，我国干燥综合征的患病率为0.29% ~ 0.77%，老年人患病率为3% ~ 4%，成年女性患病率为0.5% ~ 1%，男女比为（1 ：9）~（1 ：20）。干燥综合征在风湿免疫病中的发病率位居第二，其患病率明显高于系统性红斑狼疮，与类风湿关节炎相似，目前被认为是最常见的结缔组织病之一。

由于起病隐匿，人们对干燥综合征的认识是一个渐进的过程。1930年，瑞典眼科医师Henrik Sjögren观察到一位女性患者出现严重的眼干、口干并有变形性关节炎。他注意到在此之前，Leber（1882）、Stock（1924）和Hauwer（1927）等有干燥性角膜结膜炎的报告，以及Hadden（1888）等有口干、汗腺分泌减少、完全无泪的报告。1933年Sjögren就此发表论文，分析了19例女性患者，其中13例有关节病变，并对唾液腺病理改变做了报道。20世纪60年代以后，国际上广泛认可干燥综合征是淋巴细胞破坏外分泌腺后腺体分泌减少所导致的黏膜干燥。并认为是仅次于类风湿关节炎的常见自身免疫病。

一、病因

目前，PSS的病因尚未完全明确，可能与遗传、病毒感染、免疫失调和神经内分泌失调等因素有关，是多种因素共同作用导致免疫功能紊乱的结果。PSS具有遗传易感性，相关的遗传和表观遗传学机制是参与发病的重要因素。

研究证明，PSS 发病与病毒感染有关，主要包括 EB 病毒、反转录病毒、丙型肝炎病毒、巨细胞病毒等。

二、发病机制

近年来，在阐明发病机制方面研究人员付出了很大努力，目的是识别出干燥综合征可开发利用的治疗靶点。新的研究成果能够更好地定义该疾病的表型和预后。有潜在价值的新型治疗靶点及对患者病情的划分正在为探索新的治疗手段和靶向治疗方法铺平道路。PSS 是一种系统性自身免疫性疾病，以外分泌腺（主要是唾液腺和泪腺）的淋巴细胞浸润和 B 细胞过度活化为特征。发病机制与一系列复杂且异质的免疫、遗传和环境因素相关，其自身免疫机制尚未明确。目前的研究表明，其发病机制主要包括外周血的免疫学改变、外分泌腺免疫病理改变、浸润淋巴细胞种类、炎症细胞的迁移和黏附、细胞因子和腺体损害的凋亡机制。

目前认为干燥综合征是多因素相互作用的结果，例如遗传背景、感染因素、内分泌因素都可能参与本病的发生和发展。某些病毒，如 EB 病毒、HIV、丙型肝炎病毒等，可能与本病的发生和发展有关。感染过程中病毒通过分子模拟交叉，使易感人群或其组织隐蔽抗原暴露而成为自身抗原，诱发自身免疫反应，如 SSA、SSB 抗原若未能在凋亡时被清除，则可能成为易感者的自身抗原。由于唾液腺组织的管道上皮细胞起了抗原提呈细胞的作用，细胞识别后，通过细胞因子促使 T 细胞、B 细胞增殖，使 B 细胞分化为浆细胞，产生大量自身抗体、免疫球蛋白。同时 NK 细胞功能下降，导致机体细胞免疫和体液免疫的异常反应，进一步通过各种细胞因子和炎症介质造成组织损伤。环境、遗传和表观遗传等因素之间的相互作用导致了该病的诱发、持久，并影响上皮细胞，使其自身免疫炎症反应得以持续。

三、病理

本病主要累及由柱状上皮细胞构成的外分泌腺体。以唾液腺和泪腺的病变为代表，表现为腺体导管管腔扩张和狭窄、腺体间质有大量淋巴细胞浸润等，小唾液腺的上皮细胞则有破坏和萎缩，功能受到严重损害。特征性的病变为腺管上皮细胞增生，形成特异性的肌上皮岛。本病偶可因细胞免疫监视功能下降而发生恶变，此时小叶结构的完整性被破坏，腺管的肌上皮小岛消失。其他外分泌腺体有类似病变，包括皮肤、胃肠道黏膜、呼吸道黏膜、阴道黏膜以及肾小管、胰腺管、胆小管等具有外分泌腺体结构的内脏器官。血管受损也是本病的一个基本病变，可为小血管壁或血管周炎症细胞浸润，有时管腔出现栓塞、局部组织供血不足。上述两种病变，尤其是外分泌腺体炎症，是造成本病特殊临床表现的基础。

四、临床表现

起病多隐匿，临床表现各异。早期前驱症状并不是口眼干燥，而是一些非特异性症状，如疲劳、乏力、肌肉酸痛、关节肿痛、烦躁、失眠、低热等，个别病例表现为高热。约有 2/3 的患者出现全身系统损害。

（一）局部表现

主要与腺体功能减退有关。

1. 口干燥症

由唾液黏蛋白含量减少引起。主要表现为：①持续性口干，见于大多数患者，严重者讲话、进食需频繁饮水。②舌面干燥，表现为舌皲裂、舌乳头萎缩、舌面光滑等。③口腔溃疡，颊黏膜、舌体都可出现糜烂或溃疡，易继发感染。④严重龋齿，牙齿变黑，部分或全部脱落。⑤反复腮腺肿大，间歇性发作，可累及单侧或双侧，容易继发感染。

2. 眼干燥症

因泪腺分泌的黏蛋白减少而出现眼干涩、少泪、异物或烧灼感等症状，甚至局部刺激或哭泣时无泪液分泌。部分患者泪腺肿大，眼睑缘反复化脓性感染。干燥性角结膜炎比较常见，严重者可致角膜溃疡、穿孔、失明。

3. 其他部位

如鼻、硬腭、气管及其分支、消化道黏膜、阴道黏膜等部位的外分泌腺体分泌减少而出现相应的干燥症状。

（二）系统表现

1. 皮肤病变

约 1/4 患者有皮疹，特征性表现为紫癜样皮疹，多见于下肢，为米粒大小、边界清楚的红丘疹，压之不褪色。分批出现，每批持续时间约为 10 天，可自行消退但遗有色素沉着，也可有荨麻疹样皮疹等。

2. 关节、肌肉病变

70% ~ 80%的患者有关节痛或关节炎，多不严重，呈一过性，关节破坏非本病特点。约 5%的患者有肌炎表现。

3. 肾脏病变

据报道，30% ~ 50%的患者有肾损害，主要累及远端肾小管，表现为因肾小管性酸中毒而引起的周期性低血钾性肌肉麻痹。部分患者肾小球损害较明显，出现大量蛋白尿，甚至肾功能不全。

4. 呼吸系统病变

呼吸系统损害大部分无症状，重者临床出现干咳、气短。病变肺部的主要病理改变为肺间质性改变，部分出现弥漫性肺间质纤维化，少数可因呼吸衰竭死亡。

5. 消化系统病变

胃肠道可因其黏膜层的外分泌腺体病变而出现萎缩性胃炎、胃酸减少、慢性腹泻等非特异性症状。约 20% 的患者可见肝脏损害。慢性胰腺炎亦可见。

6. 神经系统病变

5% 的患者累及神经系统。以周围神经损害为多见，表现为多灶、复发、进展性神经系统疾病，如轻偏瘫、横断性脊髓病、轻度感觉缺失、癫痫发作等。

7. 血液系统病变

本病可出现白细胞减少和（或）血小板减少。本病出现淋巴瘤的概率显著高于正常人群。

五、实验室检查

（一）血、尿常规及生化检查

血常规变化无特异，20% 的患者可出现贫血，多为正细胞正色素性贫血，亦有白细胞减低和血小板减少。约 50% 的患者通过氯化铵负荷试验可见亚临床型肾小管性酸中毒。60% ~ 70% 的患者红细胞沉降率增快，部分患者 C 反应蛋白增高。早期患者肝功能、肾功能、血糖、血脂、血尿酸和电解质等，大多正常，出现相应的并发症或合并症时才会出现异常。

（二）自身抗体

本病多种自身抗体阳性。45.7% 的患者抗核抗体滴度升高，抗 SSA 抗体、抗 SSB 抗体的阳性率分别为 70% 和 40%。60% 患者类风湿因子（rheumatoid factor, RF）阳性，约 20% 的患者抗心磷脂抗体阳性。抗 SSA 抗体及抗 SSB 抗体对本病诊断有意义，前者对本病的诊断敏感性高，后者则诊断特异性较强，特别是有系统性损害的患者，两者阳性率更高。抗 RNP 抗体、抗着丝点抗体、抗线粒体抗体、抗 Sm 抗体和抗 α 胞衬蛋白抗体有一定的阳性率。

（三）高球蛋白血症

90% 以上的患者有高球蛋白血症，为多克隆性，可引起皮肤紫癜、红细胞沉降率快等。少数患者会出现冷球蛋白血症、巨球蛋白血症或单克隆高丙球蛋白血症，后者的出现要警惕淋巴瘤的发生。

六、诊疗原则

PSS 是一种异质性较高的慢性全身性免疫炎性疾病，随着病情的进展会有多系统、多脏器受累。其诊疗需要多学科共同参与，即多学科诊疗模式（multi-disciplinary team, MDT）。2019 年欧洲抗风湿病联盟（European League Against Rheumatism, EULAR）强烈建议 PSS 患者的评估，需要以风湿免疫病专家为核心的多学科专家参与，在排除非自身免疫性病因的基础上，评估器官受损程度，并根据诊断时的临床和生物学表型，制订个性化治疗方案及随访计划。患者由一个多学科团队管理，至少包括一名风湿免疫病专家、一名口腔科专家和一名眼科专家，并根据全身症状与其他学科专家共同诊治，从而有利于患者的全面康复。治疗包括局部治疗和系统性治疗。

七、预后

本病异质性较大，大多数患者发展较慢，经对症和系统治疗可缓解，可以正常生活、工作和学习。少部分患者病情进展较快，若得不到早期诊断和早期治疗，容易出现内脏受累。当出现内脏受累合并感染等情况时，则预后不良，并发淋巴瘤患者预后较差。

（赵福涛）

参考文献

[1] Gary S F, Ralph C B, Sherine E G, et al. Kelley and Firestein's Textbook of Rheumatology [M]. 栗占国，左晓霞，朱平，等 . 译 . 北京：北京大学医学出版社，2020.

[2] 赵福涛，周曾同，沈雪敏，等 . 原发性干燥综合征多学科诊治建议 [J]. 老年医学与保健，2019, 25(1): 8-11.

[3] 张文，厉小梅，徐东，等 . 原发性干燥综合征诊疗规范 [J]. 中华内科杂志，2020, 59(4): 269-276.

[4] Manfrè V, Cafaro G, Riccucci I, et al. One year in review 2020: comorbidities, diagnosis and treatment of primary Sjögren's syndrome[J]. Clin Exp Rheumatol, 2020, 126(4):10-22.

[5] Longhino S, Chatzis LG, Dal Pozzolo R, et al. Sjögren's syndrome: one year in review 2023 [J]. Clin Exp Rheumatol, 2024, 130(12): 2343-2356.

[6] Xiao F, Rui K, Shi X, et al. Epigenetic regulation of B cells and its role in autoimmune pathogenesis[J]. Cell Mol Immunol, 2022, 19(11): 1215-1234.

第二节　干燥综合征的病因及发病机制

一、病因

目前，PSS 病因尚未完全明确，可能与免疫相关的遗传、病毒感染和神经内分泌等因素有关，是多种因素共同作用导致免疫功能紊乱的结果。

（一）免疫相关的遗传因素

PSS 是一种多因素疾病，具有遗传易感性，相关的遗传和表观遗传学机制是参与发病的重要因素。目前，已通过全基因组关联分析（genome-wide association study, GWAS）等技术手段确定了多种与 PSS 疾病发生发展相关的基因及分子途径（图 1-1），发现最强的关联信号存在于人类白细胞抗原（human leukocyte antigen, HLA）基因中，其中与 PSS 最相关的主要为 HLA-DR 和 HLA-DQ。同时，通过遗传学等位基因标记研究发现大量 HLA 单倍体具有多态性，从而增加 PSS 遗传背景的复杂性。另外，已有研究显示 HLA- Ⅱ类等位基因与自身抗体特定亚型的表达有关，而与疾病本身无关。例如，抗 Ro52 自身抗体的产生与 MHC- Ⅱ类等位基因 *DRB1*0301*、*DRB3*0101*、*DQA1*0501* 和 *DQB1*0201* 有关。一项 GWAS 研究首次证实了干扰素调节因子 5（interferon regulatory factor 5, IRF-5）*rs2004640T* 等位基因与 PSS 发病相关。另一项研究揭示了 IRF-5（SNP rs10488631）和信号转导和转录激活因子 4（signal transducers and activators of transcription 4, STAT4）（SNP rs7582694）基因多态性之间的相关性。这些发现提示基因易感性使得机体对不同天然免疫刺激所引起的干扰素应答增强，从而促进疾病进程。

基因研究为揭示新的致病途径提供了独特的机会。PSS 的基因学研究是基于候选基因方法，主要集中在免疫相关基因，如 STAT4 和主要组织相容性复合体（major histocompatiblity complex, MHC）。近年的研究发现很多关键信号通路参与 PSS 的发病，如干扰素信号通路。随着 GWAS 技术的发展，近期，三次大规模的 GWAS 研究揭示了 PSS 中新的易感基因的存在。

第一项 GWAS 研究涉及 396 名 PSS 患者和 1980 名欧裔健康个体，随后对 1263 名 PSS 患者和 3987 名健康个体的 22350 个变异基因进行了复制研究。结果发现6q21位点是与PSS最强相关的HLA位点。疾病的相关性也与IRF-5、B淋巴细胞激酶（BLK）、STAT4、IL12A、滤泡组织（CXCR5）和TNIP1这6个独立位点的多态性有关。除此以外，还发现与其关联的29个其他位点，包括TNFAIP3（NF-κB途径的关键负调节因子）和PRDM1（浆细胞分化的重要转录因子）。通过此研究表明，PSS存在三个主要致病步骤：①先天免疫系统的激活，特别是干扰素系统；②通过BCR活化以及CXCR5驱化B细胞；③通过HLA易感性和IL-12-IFN-γ途径激活T细胞。

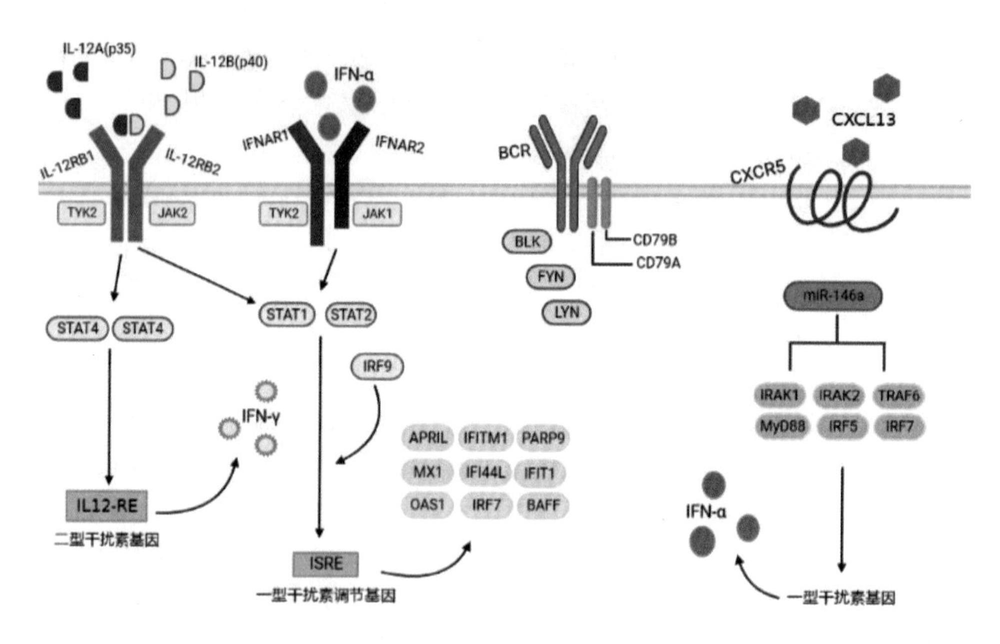

图1-1　与PSS易感性相关的基因和表观遗传机制的概要

第二项汉族GWAS研究包括597名PSS患者和1090名健康对照。除了*MHC-Ⅱ*类基因外，另外三种基因（*GTF2I*、*STAT4*、*TNFAIP3*）也被鉴定为与汉族PSS患者强相关，其中最强相关基因是位于7q21的GTF2I，而*STAT4*和*TNFAIP3*仅与欧裔PSS患者弱相关，只有在合并淋巴瘤的PSS患者中强相关。

2017年，干燥综合征国际临床合作联盟（Sjögren's International Collaborative Clinical Alliance, SICCA）进行了另一项GWAS研究，其中包括1513名PSS患者。这项研究重点关注种族对PSS易感性的影响，并比较了欧裔和亚裔人群。除了在MHC既定区域发现相关性外，这项研究的结果证实了之前确定的疾病与IRF5和STAT4的关联，还发现了新的与PSS发病相关的易感基因，包括亚裔人群中的 *KLRG1* 和所有研究种族中的 *SH2D2A* 和 *NFAT5*。对这些功能进行研究，将有助于揭示遗传因素的致病机制。

总的来说，GWAS 研究通过发现 B 细胞受体（BCR）活化、CXCR5 以及浆细胞活化（PRDM1），强调了 B 细胞在 PSS 致病中的重要作用。这些基因研究还明确了 PSS 发病的其他 3 种主要致病相关途径：①通过 IRF-5 介导先天免疫系统的激活；② T 细胞活化（由 HLA 和 MHC、STAT4、IL12、KLRG1、SH2D2A 和 NFAT5 介导）；③ NF-κB 激活的控制（由 TNIP1 和 TNFAIP3 介导）。

大量研究报道说明，基因的表达不仅受 DNA 序列的调控，还受表观遗传修饰的调控。在表观遗传学方面，DNA 甲基化、组蛋白修饰和非编码 RNA 等表观遗传修饰通过调控基因表达在 PSS 的发病中也发挥着重要作用。这些基因异常会导致大量自身抗体的产生，与疾病活动程度具有动态联系。

DNA 甲基化异常主要发生在疾病活动期和自身抗体强阳性的患者中。在 SSB/La 阳性 PSS 患者中，*SSB* 基因启动子 P1 的低甲基化导致唾液腺上皮细胞中 SSB/La 表达升高。一项对唾液腺整体甲基化特征的研究显示，PSS 患者唾液腺上皮细胞的甲基化水平低于健康个体。DNA 去甲基化与淋巴细胞浸润有关，特别是 B 细胞浸润相关。人类唾液腺细胞与 B 细胞共培养研究证实，蛋白激酶 Cδ– 细胞外信号调节激酶 –DNA 甲基转移酶 1 途径（PKC delta/ERK/DNMT1 pathway）参与了 B 细胞的浸润。这些结果强调了甲基化与 PSS 发病机制的相关性，尤其是 B 细胞的甲基化失调。

异常组蛋白乙酰化在自身免疫性疾病中也发挥着重要作用。然而，关于 PSS 中组蛋白乙酰化研究比较少见。一项 2022 年的调查探究了组蛋白乙酰转移酶（histone acetyltransferase, HAT）基因（*p300*、*CREBBP* 和 *PCAF*）在 PSS 患者外周血单核细胞（peripheral blood mononuclear cell, PBMC）中的表达。结果发现与健康对照组相比，PSS 患者 PBMC 中 *p300*、*CREBBP* 和 *PCAF* 的 mRNA 表达降低，HAT 活性和组蛋白（H_3 或 H_4）乙酰化水平降低，首次表明了组蛋白低乙酰化可能参与 PSS 的发病。

MicroRNAs 是关键的表观遗传调控因子。在 PSS 患者的血液和唾液腺中可以看到不同的 miRNA 表达模式。Peng 等人对 4 名中国 PSS 患者和 3 名健康人群的 PBMC 进行 MicroRNA 测序分析，并从 33 名 PSS 患者和 10 名健康人群中验证发现了一批相对差异表达较大的 MicroRNA。研究发现 miRNA-146a、miRNA-155 和 miRNA-181a 的差异表达大，其中 miRNA-181a 是 PSS 患者和健康个体之间差异最大的 miRNA。同样，另一项调查中也发现，

PSS 患者 PBMC 中的 miRNA-146a 高表达和 miRNA-155 低表达，并且这些 miRNA 的表达水平与患者的疾病严重程度密切相关。此外，Jara 等人发现，hsa-miR-145-5p 是一种具有抗炎特性的 miRNA，在 PSS 患者中表达下调。它通过过表达黏蛋白 1（MUC1）和 TLR4，成为 I 型干扰素与腺体功能障碍之间的分子桥梁。而 I 型干扰素通路的过度激活进一步加重 PSS 发病，可能导致 has-miR-145-5p 的下调，进而导致 MUC1 和 TLR4 的过表达，导致异常免疫反应的恶性循环。Jingli 等人进一步研究了 miR-155-5p 的作用，该研究发现 miR-155-5p 在 PSS 患者中高表达。用干扰素 -γ 刺激唾液腺上皮细胞后，miR-155-5p 的水平上调，后参与诱导细胞凋亡，这种作用随着 miR-155-5p 的下调而逆转。Cortes-Troncoso 等人的研究，提出了 T 细胞来源的外泌体传递 miR-142-3p 造成免疫细胞对上皮细胞基因的影响，提出了免疫病理与腺功能障碍之间的功能关系。当 miR-142-3p 被递送并被邻近的上皮细胞吞噬时，miR-142-3p 会限制 cAMP 的产生，改变钙稳态并导致蛋白质产生减少，最终导致腺细胞功能障碍。这些结果表明 MicroRNAs 可能在 PSS 的发病机制中发挥重要作用。

（二）病毒感染

目前的研究证明，PSS 发病与病毒感染有关，主要包括 EB 病毒（Epstein-Barr virus, EBV）、逆转录病毒、丙型肝炎病毒（hepatitis C virus, HCV）、巨细胞病毒 (cytomegalovirus, CMV) 等。

1. EB 病毒

EBV 是一种 c- 疱疹病毒，广泛存在于所有人群中，常作为一种终身的、无症状的 B 淋巴细胞隐性存在于大多数人体内，且能刺激 B 细胞增殖并产生免疫球蛋白。研究表明 PSS 患者中的唾液腺、泪腺和肾脏标本中能够检测出 EBV 及其 DNA 片段。与正常唾液腺相比，PSS 患者唾液腺含有更高水平的 EBV，这表明病毒激活的天然免疫和淋巴细胞浸润不能控制 EBV 的复制。此外，EBV 存在于唾液腺上皮细胞中，而机体对 EBV 的过度免疫应答可能会导致 PSS 患者唾液腺的损伤。PSS 患者唾液腺上皮细胞表达高水平的 HLA-DR 抗原，也为 T 细胞活化提供了 EBV 相关抗原。

长期以来，病毒感染被认为是激活 I 型干扰素系统的因素。已有研究证明了 EBV 能够通过诱导上皮细胞凋亡，促进其释放自身抗原 SSA/ Ro 和 SSB/ La 激活天然免疫反应，被模式识别受体（pattern recognition receptor, PRR）识别并激活 Toll 样受体（Toll-like receptors, TLR），刺激浆细胞树突状细胞（plasmacytoid dendritic cells, pDCs）产生高水平干扰素，干扰素可刺激上皮细胞和树突状细胞产生B细胞活化因子（B cell activating factor, BAFF），导致B细胞增殖和分化，产生自身抗体。此外，EBV也可激活半胱氨酸酶，促进α-胞衬蛋白（α-fodrin）累积，EBV再次激活导致抗α-fodrin自身抗体产生。因此，EBV感染是PSS起始发病非常重要的因素。

2. 逆转录病毒

逆转录病毒可以感染免疫细胞，并引起异常的抗逆转录病毒反应，从而导致自身免疫，这是导致PSS自身免疫异常的病因之一。经调查发现，PSS特异性的临床表现，如干燥性角膜炎和口干症，也能在人免疫缺陷病毒（human immunodeficiency virus, HIV）感染患者身上表现。此外，有研究对21例PSS患者和14例健康对照者的外周血淋巴细胞进行研究，发现PSS患者外周血淋巴细胞明显减少，其中主要是$CD4^+$细胞的减少，而HIV患者的显著表征也是$CD4^+$细胞的异常减少。逆转录病毒感染者可出现口干、腮腺肿大、淋巴细胞浸润和炎症等SS样症状，约30%的PSS患者可检测到Mn^{2+}依赖、Mg^{2+}非依赖的逆转录酶，并且在他们的血清中检测出HIV核糖蛋白的p24抗体，这种抗体在正常对照人群血清中的阳性率仅为1%~4%。另有研究表明表达人T淋巴细胞白血病病毒（human T-lymphotropic virus 1, HTLV-1）基因的小鼠也会出现类似SS样症状，小鼠唾液腺中会出现大量淋巴细胞和浆细胞的浸润及腺体的破坏；同时PSS患者的腮腺上皮细胞中也能够检测到HTLV-1的*tax*基因，唾液腺和唇腺组织中亦可检测到HTLV-1的DNA。其致病机制可能为HTLV-1直接感染人的淋巴细胞，将病毒DNA整合到宿主的染色体上而持续存在，导致T细胞功能失衡而缺乏识别正常组织的能力，或者是因为病毒与自身抗原相似，出现分子模拟和交叉反应而导致自身免疫反应。同时，因为在其他自身免疫病中也能够发现p24抗体的存在，所以逆转录病毒是否和PSS的发病存在直接联系，还需要进一步研究。

3. 丙型肝炎病毒

HCV是一种线性单链RNA病毒，于1989年被发现。近年来，人们越来越关注慢性HCV感染与自身免疫性疾病之间的关联。HCV感染不仅可以引起慢性肝脏疾病，也可出现肝外病变，其中可出现类似SS样的外分泌腺受累表现，但是HCV患者血清中SSA/ Ro、SSB/La抗体为阴性或滴度很低。已有多项研究证实HCV感染、PSS和B细胞淋巴瘤三者之间存在相关性。通过对PSS患者进行HCV筛查，发现13%的PSS患者的HCV检测显阳性，且慢性HCV感染伴PSS患者中发现HCV与*HLA-DQB1*02*存在明显的遗传关联。通过转基因小鼠研究发现，携带HCV外壳基因的小鼠也会在唾液腺和泪腺表现出SS样的外分泌腺病。

4. 巨细胞病毒

CMV是一种疱疹病毒组的DNA病毒。研究发现，PSS患者血清中CMV的IgM抗体水平上升。小鼠巨细胞病毒（mouse cytomegalovirus, MCMV）可致小鼠呈现SS样表现。小鼠感染CMV后，由于Fas介导的细胞凋亡途径异常，不能有效地清除CMV，可导致外分泌腺出现类似人SS的病理改变。此外，也有研究提示，穿孔素和干扰素γ可以阻断MCMV复制，但不能阻断特异性T淋巴细胞的扩增，表明其诱发唾液腺炎的机制较为复杂，仍有待于进一步研究。尽管MCMV引起的唾液腺炎所表现的淋巴细胞浸润也是SS的主要病理表现，但并没有直接证据表明人类SS是由CMV感染引起的，要验证二者之间是否存在直接因果关系还需进一步研究。

总的来说，目前认为病毒感染引发PSS主要有三种机制：①抗原模仿、多克隆淋巴细胞活化和继发感染器官的自身抗原介导的炎症免疫原性增加；②分子模拟是病毒诱导自身免疫的最重要机制；③病毒主要通过pDC细胞和TLR通路影响外分泌腺。病毒刺激pDC细胞，通过TLR通路激活天然免疫系统。TLR通过识别微生物的保守分子模式，使上皮细胞产生趋化因子以及Ⅰ型干扰素，并上调共刺激黏附分子。活化的上皮细胞可以作为抗原提呈细胞参与免疫反应。

此外，尽管PSS的发病与病毒感染有关，但最常见的抗病毒药物似乎在PSS的治疗中并没有实际的作用。这可能是因为病毒感染可以触发疾病的发生，后续的抗病毒治疗也可以控制持续性感染，但对可能不再依赖最初病毒感染的自身免疫性疾病无效。

（三）神经内分泌因素

女性在PSS患者中占多数。目前认为激素水平变化，尤其是雌激素缺乏，是诱发PSS临床表现的危险因素。雌激素缺乏可能导致先天免疫的激活。此外，PSS患者腺体的神经递质类型和神经分布可能有改变，下丘脑-垂体-肾上腺轴功能低下也可能是PSS的发病原因之一。PSS患者出现疲劳、焦虑、关节痛等症状可能与夜间促肾上腺皮质激素和皮质醇水平下降有关。

1. 性激素

性激素可作用于免疫系统各个方面，影响自身免疫病的发病和进展。大部分PSS患者为女性，女性体内雌激素变化较男性大，提示人体雌激素水平的变化可能在PSS的发生和发展中起着重要作用。雌激素可增强体液免疫反应、增加NK细胞毒性以及促进炎症因子IL-1、IL-6和TNF-α等产生，从而诱导 PSS 发病。有研究指出高水平的雌激素是干眼症的危险因素，雌激素水平达高峰时，眼表功能损害最严重。研究发现雌激素可能影响泪腺和睑板腺的基因表达，从而影响泪液的分泌，导致眼干涩。因此，雌激素可能参与 PSS 眼干症状的出现，进而促进 PSS 发病。另外，体外实验证实雌激素能抑制 Fas 抗原的表达，可明显抑制 Fas 介导的唾液腺细胞的凋亡，从而抑制 PSS 外分泌腺的病理改变。其他研究发现，在遗传易感小鼠中，雌激素浓度的降低可以导致各种促炎细胞因子上调，并促进抗 SSA 或 Ro 血清自身抗体形成，导致腺上皮细胞死亡和上皮功能丧失，诱导并加速了 PSS 疾病的发生。故雌激素可能在 PSS 的发生和发展中具有保护作用。综上所述，雌激素对 PSS 具有双重作用。雌激素既通过促进 B 细胞高反应性和使 SSA 或 Ro 抗原表达增强促进 PSS 发病；也可通过影响细胞凋亡、影响自身抗原形成和抑制 IL-6 活性抑制 PSS 发病，然而体内是否存在两种不同的信号途径来介导雌激素的两种不同作用还有待进一步研究。

2. 催乳素

催乳素（prolactin, PRL）是一种神经内分泌垂体激素，以垂体分泌为主，其他器官及淋巴细胞等也可分泌该激素。淋巴细胞能够分泌催乳素促进自身免疫作用，能特异性干扰 B 细胞诱导耐受，增强对抗原和有丝分裂原的增殖反应，并增加免疫球蛋白、细胞因子和自身抗体的产生。目前有多项研究报道 PSS 患者存在高催乳素血症，与疾病活动程度相关，且可早于疾病的发生。高催乳素可能促进腺上皮细胞抗原提呈功能，改变外周血及局部 T 淋巴细胞亚群间的平衡，导致 CD4、CD8 细胞比值增高，以及刺激 B 淋巴细胞活化产生免疫球蛋白和自身抗体；使 PRL、PRL-R（催乳素受体）相互作用失衡；PRL 也能够诱导炎症因子产生，刺激淋巴细胞，加速疾病的发生发展。

3. 甲状腺激素

研究发现 32% 的 PSS 患者存在甲状腺功能异常，可出现甲状腺功能减退症状，以及抗甲状腺球蛋白和甲状腺过氧化物酶抗原水平增高。部分 PSS 患者存在自身免疫性甲状腺炎相关抗体，但 PSS 与自身免疫性甲状腺炎之间的关系尚未明确。甲状腺素水平的改变有可能会影响 PSS 的发生，其具体机制有待进一步研究。

二、发病机制

PSS 是一种系统性自身免疫性疾病，以外分泌腺（主要是唾液腺和泪腺）的淋巴细胞浸润和 B 细胞过度活化为特征。发病机制与一系列复杂且异质的免疫、遗传和环境因素相关，其确切的自身免疫机制尚未明确。目前研究表明其发病机制主要包括以下几个方面：外周血的免疫学改变、外分泌腺免疫病理改变、浸润淋巴细胞种类、炎症细胞的迁移和黏附、细胞因子和腺体损害的凋亡机制。

（一）外周血的免疫学改变

PSS是系统性自身免疫性疾病，大多数患者表现为全身症状，外周血具有特征性免疫学指标改变，如白细胞减少、自身抗体（如抗SSA/Ro或抗SSB/La）阳性、高免疫球蛋白等。此外，PSS患者外周血中T、B淋巴细胞存在较为明显的数量和亚群分布异常。PSS患者的初始$CD4^{+}$T细胞比例显著降低，而记忆$CD4^{+}$T细胞和Th1细胞比例显著增加，活化的$CD4^{+}$T细胞和$CD8^{+}$T细胞比例明显增加。B细胞亚群的分布发生改变，记忆性B细胞积聚在外分泌腺中，导致其在外周血中的比例降低，而过渡性和初始B细胞在外周血中的比例增加。因此，PSS患者T淋巴细胞和B淋巴细胞存在明显的分化、成熟及功能异常。

自身抗体是协助诊断自身免疫性疾病关键的血清学标志，在PSS患者外周血可检测出多种自身抗体，最常见的包括抗SSA/Ro抗体、抗SSB/La抗体、类风湿因子等。研究表明，外周血中浆细胞数量的增加与血清IgG水平、疾病活动性和自身抗体阳性呈正相关，约5%的PSS患者会发展为淋巴瘤。另外，在PSS患者外周血中B细胞活化因子（BAFF）的表达明显升高，BAFF升高常见于高球蛋白的PSS患者中。研究显示，约95%的PSS患者有高丙种球蛋白血症，相较于其他结缔组织病如系统性红斑狼疮和类风湿关节炎更为突出。此外，约10%的PSS患者存在循环冷球蛋白，由IgG和IgM混合组成，且冷球蛋白是提示PSS预后较差的重要标志物。另外，10%~25%的PSS患者中发现低补体血症。

（二）免疫病理改变

淋巴细胞聚集在唾液腺和泪腺的导管和腺泡周围是PSS的组织病理学标志。在泪腺和唾液腺组织水平发生结构和功能改变，导致腺体的分泌功能受损。主要特点是在腺体组织间质内可见大量淋巴细胞聚集成灶，$CD4^{+}$T细胞在早期病变占主导地位，晚期B细胞活化增殖产生抗体占优势。此外，腺体在细胞迁移中也可导致生发中心样结构的形成，其中包含滤泡树突状细胞（follicle dendritic cell, FDC）和增殖的B淋巴细胞。此外，与严重炎症部位相邻的导管和唾液腺上皮细胞表达高水平的MHC Ⅰ类分子（HLA-ABC）和MHC Ⅱ类分子（HLA-DR）、CD54/ICAM1、CD106/VCAM和E-选择素黏附分子等免疫活性分子，这些分子介导淋巴样细胞归巢、抗原提呈以及放大上皮细胞与免疫细胞的相互作用。总的来说，组织淋巴细胞浸润被认为是PSS中腺体分泌功能障碍的主要原因。

（三）浸润淋巴细胞

1. T细胞

在疾病的早期阶段，T细胞是最主要的浸润细胞，多种T细胞亚群的参与表明了PSS发病机制的复杂性。T细胞激活能够促进炎性细胞浸润、B细胞活化和代谢改变，从而导致组织损伤和分泌功能障碍。早在1983年，人们就已经发现PSS患者唾液腺中75%以上的浸润性细胞是$CD4^+$T细胞。最近，一些研究也表明唾液腺中的$CD8^+$T细胞具有独特表型和潜在的致病作用。

1）$CD4^+$T细胞

（1）Th1、Th2细胞：Th1细胞（IFN-$\gamma^+$$CD4^+$T）主要产生干扰素-γ（interferon gamma, IFN-γ）和肿瘤坏死因子-α（TNF-α），通过激活巨噬细胞、NK细胞和$CD8^+$T细胞来参与细胞免疫。Th1细胞作为外分泌腺慢性组织损伤的主要参与者，患者唾液中能够检测到Th1细胞相关炎症因子水平升高，包括IL-1β、IL-6、TNF-α和IFN-γ等。即使在没有异位生发中心的PSS患者中也可观察到Th1细胞相关转录因子T-bet和IFN-γ的富集。IFN-γ作为一个炎症因子，可诱导腺黏附分子生成如VCAM-1、整合素α4β1、L选择素和LFA-1等，从而促进炎症细胞进入腺体。此外，研究表明，IFN-γ和（或）其受体的基因敲除NOD小鼠中，不会出现SS样病变，唾液腺正常发育，腺泡细胞正常增殖和成熟。

Th2细胞（IL-4^+、$CD4^+$T）被GATA-3转录因子激活，分泌IL-4、IL-5和IL-13，从而通过激活B淋巴细胞来调节体液免疫。异常的腺体形态、细胞凋亡以及IFN-γ诱导的黏附分子促进了Th2细胞的迁移以及局部B细胞的激活。PSS的临床表现多由B细胞过度活跃介导，因此Th2分泌的细胞因子对于维持B细胞功能至关重要。临床研究表明，Th2细胞相关转录因子及其相关细胞因子IL-4几乎只能在具有异位生发中心的PSS患者中检测出来，且与疾病的活动程度呈正相关。在SS小鼠模型中，*IL-4*基因敲除能够使小鼠唾液腺的分泌功能恢复到正常水平。同时这也表明在PSS发展过程中不同阶段会有不同的T细胞亚群参与。

（2）Th17细胞：Th17细胞表达IL-17和IL-22，趋化因子受体CCR6、CCR4和转录因子ROR-γt。IL-17可诱导早期炎症，促进淋巴细胞的募集、活化、

迁移，延长T淋巴细胞和B淋巴细胞存活。虽然在过往的研究报道中表明临床疾病的发生需要Th1和Th2细胞的参与，但吕力为研究组在小鼠实验性干燥综合征（experimental Sjögren syndrome, ESS）的模型中，发现小鼠的唾液腺及颈部淋巴结中还存在着大量的Th17细胞。同时，SS患者血清中的IL-17水平明显升高，而且Th17细胞增多以及其相关细胞因子（IL-22、IL-21和IL-6）水平也明显升高。此外，Th17细胞产生的IL-22可诱导CXCR13的产生，引起B淋巴细胞归巢，在PSS患者的组织和循环髓系细胞中可检测到高水平的IL-22R。这些结果均提示Th17细胞也参与了PSS的发生发展。由此看来，该疾病的发病机制以及参与其中的免疫细胞远比想象的要复杂。

（3）Treg、Tr1细胞：Treg细胞为负向免疫调节细胞，对效应性T细胞的增殖和活化起抑制作用。目前Treg细胞在PSS中的作用尚不能确定，这可能是由于选取患者的疾病时期和Treg细胞标记不同以及Treg/Th17失衡导致的。例如：与健康对照相比，PSS患者外周血中$CD4^+CD25^+$Treg细胞百分比降低，但是具有腺外表现（extra glandular manifestations, EGMs）的PSS患者外周血中$CD4^+CD25^+$Treg细胞百分比升高；同样，I型干扰素阳性PSS患者$CD25^{high}Foxp3^+$ Treg细胞增加。同时，许多研究利用CD25表达来定义PSS患者的Treg细胞，但CD25也表达在活化的$CD4^+$ T细胞上，所以导致Treg细胞在PSS患者中的数据不明确。此外，TGF-β是Treg和Th17细胞发育所必需，PSS患者唾液腺中的TGF-β水平高于健康人，并且Th17和Treg细胞二者相互拮抗，两者免疫失衡则会促进疾病发展，随着炎症的程度越高，平衡会向着有利于Th17生成的方向进行。

Tr1细胞（type 1 regulatory T cell, Tr1）为1型调节性细胞，由IL-27诱导，具有产生高水平IL-10和抑制T细胞反应能力。在PSS患者中发现Tr1细胞频率显著降低。总而言之，调节性T细胞家族介导的免疫系统负调节在PSS中引起了广泛关注。然而，这些调节性T细胞与PSS发病机制之间的关系仍未完全了解。

（4）Tfh细胞：滤泡辅助性T细胞（T follicular helper, Tfh）是一种能够衔接体液免疫与细胞免疫的辅助性T细胞，辅助B细胞介导体液免疫应答，对生发中心的发育和活性至关重要。目前Tfh细胞的表型定义主要基于表面CXCR5、ICOS和PD-1的持续表达，核心转录因子Bcl-6的表达，以及辅助B细胞的IL-21的分泌。研究表明PSS患者唾液腺组织和外周血中Tfh细胞大量增多，Tfh细胞在趋化因子作用下迁移至腺体，参与B细胞的增殖、存活，促进B细胞向浆细胞转化，产生针对自身组织成分的自身抗体，参与异位生发中心的形成。最新研究报道，在 PSS 合并 B 细胞淋巴瘤的患者中，Tfh 细胞促进自身反应性 B 细胞激活，加快 B 淋巴瘤的进展。此外，董晨研究组也发现特异性敲除 $CD4^{+}T$ 细胞中 Bcl-6 后，ESS 小鼠引流淋巴结中未见 Tfh 细胞和生发中心 B 细胞的增多，唾液腺中也未见组织学改变或 IgG 沉积。这些结果均提示 Tfh 细胞参与了 PSS 的发生发展。

2）$CD8^{+}T$ 细胞

$CD8^{+}T$ 淋巴细胞是一组复杂的淋巴细胞，具有不同的表型，在肿瘤、病毒感染、慢性炎症和自身免疫性疾病中发挥关键作用。PSS 患者外周循环和特定靶组织中可检测到 $CD8^{+}T$ 淋巴细胞过度活化或异常增殖。在 PSS 患者或小鼠模型受损的泪腺和唾液腺中，能够检测到 $CD8^{+}T$ 淋巴细胞的浸润。已观察到活化的 $CD8^{+}T$ 细胞在凋亡的腺泡上皮细胞周围聚集，并可检测到颗粒酶 B、穿孔素、IFN-γ 和 TNF-α 等细胞毒性 $CD8^{+}T$ 淋巴细胞效应分子的表达。这些结果表明，存在一群激活的 $CD8^{+}T$ 淋巴细胞，具有细胞毒作用，能够杀伤腺上皮细胞并导致其死亡或凋亡。然而，也有研究人员发现，位于小鼠眼表的 $CD8^{+}T$ 细胞可以调节 Th17 细胞，防止疾病进展。因此，$CD8^{+}T$ 细胞的致病作用和调节作用仍需进一步阐明。

成熟的效应 $CD8^{+}T$ 细胞不再参与疾病进展过程中的外周循环，在疾病后期 $CD8^{+}T$ 细胞可能会驻留在腺体组织发挥免疫作用。PSS 患者腺体中浸润的 T 细胞主要为组织驻留记忆 T 细胞（tissue resident memory T cells, T_{RM}），全部表现为 $CD103^{+}$ 或 $CD69^{+}$，而表达 $CD103^{+}$ 的大多数 T_{RM} 为 $CD103^{+}CD8^{+}T_{RM}$，而不是 $CD69^{+}CD4^{+}T_{RM}$。$CD8^{+}T_{RM}$ 上的 CD103 能够与上皮细胞的 E- 钙黏蛋白相互作用，从而与腺泡细胞和涎腺导管上皮细胞共存。研究表明，$CD8^{+}T_{RM}$ 具有功能活性，可以通过产生各种免疫分子来促进炎症反应和淋巴细胞浸润，可能对促进 PSS 的发生发展起到关键作用。

3）$CD4^{-}CD8^{-}T$ 细胞

$CD4^{-}CD8^{-}T$ 细胞（双阴性 T 细胞）可以分泌 IL-17，并从外周迁移至外分泌腺。$CD4^{-}CD8^{-}T$ 细胞扩增和迁移与患者腺体损伤、异位生发中心存在和疾病严重程度相关。此外，$CD4^{-}CD8^{-}T$ 细胞也可增加 PSS 患者体内 BAFF 和 IFN-γ 的产生，诱导 T 细胞和 B 细胞应答。

2. 固有 T 淋巴细胞

固有 T 淋巴细胞包括 γδ T 细胞、黏膜相关恒定 T 细胞（mucosal-associated invariant T cell, MAIT）和恒定自然杀伤 T 细胞（invariant natural killer T cell, iNKT），主要以非 MHC Ⅰ类或Ⅱ类限制方式识别抗原，并在激活后快速反

应。研究表明，与健康人相比，PSS患者外周血中γδT细胞比例增加，然而局部腺体中却不能检测到这群细胞。PSS患者外周血中MAIT比例下降，唾液腺中MAIT增加，其CD69和CD40L表达减少，TNF和IFN-γ分泌减少。PSS患者的iNKT主要表达IL-21，从而降低调节B细胞中颗粒酶B的表达。

3. B细胞

过度B细胞活化是PSS非常重要的疾病特征。B细胞产生自身抗体，并可通过抗原提呈作用活化T细胞，分泌促炎和抗炎细胞因子，辅助二级和三级淋巴组织的形成。PSS患者多出现高球蛋白血症、循环免疫复合物、混合单克隆IgM冷球蛋白血症和血清自身抗体，均提示B细胞处于调节异常状态。已有研究对PSS患者外周血和唾液腺中的B细胞亚群进行了评估。其中成熟的$IgD^{+}CD38^{+}$和$IgD^{+}CD38^{++}$B细胞数量增加，且与异位生发中心的形成密切相关。然而，PSS患者外周血中最具特征的变化是$CD27^{+}$记忆B细胞的数量减少。这可能是因为唾液腺中高表达驱化因子CXCL12和CXCL13，导致$CXCR4^{+}$和$CXCR5^{+}$的$CD27^{+}$B细胞向外分泌腺趋化。此外，合并淋巴瘤的PSS患者中也发现$CD27^{high}CD19^{dim}CD20^{-}$浆母细胞的数量增加。B细胞过度增殖活化导致针对自身抗原的自身抗体的过度产生，包括核糖核蛋白，如抗SSA/Ro抗体和抗SSB/La抗体，从而导致PSS患者出现高丙种球蛋白血症、冷球蛋白血症等，以及非霍奇金淋巴瘤发生率升高。

研究发现，$CD4^{+}$T细胞、中性粒细胞等产生BAFF、增殖诱导配体（a proliferation inducing ligand, APRIL）和IL-21参与B细胞活化增殖，同时介导Toll样受体（Toll-like receptors, TLRs）信号通路促进B细胞活化增殖。PSS患者血清中BAFF含量增加，高水平BAFF可导致过渡性B细胞增加，产生自身抗体（抗SSA/Ro和抗SSB/La）引起疾病的发生发展。BAFF是生发中心B细胞分化所必需的，且BAFF水平与PSS患者合并非霍奇金淋巴瘤的发生率呈正相关。BAFF通过NF-κB促进单核细胞的激活和分化，同时增加促炎细胞因子分泌，与BAFF-R相互作用连接先天免疫应答和适应性免疫应答。除B细胞和髓系细胞外，唾液腺上皮细胞（salivary glands epithelial cells, SGECs）也可产生BAFF，对异位生发中心中自身反应性B细胞的存活尤为重要。此外，由病毒RNA或凋亡细胞产生的内源RNA触发TLR信号，激活pDC产生IFN-α，从而激活NK细胞、DC细胞和Th1细胞产生IFN-γ，诱导内皮细胞产生BAFF。抗BAFF抗体及BAFF拮抗剂能够消除B细胞的过度活化，因此针对BAFF可作为PSS的治疗靶点。

研究显示，PSS唾液腺组织中淋巴毒素-β（lymphotoxin-β, LT-β）

mRNA 表达上调。LT-β 是淋巴结的形成和生发中心形成所需要的，而 LT-α/β 异二聚体可导致干扰素和化学因子的分泌。另外，在 PSS 患者血清和唾液腺中，B 细胞生长因子 IL-14 水平也升高。IL-14 转基因小鼠可发展为 SS 样表现，其中组织的反应严格依赖 LT-α，并且小鼠后期可能发展为大 B 细胞淋巴瘤。在 SS 的 NOD 小鼠模型中阻断 LT-β 受体信号可使唾液腺中不能形成淋巴组织，并提高唾液腺功能，进一步表明 LTs 在 PSS 中起重要作用。

（四）炎症细胞的迁移和黏附

黏附分子是 PSS 患者唾液腺中的主要成分，其可介导淋巴细胞向腺体的浸润和驻留，调节局部微环境中的不同免疫反应。PSS 典型病理改变为外分泌腺中淋巴细胞浸润，而趋化因子及其受体的作用是诱导淋巴细胞聚集、引起慢性炎症反应。异位淋巴组织的形成需要淋巴趋化因子 CXCL12、CXCL13、CCL19 和 CCL21 的表达。这些趋化因子将幼稚和记忆 T 淋巴细胞、B 淋巴细胞吸引到腺体，并在正常（二级）和异位（三级）淋巴组织中发挥重要作用。研究报道 CXCL12、CXCL13、CCL19 和 CCL21 的蛋白和 mRNA 在 PSS 患者的唇腺和唾液腺组织中表达上调。此外，研究发现 PSS 患者外周血中趋化因子 CXCL8、CCL1、CCL4、CCL5 和 CCL11 的水平降低；而在唾液腺中 CCL3、CCL5、CCL17、CCL18、CCL19、CCL21、CCL22、CXCL8、CXCL9、CXCL10 和 CXCL11 等趋化因子的表达增加。特别是 CXCL13 能够与 B 细胞表面的 CXCR5 结合，对于异位淋巴组织的形成和维持以及 B 细胞归巢非常重要。研究表明，血清和唾液腺中 CXCL13 在淋巴细胞浸润严重的 PSS 患者中明显升高。同时，PSS 患者合并淋巴瘤前常会伴随高水平 CXCL13，因此 CXCL13 可能参与早期淋巴瘤的发生。总而言之，趋化因子及其受体在适应性细胞免疫反应为主和体液反应为辅的急性炎症期中发挥着关键作用，并与外分泌腺中炎症细胞的迁移、定位和功能有关。

（五）细胞因子

细胞因子是先天性和适应性免疫的重要调控因素。它们在控制炎症反应的方向、幅度和持续时间方面起着核心作用。PSS 患者免疫反应的异常也反映在细胞因子的分泌网络上：促炎性细胞因子的局部和全身过度表达及抗炎性细胞因子的缺乏或低水平。研究报道，PSS 的细胞因子失衡表现为促炎细胞因子如 IFN-γ、IL-12 和 IL-18 的过度表达。另外，与健康人相比，PSS 患者的血清、泪液、唾液和唾液腺上皮细胞中 IL-6 和 BAFF 水平持续升高，这些炎症因子在 T 细胞和 B 细胞激活和自身抗体产生中起重要作用。此外，研究发现唾液 IL-17 水平升高与 PSS 患者的唾液流率呈负相关。在 ESS 小鼠中发现非造血细胞（尤其是唾液腺腺泡上皮细胞）中的 IL-17 信号与唾液功能障碍密切相关。同时，IL-4 和 TGF-β 这两种重要的抗炎细胞因子表达下调，表明机体可能失去了对自身免疫的保护。相反，抗炎因子 IL-10 在 PSS 患者中高表达，但它可能在 PSS 有助于 B 细胞的激活和自身抗体的产生，加重疾病的发生发展。总之，尽管许多细胞因子在 PSS 中的表达水平是已知的，但对于它们在外分泌腺功能障碍的机制知之甚少。更好地了解细胞因子网络中的异常及其在 PSS 发病机制中的作用会有助于寻找该疾病的最佳治疗靶点。

（六）腺体损害的凋亡机制

1. 凋亡的作用

由浸润淋巴细胞诱导的上皮细胞凋亡被认为是导致腺体损伤的关键因素。PSS 患者的唾液腺上皮细胞通过调节免疫细胞的聚集、激活和分化来驱动和调节局部的自身免疫反应。免疫细胞和炎症微环境进一步激活上皮细胞或维持其生存，凋亡和受损的唾液腺上皮细胞释放的自身抗原由抗原提呈细胞（antigen-presenting cell, APC）提呈，促进 $CD4^{+}T$ 和 $CD8^{+}T$ 细胞活化。活化的 T 细胞分泌炎性细胞因子并进一步加重炎症，从而形成上皮细胞和免疫细胞相互作用的恶性循环。

病变部位的上皮细胞因凋亡而释放出自身抗原，包括 SSA/Ro 和 SSB/La，导致细胞因子和趋化因子水平增加，诱导 PSS 患者唾液腺的细胞凋亡和分泌功能障碍。也有研究表明自身抗原的释放也可能是由上皮细胞通过外泌体介导的，进而引起上皮细胞破坏并被纤维组织取代，产生与受损组织的功能障碍相关的临床症状。唾液腺上皮中存在大量促凋亡分子（Fas、Fas 配体和 Bax），通过 Fas/Fas 配体机制可以促进 T 细胞介导的上皮细胞凋亡增加，B 细胞可以通过将蛋白激酶 Cδ（protein kinase C δ, PKCδ）转位到上皮细胞核内直接诱导上皮细胞死亡。此外，几种 Toll 样受体（TLR2、TLR3、TLR4 和 TLR7）主要由唾液腺组织中的上皮细胞表达，通过唾液腺上皮细胞的 TLR 信号通路，能够上调 MHC I 类、细胞间黏附分子 1（intercellular adhesion molecule-1, ICAM-1）、CD40、Fas 相关蛋白、CD80 和 CD86 的表达，从而连接先天和获得性免疫反应，在腺体损伤中发挥重要作用。

2. 基质金属蛋白酶作用

基质金属蛋白酶（matrix metalloproteinases, MMP）包含一个不断增长的内肽酶家族，它们可以降解细胞外基质成分，包括胶原蛋白、弹性蛋白、层粘连蛋白和纤连蛋白，从而促进细胞迁移和组织重塑。重要的是，唾液腺中正常腺泡结构的形成，取决于包括基底膜在内的细胞外基质的完整性。在

PSS 患者中，唾液中 MMP-9 的活性升高了约 2.4 倍。增加的 MMP-9 会增强基底膜的破坏，从而导致唾液腺中腺泡结构的破坏。值得注意的是，最近研究还表明 MMP-9 对细胞因子和趋化因子的释放十分重要。此外，MMP-9 还参与 IFN-γ 诱导的 CXCL10 的产生，促进疾病进展。

目前的研究表明，遗传、环境和激素等因素之间的相互作用是 PSS 复杂机制的基础，从而导致异常免疫反应的启动和持续。然而，尽管目前在 PSS 的发病机制方面取得了重大进展，但其完整发病机制尚未完全阐明。

（田洁　吕力为）

参考文献

[1] Voulgarelis M, Tzioufas AG. Pathogenetic mechanisms in the initiation and perpetuation of Sjögren's syndrome [J]. Nat Rev Rheumatol, 2020, 6(9): 529-537.

[2] Nocturne G, Mariette X. B cells in the pathogenesis of primary Sjögren syndrome [J]. Nat Rev Rheumatol, 2018, 14(3): 133-145.

[3] Taylor KE, Wong Q, Levine DM, et al. Genome-wide association analysis reveals genetic heterogeneity of Sjögren's syndrome according to ancestry [J]. Arthritis Rheumatol, 2017, 69(6): 1294-1305.

[4] Xiao F, Rui K, Shi X, et al. Epigenetic regulation of B cells and its role in autoimmune pathogenesis [J]. Cell Mol Immunol, 2022, 19(11): 1215-1234.

[5] Lv X, Zhou M, Zhang Q, et al. Abnormal histones acetylation in patients with primary Sjögren's syndrome [J]. Clin Rheumatol, 2022, 41(5): 1465-1472.

[6] Bordron A, Devauchelle-Pensec V, Le Dantec C, et al. Epigenetics in primary Sjögren's syndrome [J]. Adv Exp Med Biol, 2020, 1253: 285-308.

[7] Liu Z, Chu A. Sjögren's syndrome and viral infections [J]. Rheumatol Ther, 2021, 8(3): 1051-1059.

[8] Psianou K, Panagoulias I, Papanastasiou AD, et al. Clinical and immunological parameters of Sjögren's syndrome [J]. Autoimmun Rev, 2018, 17(10): 1053-1064.

[9] Zhang Y, Tian J, Xiao F, et al. B cell-activating factor and its targeted therapy in autoimmune diseases[J]. Cytokine Growth Factor Rev, 2022, 64: 57-70.

[10] Xiao F, Du W, Zhu X, et al. IL-17 drives salivary gland dysfunction via inhibiting TRPC1-mediated calcium movement in Sjögren's syndrome[J]. Clin Transl Immunol, 2021, 10(4): e1277.

[11] Aota K, Ono S, Yamanoi T, et al. MMP-9 inhibition suppresses interferon-γ-induced CXCL10 production in human salivary gland ductal cells [J]. Inflammation, 2019, 42(6): 2148-2158.

第三节　干燥综合征自身抗体

PSS 是一种以淋巴细胞增殖和进行性外分泌腺体损伤为特征的慢性炎症性自身免疫病。PSS 患者体内可检测出多种自身抗体，其与 PSS 疾病诊断、预后和临床表现密切相关。PSS 疾病分类和诊断的传统生物标志包括抗核抗体（antinuclear antibodies, ANA）、类风湿因子（RF）、抗 SSA/Ro 抗体和抗 SSB/La 抗体等。这些自身抗体最早被发现并成为 PSS 诊断的标准之一，同时也与 PSS 的临床特征密切相关。近年来，随着研究的深入，PSS 血清中许多新的自身抗体被发现，这为疾病的诊断、分型和预后提供了更多的依据。例如，具有较高特异性的抗 3 型毒蕈碱受体抗体、抗水通道蛋白 5 抗体、抗 α- 胞衬蛋白抗体等能够辅助疾病的诊断。通过抗 SSA/Ro 抗体、抗 SSB/La 抗体、抗 M3R 抗体和抗 α- 胞衬蛋白抗体的联合检测，PSS 诊断的特异性明显提高。此外，从干燥小鼠模型中识别的抗唾液腺蛋白 -1、抗碳酸酐酶 6 和抗腮腺分泌蛋白抗体，由于比抗 SSA/Ro 抗体和抗 SSB/La 抗体更早出现，可能成为 PSS 的早期诊断标志物。

一、用于疾病分类的传统生物标志物

（一）抗核抗体

ANA 是针对各种细胞核和细胞质成分的一组自身抗体。对于多种自身免疫病，它们是非常有用的血清学标志物。ANA 的筛查试验主要是通过间接免疫荧光（indirect immunofluorescence, IIF）方法进行检测，采用人表皮样喉癌细胞（human epidermoid laryngeal carcinoma cells, Hep-2）作为与自身免疫血清反应的底物。ANA 检测结果分为两部分：抗体滴度和抗体产生的染色模式（自身抗体与抗原反应产生的染色在细胞核和细胞质中的分布）。

通过间接免疫荧光检测 Hep-2 细胞，59%~85% 的 PSS 患者 ANA 呈阳性。已有研究表明，ANA 阳性的 PSS 患者多为女性，平均确诊年龄低于男性。特征还包括复发性腮腺肿大的发生率和腺体外病变的增加，如雷诺现象，皮肤血管炎，关节、肾脏受累，周围神经病，淋巴结肿大，血细胞减少和红细

胞沉降率升高。同时，ANA 不仅与更多的受累器官有关，而且与高丙种球蛋白血症的患病率、RF、抗 SSA/Ro 抗体、抗 SSB/La 抗体和抗磷脂抗体的阳性率有关。此外，在间接免疫荧光检测法中，ANA 的阳性滴度 ≥1∶320 才具有诊断意义。由于低滴度的 ANA 也可出现在感染性疾病、肿瘤、肺疾病和健康人群中，只有当 ANA 1∶100 同时伴有特异性抗体阳性才有临床意义。

（二）抗可溶性核抗原抗体

可溶性核抗原（extractable nuclear antigens, ENA）是一组抗原总称，指细胞核中可溶于生理盐水或磷酸盐缓冲液抗原成分的总称。ENA 是一种酸性大分子，是由小核 RNA 和蛋白质组成的复合物。ENA 的检测有助于对自身免疫病的诊断和分类。临床上比较常见的评估指标有抗 RNP 抗体、抗 Sm 抗体、抗 SSA/Ro 抗体、抗 SSB/La 抗体、抗 Scl-70 抗体和抗 Jo-1 抗体等。其中抗 SSA/Ro 抗体和抗 SSB/La 抗体被认为是 PSS 最特异性的疾病标志物。在 PSS 患者的血清中，抗 SSA/Ro 抗体和抗 SSB/La 抗体阳性率分别为 77%~90% 和 23%~52%。抗 ENA 抗体谱的检测对诊断 PSS 至关重要。在 2012 年美国风湿病学会（American College of Rheumatology, ACR）PSS 分类标准中，抗 SSA/Ro 抗体、抗 SSB/La 抗体均被纳入 PSS 的诊断标准。2016 年美国风湿病学会 / 欧洲风湿病协会（American College of Rheumatology / European League Against Rheumatism, ACR /EULAR）PSS 分类诊断标准据此将血清学指标简化为“抗 SSA/Ro 抗体阳性”。

目前有许多检测抗 ENA 抗体的技术，包括第一代免疫分析技术：被动血凝试验（passive haemagglutination）、双向免疫扩散法（double immunodiffusion, DID）、对流免疫电泳（counter immunoelectrophoresis）、放射免疫沉淀（radio-immunoprecipitation）、蛋白质印记（Western-blot, WB）。但是这些测定方法存在一定的局限性，只能定性不能定量。随后引入的第二代免疫分析技术，包括酶联免疫吸附试验（enzyme linked immunosorbent assay, ELISA）、化学发光法（chemiluminescence immunoassay, CLIA）、荧光酶免疫分析法（fluorescent enzyme immunoassay, FEIA）、多元微珠免疫检测法（multiple bead immunoassay, MBI）等，这些方法能够提供抗 ENA 抗体定量浓度。

在过去的十年中，新兴的蛋白质组学技术促进了第三代免疫分析方法的引入，能够同时提供许多自身抗体的测量。在这些新的检测系统中，平面和非平面（悬浮微球）阵列已经被引入了一些自身免疫检测实验室。平面系统，也称为免疫印迹（immunoblotting, IB），包括点印迹（dot-blot, DB）和线免疫分析（line immunoassay, LIA）。对于非平面系统，三维悬浮多重方法，如多重流式免疫分析（multiplex flow immunoassay, MFI）采用不同大小的磁珠，每个磁珠都标记有抗原和荧光团的独特组合。

RNA 沉淀法检测抗 SSA/Ro 抗体和抗 SSB/La 抗体特异度较高，但是敏感性相对较弱，且操作复杂，用时较长，距离大规模临床应用还需要进一步探究。IIF 是最常用的抗体检测技术之一，特别适用于疾病的筛查。然而 IIF 缺乏对识别特异性疾病或抗原反应性的特异性。同时，在进一步检测抗 DNA 抗体或抗 ENA 抗体的时候，大多数通过 IIF 检测出 ANA 阳性样本均呈阴性。基于这一点，进一步开发了 LIA 技术，该方法具有同时检测多种反应的优点。与 IIF 和 LIA 相比，用 ELISA 检测抗 ENA 抗体提升了敏感性和特异性。特别是 IIF 不能检测出 Ro52 抗体，而 ELISA 能够分别包含 Ro52 和 Ro60 两种抗原成分。CLIA 检测灵敏性较高，但也会产生假阳性，因此会降低准确性。另外，使用流式点阵法对自身免疫性疾病相关样本进行评估，也证实了 92%~97.7% 的高一致性率，并与 ELISA 结果具有高度一致性。流式点阵法的灵敏度和特异性均高于 ELISA。CLIA 和流式点阵法检测时间短、自动化程度高、较高的敏感性、特异性和一致性，有望成为未来的主要发展方向。

（三）抗 SSA/Ro 抗体和抗 SSB/La 抗体

PSS 患者中最常见的自身抗体是针对自身抗原 Ro/La 核糖核蛋白复合体的抗体。通过与 SLE 患者 Ro 和 La 血清的特异性抗原抗体反应，Clark 和 Reichlin 等人利用双向免疫扩散技术描述了两种胞浆蛋白，分别称为 Ro 和 La 抗原。1975 年 Alspaugh 等人同样也在检测 PSS 患者血清中发现两种独特的核蛋白，且命名为 SSA（Sjögren’s syndrome type A）和 SSB（Sjögren’s syndrome type B）。通过国际实验室血清交换，1979 年 Alspaugh 实验室和 Clark 实验室证明了 Ro 和 La 具有与 SSA 和 SSB 相同的抗原性，此后，这些抗原系统被称为 SSA/Ro 和 SSB/La。同时，Azizuki 等人也描述了相应的抗 SSB/La 抗体。我国于 20 世纪 80 年代初完成了对 SSA/Ro、SSB/La 抗原的体外提取分析及特异性抗体水平的检测。

SSA/Ro 抗原广泛分布于人体各个组织器官中，主要存在于细胞质内，另有一小部分存在于特殊的核周区，称为“核周隔室”（perinucleolar compartments, PNCs）和细胞核内。其存在方式主要以核糖核蛋白复合物（ribonucleoprotein, RNP）存在，即由一个蛋白成分和一个 RNA 成分组成，二者之间通过一种非离子共价结合的特殊方式结合。SSA/Ro 抗原由相对分子质量为 52 000 和 60 000 的两种不同的多肽和一组被称为人类 Y RNAs（human

Y RNAs, hY RNAs）的小细胞质 RNA 组成的。1988 年，Deutscher 等通过 cDNA 克隆和免疫共沉淀的方法确定了相对分子质量为 60 000 SSA 蛋白的存在。60 000 SSA 蛋白是一种多肽，由 538 个氨基酸残基组成，并在 305~323 的氨基酸位置上发现了一种可能与 hY RNA 或其他蛋白质相互作用的潜在锌指结构。此外，Ben-Chetrit 等用几种不同的免疫化学方法检测了 PSS 患者血清中的自身抗体谱。除了 60 000 蛋白外，还检测到了一个 52 000 蛋白（Ro52），该多肽也是 SSA/Ro 抗原系统的主要成分。并且在 Ro52 的氨基端发现了许多潜在的锌指结构。锌指结构由多个半胱氨酸和（或）组氨酸组成，并利用锌离子来协助保持这种结构的化学稳定性。因为有了锌指结构，Ro52 可以通过直接与目的基因有关的 DNA 片段以及与 RNA 受体结合来调控目的基因表达。此外，研究表明，Ro52 也是一种 E3 泛素连接酶，属于三结构域蛋白家族（tripartite motif, TRIM），能够影响 Ro60 等蛋白的泛素化水平，从而保持复合物的稳定性。

机体对 SSA/Ro 抗原的处理方式与异源性抗原相似。当机体受到某些病原体侵犯对其产生免疫反应的同时，由于 SSA/Ro 抗原等自身物质具有与这些病原体相似的结构而激活机体产生免疫反应。机体将其作为外源性抗原处理，这些自身抗原可与由外源性抗原引起的抗体发生交叉反应。机体的 SSA/Ro 抗原经 MHC 分子处理以后，由 B 淋巴细胞向 Th 淋巴细胞传递，导致 T 细胞活化，诱发炎症反应，导致组织损伤。

50%~70% 的 PSS 患者中发现了抗 SSA/Ro 抗体和抗 SSB/La 抗体的表达。抗 SSA/Ro 抗体可以单独检测或与抗 SSB/La 抗体同时检测，而单独抗 SSB/La 抗体阳性的患者很少见。此外，在没有抗 SSA/Ro 的情况下，抗 SSB/La 的阳性血清与 PSS 的疾病特征没有显著关联，因此不再被视为诊断标准。研究发现，具有抗 SSA/Ro 抗体和抗 SSB/La 抗体的患者在确诊时的年龄较低，并且可能出现多种临床表现，包括腮腺肿大、雷诺病、关节炎、血管炎、肾小管酸中毒、周围神经病变、血细胞减少和类风湿因子升高。一项针对 100 名患者的十年长期研究发现，只有具有抗 SSA/Ro 抗体的患者会出现全身性腺体外并发症。此外，抗 SSA/Ro 抗体和抗 SSB/La 抗体在整个疾病进程一直维持阳性，即使在使用利妥昔单抗（Rituximab）进行 B 细胞清除治疗后也是如此。

（四）类风湿因子

RF 是针对免疫球蛋白的 Fc 片段的抗体，RF 主要为 IgM 类，但也有 IgG、IgA、IgD 和 IgE 类。RF 是临床上最早用于检测类风湿关节炎的指标，但其特异性较低。RF 除了在类风湿关节炎患者体内存在外，也在系统性红斑狼疮、骨性关节炎、硬皮病、混合性结缔组织病、强直性脊柱炎等多种自身免疫性疾病的患者体内存在。目前检测 RF 较常使用的方法为 ELISA 法和免疫散射比浊法，两者灵敏度（66%~69%）与特异性（86%~91%）相当。36%~74% 的 PSS 患者会呈现 RF 阳性，RF-IgM 在 PSS 的检出率为 41%~68%，RF-IgA 为 18%，RF-IgG 为 20%。在 2012 年 ACR 推出的 PSS 分类标准中，RF 联合 ANA（>1：320）被作为血清学诊断标准之一，特别是当抗 SSA/Ro 抗体和抗 SSB/La 抗体为阴性时，对 SS 的诊断至关重要。

事实上，PSS 患者血清中 IgM 和 IgA 型 RF 均会升高。而 IgA 型 RF 不仅与肾脏疾病和其他自身抗体水平有关，还与小唾液腺活检的病灶评分有关。RF 阳性的 PSS 患者一般年龄较小，女性多见，唾液腺活检阳性。也有研究表明 PSS 患者的 RF 水平与活跃的血清学特征相关联，包括抗 SSA/Ro 抗体、抗 SSB/La 抗体、冷球蛋白、ANA、低补体血症和高丙种球蛋白血症。同时，RF 的水平与 PSS 患者的腺体外病变也具有很强的相关性。

二、新型自身抗体

自身抗体的检测有助于确定自身免疫性疾病的诊断、分类和预后。在过去几年中，对 PSS 中新型自身抗体的认识有所增加，这为指示 PSS 的特定阶段（包括临床前）、建立临床表型和预测长期并发症（如淋巴瘤）打开了机会之窗。他们的研究对于阐明疾病发病机制及细分 PSS 患者临床亚型也很重要。尽管如此，未来仍然需要大规模的验证研究来证实它们的真正含义。

（一）抗 3 型毒蕈碱受体抗体

唾液流量是腺体腺泡和导管细胞受神经调控的结果，特别是针对毒蕈碱 / 乙酰胆碱受体（muscarinic acetylcholine receptors, mAChRs）的激动。乙酰胆碱结合并激活唾液腺细胞上的 3 型毒蕈碱受体（M3 muscarinic acetylcholine receptors, M3R），通过肌醇 1, 4, 5- 三磷酸（1,4,5 triphosphate, IP3）及其受体促进细胞内 Ca^{2+} 浓度升高，从而促进唾液的分泌。研究报道，一些 PSS 患者携带针对毒蕈碱受体的功能性自身抗体，特别是抗 M3R 抗体，可以结合并激活大鼠腮腺 mAChRs。这些抗体能够以非竞争性的方式抑制 ^{3}H- 喹啉基苯甲酸酯（quinoline benzoate, QNB）与纯化的大鼠腮腺膜上的 mAChRs 结合。这些抗体模拟了 mAChR 激动剂的生物学效应，从而触发乙酰胆碱介导的细胞跨膜信号的产生，导致唾液分泌功能的改变。

M3R 是哺乳动物外分泌器官如胰腺、泪腺和唾液腺中分泌的重要介质，介导许多生理反应，包括平滑肌收缩和腺体分泌等。在这些器官中，M3R 被乙酰胆碱或其合成类似物激活，会导致分泌上皮细胞功能状态的特征性改变。不同器官来源细胞上的 M3R 分子大小存在显著异质性。M3R 有四个细胞外结构域：N 端区域以及第一、第二和第三细胞外环。多数实验已证实在 PSS 患者体内自身抗体能够直接结合 M3R，但是抗体结合的 M3R 的精确表位仍不清楚。2011 年研究证实了 PSS 患者血清中 IgG 抗体与 M3R 的第二细胞外环相互作用，诱导基质金属蛋白酶 3（matrix metalloproteinase-3, MMP-3）和前列腺素 E2（prostaglandin E2, PGE2）的产生，从而导致唾液腺严重功能障碍。此外，也有研究报道 M3R 的第三胞外环存在一个与 PSS 血清中的 IgG 结合的功能表位，从而部分抑制了 M3R 的功能。

1998 年有研究者首次在 PSS 患者泪腺中发现了针对 M3R 的自身抗体，但是由于采用抗 M3R 抗体抗原表位的差异，在 PSS 患者中抗 M3R 抗体检出率并没有形成一致的意见。有研究报道，针对 PSS 患者中 M3R 的四种合成肽中每一种自身抗体的流行情况做出了检测，结果在 PSS 患者中以 42.9%（18/42）、47.6%（20/42）、54.8%（23/42）和 45.2%（19/42）的检测率发现了 N 端、第一、第二和第三区域的抗体，而健康受试者的这一比例分别为 4.8%、7.1%、2.4% 和 2.4%。而在中国人群中，抗 M3R 抗体（针对第二区域）在 PSS 中的检出率达到了 84%。这些结果证实了 PSS 患者血清中不仅存在针对 M3R 的第二胞外区的自身抗体，而且还存在其他区域的自身抗体，提示它们的检测可用于 PSS 的诊断，但未来仍需要进行全面的 M3R 表位筛选。此外，RA 和 SLE 患者血清中抗 M3R 抗体的阳性率分别为 1%（1/105）和 0（0/97）。因此，抗 M3R 抗体可能更特异性地存在于 PSS 患者中，更加有利于疾病的诊断。但是与此同时，抗 M3R 抗体的低敏感性也限制了其临床应用，为了更适用于临床实验室的应用，还需要进行进一步的前瞻性研究。

（二）抗 α－胞衬蛋白抗体

胞衬蛋白（fodrin）是一种结合肌动蛋白的细胞骨架蛋白，由 α（240 000）和 β（235 000）亚基的异二聚体组成。最早的 α 和 β-胞衬蛋白是从神经细胞分离、鉴定，胞衬蛋白分布在人体大多数组织，包括唾液腺。α-胞衬蛋白与离子通道和离子泵密切相关，可控制腺体的功能。完整的 α-胞衬蛋白会受到多种因素（病毒、细胞因子、酶和环境因素）的调控，能够裂解成 120 000 和 150 000 的片段。在细胞凋亡中，α-胞衬蛋白被钙激活蛋白酶（calcium-activated protease, calpain）和半胱氨酸天冬氨酸特异性蛋白酶 3（caspase 3）裂解。此外，研究发现，EB 病毒感染是 PSS 非常重要的致病因素，体内研究发现 EB 病毒感染是 α-胞衬蛋白被裂解的重要原因。体外实验也已经证明EB病毒能够将淋巴细胞中的 α-胞衬蛋白裂解成为120 000的片段。裂解片段能够诱导活化T淋巴细胞和B淋巴细胞，产生自身抗体，进而引起组织损伤与免疫病理改变。

目前关于抗 α-胞衬蛋白抗体在PSS诊断中的应用还不明确。1997年，Haneji等人发现，针对 α-胞衬蛋白的自身抗体在SS动物模型NFS/sld小鼠的唾液腺中特异性高表达，在诊断SS方面具有非常高的敏感性（96%），并从此以后被认为是PSS诊断潜在的生物学标志。2001年，Maeno等发现儿童SS患者中抗 α-胞衬蛋白抗体检出率为100%。同时，也有研究发现：相比抗 α-胞衬蛋白抗体IgG亚型，IgA亚型对SS的诊断具有更好的特异性和敏感性。此外，有研究提示：抗 α-胞衬蛋白抗体可作为抗SSA/Ro抗体阴性患者的诊断标志。目前抗 α-胞衬蛋白抗体在中国PSS患者中的检出率不高，为59%~73%。赵岩等应通过ELISA法检测抗 α-胞衬蛋白抗体IgG，结果显示对PSS诊断的敏感性为51.5%，特异性为79.4%。其敏感性低于ANA等其他自身抗体，且与脏器受累和其他自身抗体无明显相关。国内外文献报道结果不尽一致，其原因可能与试验方法以及疾病活动度不同有关，而且抗 α-胞衬蛋白抗体与干燥综合征的炎症程度密切相关，半衰期较短。此外，PSS病例的入组条件不一致，可能也是试验结论差异的重要原因。总体而言，抗 α-胞衬蛋白抗体对PSS的诊断具有较高的特异性和较低的敏感性。

（三）抗唾液腺蛋白–1、碳酸酐酶6、腮腺分泌蛋白抗体

2012年针对唾液腺蛋白-1（salivary gland protein 1, SP-1）、抗腮腺分泌蛋白（parotid secretory protein, PSP）和碳酸酐酶6（carbonic anhydrase 6, CA6）的自身抗体首次在干燥小鼠模型（IL-14α 转基因小鼠）中被鉴定为PSS诊断潜在的生物学标志。同时，在符合SS-ACR诊断标准的患者中评估这些自身抗体，每个患者至少有一种自身抗体的存在。这些自身抗体比抗SSA/Ro抗体和抗SSB/La抗体出现得更早，出现在符合PSS诊断标准但没有抗SSA/Ro抗体和抗SSB/La抗体的患者中。联合这些新型自身抗体，能够为PSS患者的早期诊断增加敏感性。

唾液腺蛋白-1能够在小鼠颌下腺和泪腺中高表达，它能够被胸腺中自身免疫调节基因上调，以控制对唾液腺产生反应的T淋巴细胞的发育。该蛋白质的功能尚不明确。人类与唾液腺蛋白-1的同源物也是未知的。有趣的是，唾液腺蛋白-1与产气荚膜梭菌的一种脂蛋白（GB EDT 72214.1）有高度的同源性。对唾液腺蛋白-1的反应性可能是由于与呼吸道和胃肠道中菌群产生的蛋白质发生交叉反应而发生的。抗唾液腺蛋白-1抗体出现在病程的早期，且

不依赖抗碳酸酐酶 6、腮腺分泌蛋白、SSA/Ro 抗体、SSB/La 抗体。抗唾液腺蛋白 -1 对 PSS 有很高的敏感性，而在其他自身免疫病中很少发现。目前研究报道，希腊 PSS 患者中有 52% 的抗唾液腺蛋白 -1 抗体阳性，而中国 PSS 患者中有 40% 的抗唾液腺蛋白 -1 抗体阳性。这两项研究都表明抗唾液腺蛋白 -1 抗体与唾液腺功能障碍之间的正相关关系。

腮腺分泌蛋白是一种分泌蛋白，能够参与清除体内的病原微生物。腮腺分泌蛋白很容易成为自身抗原，因为腮腺分泌蛋白能够与外来蛋白结合，并被蛋白酶切割。有趣的是，小鼠和人类通常会同时产生抗腮腺分泌蛋白抗体和抗碳酸酐酶 6 抗体。抗腮腺分泌蛋白抗体很少出现在正常人群或其他自身免疫病中。

碳酸酐酶 6 是一种与唾液分泌能力有关的酶，存在于下颌下腺和腮腺浆液性腺泡细胞的细胞质和分泌颗粒中。抗碳酸酐酶 6 抗体很少出现在正常人群和其他自身免疫病中，也难在抗唾液腺蛋白 -1 抗体阴性的患者中检测到。抗碳酸酐酶 6、唾液腺蛋白 -1 抗体、抗 SSA/Ro 抗体和抗 SSB/La 抗体的联合检测能够增加对早期 PSS 诊断的敏感性。此外，在病程小于 2 年的 PSS 患者中，76% 患者有抗唾液腺蛋白 -1 和（或）碳酸酐酶 6 抗体，而只有 31% 的患者有抗 SSA/Ro 抗体和（或）抗 SSB/La 抗体。

总而言之，对于 PSS 的早期诊断，抗唾液腺蛋白 -1、碳酸酐酶 6、腮腺分泌蛋白抗体最具应用价值，因为它们比抗 SSA/Ro 抗体和抗 SSB/La 抗体出现得早。目前，对早期 PSS 患者血清诊断的临床价值尚不清楚，因为大多数早期患者的临床症状轻微，疾病活动性低，目前的治疗干预措施对患者来说作用是有限的。在以后的研究中，对抗唾液腺蛋白 -1、碳酸酐酶 6、腮腺分泌蛋白抗体阳性患者的临床长期随访，有助于阐明这些自身抗体的临床应用价值。

（四）抗水通道蛋白 5 抗体

在已报道的自身抗体中，抗水通道蛋白 5（aquaporin 5, AQP5）抗体在 PSS 患者中的检测率最高。水通道蛋白是一类膜蛋白家族，负责水和溶质跨细胞膜的运输。已在 PSS 患者中检测到几种抗水通道蛋白抗体的表达，包括 AQP1、APQ3、AQP5、AQP8 和 AQP9，其中抗水通道蛋白 5 抗体研究最多。水通道蛋白 5 通常位于腺泡细胞的顶膜，缺乏水通道蛋白 5 的转基因小鼠唾液分泌减少，表明水通道蛋白 5 在唾液功能中发挥作用。不同于健康人群或其他疾病对照组（如结节病），AQP5 在 PSS 患者的小涎腺中异常分布。研究报道，通过间接免疫荧光法，抗 AQP5 抗体在 PSS 患者血清中的阳性率为

73.2%，健康对照组则为32.1%。同时，针对水通道蛋白5中表位E1的IgG对PSS和非PSS的鉴别能力最强，其敏感性为61%，特异性为77%。所以抗AQP5抗体的中等敏感性可能限制了其在临床上的广泛应用。需要在更大的队列中进行进一步的前瞻性研究，以验证抗AQP5抗体在PSS诊断和治疗中的诊断优势。

三、与其他自身免疫病相关自身抗体

（一）抗着丝点抗体

抗着丝点抗体（anti-centromere antibodies, ACA）常见于局限性皮肤硬皮病患者，但已经开展了PSS与ACA相关的研究。当通过IIF检测时，原发性干燥综合征中ACA的阳性率在4%~27%，而通过其他方法检测时为20%~25% 。通过免疫印迹法发现针对ACA的有三种主要的多肽抗原，被命名为CENP-A、CENP-B和CENP-C。CENP识别模式在原发性干燥综合征和局限性硬皮病中明显不同。PSS患者主要是单独的CENP-C，而CENP-B和CENP-C的双重识别最常见于局限性硬皮病。相比ACA阴性，ACA阳性的PSS患者发病时的平均年龄更高，雷诺现象、干燥性角结膜炎、周围神经病变和伴随的自身免疫性疾病（如原发性胆汁性肝硬化）的发生率更高。值得注意的是，ACA阳性PSS患者的传统生物学标记阳性率偏低，包括抗SSA/Ro抗体、抗SSB/La抗体和RF，白细胞减少和高丙种球蛋白血症。因此，具有针对着丝点蛋白血清抗体的某些PSS患者可能是一个独特的临床亚群，需要未来进一步的探究。

（二）抗线粒体抗体

抗线粒体抗体（anti-mitochondrial antibodies, AMA）被认为是原发性胆汁性胆管炎（primary biliary cholangitis, PBC）的血清学标志。多项研究表明PSS和PBC密切相关，PBC患者中干燥症状或合并SS的患病率范围为47%~81%。据报道通过IIF检测时，1.7%~13%的PSS患者AMA阳性，而根据其他诊断方法，这一比例能够上升至3%~27%。AMA被认为是PSS患者肝脏受累的敏感指标，AMA阳性PSS患者高发类似于PBC的自身免疫性胆管炎。此外，干燥的特征性症状，如口干或眼干，常见于PBC，但抗SSA/Ro抗体很少观察到。因此，在未来的研究中将AMA与PSS的特定临床特征联系起来，对患者的治疗和诊断具有重要意义。

（芮棵　彭娜）

参考文献

[1] He J, Jiang J, Baumgart K. Candidate autoantibodies for primary Sjögren's syndrome: where are they now[J]. Clin Exp Rheumatol, 2022, 40(12): 2387-2394.

[2] Baldini C, Ferro F, Elefante E, et al. Biomarkers for Sjögren's syndrome [J]. Biomark Med, 2018, 12(3): 275-286.

[3] Fayyaz A, Kurien BT, Scofield RH. Autoantibodies in Sjögren's syndrome [J]. Rheum Dis Clin North Am, 2016, 42(3): 419-434.

[4] Martín-Nares E, Hernández-Molina G. Novel autoantibodies in Sjögren's syndrome: A comprehensive review [J]. Autoimmun Rev, 2019, 18(2): 192-198.

[5] Shen L, Suresh L. Autoantibodies, detection methods and panels for diagnosis of Sjögren's syndrome [J]. Clin Immunol, 2017, 182: 24-29.

[6] Infantino M, Carbone T, Brusca I, et al. Current technologies for anti-ENA antibody detection: State-of-the-art of diagnostic immunoassays [J]. J Immunol Methods, 2022, 507: 113297.

[7] Baer AN, McAdams DeMarco M, Shiboski SC, et al. The SSB-positive/SSA-negative antibody profile is not associated with key phenotypic features of Sjögren's syndrome [J]. Ann Rheum Dis, 2015, 74(8): 1557-1561.

[8] Chivasso C, D'Agostino C, Parisis D, et al. Involvement of aquaporin 5 in Sjögren's syndrome [J]. Autoimmun Rev, 2023, 22(3):103268.

第四节　干燥综合征诊断技术

干燥综合征起病隐匿，临床表现多样，病情轻重不一，迄今为止，尚无诊断 “金标准”。由于本病常累及唾液腺、泪腺等外分泌腺，故诊断技术除自身抗体外，主要围绕口干燥症和干燥性角结膜炎两部分展开。

一、口干燥症检查技术

（一）唾液流率

唾液流率指在静止状态下一定时间内唾液的分泌量，临床上简单易行，是诊断口干燥症的主要辅助检查之一。唾液流率的测定方法有非刺激唾液流率和刺激后唾液流率两种。非刺激唾液流率为自然流率下测得的全部唾腺分泌物，主要评估了唾液基础分泌量，随年龄增长而降低，且与龋齿呈负相关。刺激后唾液流率多在咀嚼或使用柠檬酸等催涎剂后测定，主要评估刺激后腮腺唾液分泌情况。PSS 口干燥症评估多采用非刺激唾液流率。

非刺激唾液流率检查方法为：检测前患者静坐 10 min，收集 10~15 min 内患者流出的全部唾液于清洁容器中，并计算其总量。健康人自然状态下唾液流率 > 15 mL/15 min，当唾液流率 < 0.1 mL/min 时，为唾液流率低下。

（二）唾液腺核素显像

唾液腺放射性核素 $^{99}Tc^{m}O_4^{-}$ 显像又称唾液腺闪烁显像，是一种非侵入性且可重复操作的检查方法，可直接观察腮腺及颌下腺的形态及功能，具有较高的敏感性和特异性。当静脉注射显像剂后，腮腺及颌下腺小叶内导管上皮细胞主动从血液中摄取大量 $^{99}Tc^{m}O_4^{-}$，随后分泌入导管腔，与腺体分泌的唾液一起逐渐排入口腔。SS 患者由于唾液腺被淋巴细胞浸润破坏，故 $^{99}Tc^{m}O_4^{-}$ 摄取量及摄取速度较正常人明显降低，且排泄延缓。

唾液腺放射性核素显像的结果判读可分为定性分析、半定量参数分析和定量参数分析。患者静脉注射显像剂，予口服维生素 C 刺激，采集扫描影像，通过计算机软件绘制时间 - 放射曲线，根据图像形态特点，大致判断唾液腺摄取及排泄功能是否正常。该结果可通过视觉直观判读，为定性分析。半定量或定量参数分析由于采集影像的方法不同，选择的参数、计算方式也有所不同。常用的指标有腺体摄取指数（UR）、腺体相对摄取率（S/T）、最大浓聚率（MAR）、腺体排泄率（ER）、酸刺激后唾液腺放射性计数由高峰降至最低的时间（T_{min}）等。其中 UR、S/T、MAR 反映唾液腺摄取功能，ER、T_{min} 反映唾液腺排泄功能。

（三）腮腺造影

腮腺造影是用以观察腮腺导管形态及功能受累情况的一种微创的检查技术。将造影剂经一侧腮腺导管口缓慢注入后，摄取该侧腮腺 X 线片，同法获取另一侧腮腺造影片。通过造影剂分布，观察腮腺末梢导管、分支导管及主导管情况。SS 的腮腺导管病变以末梢导管受累为主，表现为点状、球状、腔洞样扩张及破坏样改变，广泛的末梢导管扩张可呈现雪花样或苹果树样改变。主导管及分支导管受累相对较少，表现为导管边缘毛糙，或管腔不规则扩张呈腊肠样，部分扩张的主导管内可见涎石征象。

（四）唾液腺超声

超声技术用于 SS 的诊断相对较晚。20 世纪 80 年代末，Bradus RJ 首次应用超声探查 SS 患者的唾液腺，并发现与健康人群相比，SS 患者的唾液腺在超声下有独特的改变。近年来，唾液腺超声以其便捷、无创、无辐射、可重复操作的优势受到越来越多的关注。大量研究证实，超声检测对 SS 的诊断有较高的敏感性和特异性。

目前,较为公认的有 0 ~ 16 分、0 ~ 48 分、0 ~ 3 分等多个评分系统。0 ~ 16 分评分系统选取患者双侧腮腺与颌下腺共 4 个腺体，根据超声下每个腺体回声不均及低回声区域的程度及范围，进行 0 ~ 4 分半定量评分，最后将每个腺体评分相加得到总评分 0 ~ 16 分。0 ~ 48 分评分系统则是从腺体实质回声强度、实质不均一性、低回声区数量、高回声反射性及腺体边界清晰度等方面进行综合评估，4 个腺体总评分 0 ~ 48 分。0 ~ 3 分评分系统为风湿病临床试验结果指标工作组（Outcome Measures in Rheumatology Clinical Trial, OMERACT）于 2019 年提出，该评分系统协调并标准化既往的唾液腺超声评分，对 SS 患者腮腺与颌下腺的实质病变情况进行分级评估：0 分 = 正常实质；1 分 = 轻微病变，轻度回声不均匀，无低回声或无回声区；2 分 = 中度病变，中度回声不均匀，可见局灶性低回声或无回声区；3 分 = 重度病变，弥漫性回声不均匀，整个腺体表面均为低回声或无回声区。如果无法按上述方法对腺体进行分级，也可对腺体进行定性评估：脂肪化回声 =1 分，纤维化回声 =3 分。任一种方法得分 ≥2 分者可被定义为 SS 唾液腺异常病变。

有 Meta 分析表明，唾液腺超声在 SS 诊断方面综合敏感性为 80%，特异性为 90%。

（五）唇腺活检

病理学检查是 SS 临床诊断的重要组成部分。唇腺活检应取下唇内侧肉眼观察正常且血管不丰富的部位，在黏膜上切一 0.5 ~ 1 cm 的水平或梭形切口，初始切口不超过上皮层，将腺体从周围筋膜中钝性剥离，用虹膜剪从手术区域切除腺体组织后置于福尔马林溶液中固定送检。过程中需注意避免损伤正好处于小唾液腺下方的感觉神经纤维。送检的活检样本应最少包含 4 个小涎腺，如小涎腺 < 2 mm，则需取 6 个腺体，最小腺体表面积为 8 mm^2。

SS 典型的唇腺病理表现为灶性淋巴细胞性唾液腺炎（focal lymphocytic sialadenitis, FLS）：唾液导管或血管周围 ≥50 个淋巴细胞为 1 灶，周边腺泡组织正常，少见导管扩张和间质纤维化。界定每 4 mm^2 唇腺黏膜组织面积内 ≥1 灶（又称灶性指数 ≥1 灶 /4 mm^2）为唇腺病理阳性。此外，散在淋巴细胞浸润、周围腺泡萎缩、间质纤维化、导管扩张等病理特征也可出现在 SS 患者唇腺组织中，但这些病理表现也可因慢性炎性而非免疫介导的炎症所致，所以不能作为 SS 诊断依据。

由于唇腺活检读片者的经验对于结果至关重要，因此，当唇腺活检示 FLS 时确定灶性浸润指数也有规范性步骤：①使用有标尺的显微镜或计算机辅助图像分析测量腺体组织表面积；②对整个组织切片中与正常黏液性腺泡相邻的淋巴细胞聚集灶（≥50 个淋巴细胞）进行计数；③用浸润灶数量 / 切片上腺体总表面积（mm^2）×4，即得到灶性指数。

既往研究报道，在根据 2002 年欧美合议标准归为 SS 的患者中，唇腺活检阳性敏感性为 66% ~ 89%。同时，唇腺活检阳性并非 SS 特异性结果，其他的结缔组织病（如类风湿关节炎、系统性红斑狼疮、混合性结缔组织病）患者和约 15% 的健康老年人都可出现唇腺活检阳性结果。

二、干燥性角结膜炎检查技术

（一）泪液分泌试验（Schirmer 试验）

Schirmer 试验是通过在结膜囊内放置滤纸条来了解泪液分泌情况的一种检查方法。根据是否适用眼表麻醉剂及是否刺激鼻黏膜，Schirmer 试验可分三种，以评估基础性泪液和（或）反射性泪液分泌情况。

SS 诊断采用 Schirmer 试验方法如下：选取暗光环境，在未经眼表麻醉的情况下，将 5 mm×35 mm 的标准规格 Schirmer 滤纸在刻度处折弯，轻插入被测者下眼睑中外 1/3 交界处，嘱被测者自然闭眼并开始计时，5 min 后取出滤纸，读取滤纸浸湿长度（滤纸插入结膜囊的部分不计入）。

Schirmer 试验正常值 ≥10 mm/5 min，以 ≤5 mm/5 min 记为诊断 SS 的阳性标准。

（二）泪膜破裂时间

泪膜破裂时间是用于评价泪膜稳定性的客观指标，由于操作简单且无创，现作为诊断眼干燥症的常规检查。

泪膜破裂时间具体检查方法如下：将 5 ~ 10 μL 0.5% 荧光素钠滴入下方结膜穹隆部，嘱被测者自然眨眼数次，使荧光素钠均匀分布于眼表。设置裂隙灯目镜放大倍数为 10 倍，使用钴蓝色滤光片进行检查。嘱被测者眨眼一次后保持睁眼状态目视前方，记录自眨眼起至角膜表面出现第一个深蓝色并迅速扩大的干燥斑的时间间隔。重复测量 3 次，取平均值。泪膜破裂时间 ≤10 秒为阳性，提示泪膜最外层黏液层缺乏或质量异常。

（三）角膜结膜染色

角膜结膜上皮损伤是眼干燥症的重要表现，也是引起患者眼部不适和视力下降的主要原因。临床上常通过局部滴注染色剂来评价角结膜上皮的损伤情况。

20 世纪 60 年代，van Bijsterveld 首次提出采用孟加拉红对角膜和结膜进行染色，并将鼻侧结膜、颞侧结膜和角膜染色按轻、中、重分为 1 ~ 3 分，总分 ≥4 分者为阳性。但孟加拉红刺激性明显，干眼患者多难以忍受。2012 年，干燥综合征国际合作联盟（Sjögren’s International Collaborative Clinical Aliance, SICCA）基于既往研究资料和临床实践，提出新的角结膜染色方法及评分标准，即眼表染色评分（ocular staining score, OSS）。①角膜染色法：将 0.5% 荧光素钠滴入被测者下方结膜穹隆部，嘱被测者闭眼，拭去多余染料，4 ~ 8min 内使用目镜放大倍数为 10 倍，配备钴蓝色滤光片的裂隙灯观察角膜上皮荧光素着染点数、分布。②结膜染色法：将 1 滴 1% 丽丝胺绿滴入被测者下方结膜穹隆部，嘱被测者闭眼，拭去多余染料，2min 内通过放大倍数为 10 倍，不加滤光片的裂隙灯观察鼻侧和颞侧结膜着染点数量。

OSS 评分标准为每眼眼表分为鼻侧结膜、角膜和颞侧结膜 3 个区域，其中鼻侧和颞侧结膜按照染点数量进行评分（0 ~ 3 分），角膜染色根据着染点数量、分布和形态进行评分（0 ~ 6 分）。每眼最高评分为 12 分，以任一只眼 OSS 评分 ≥3 分为阳性（图 1-2）。

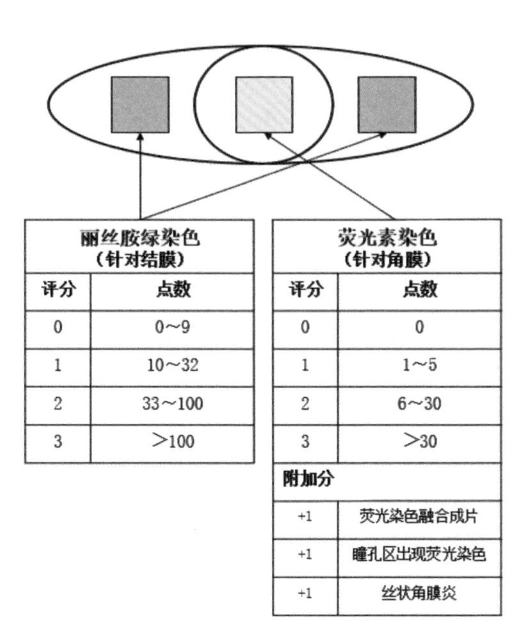

丽丝胺绿染色（针对结膜）	
评分	点数
0	0~9
1	10~32
2	33~100
3	>100

荧光素染色（针对角膜）	
评分	点数
0	0
1	1~5
2	6~30
3	>30
附加分	
+1	荧光染色融合成片
+1	瞳孔区出现荧光染色
+1	丝状角膜炎

图 1-2　OSS 评分示意图

（陈玥颖　薛鸾）

参考文献

[1] Jousse-Joulin S, D'Agostino MA, Nicolas C, et al. Video clip assessment of a salivary gland ultrasound scoring system in Sjögren's syndrome using consensual definitions: an OMERACT ultrasound working group reliability exercise [J]. Ann Rheum Dis, 2019, 78(7): 967-973.
[2] Zhou M, Song S,Wu S, et al. Diagnostic accuracy of salivary gland ultrasonography with different scoring systems in Sjögren's syndrome:A systematic review and meta-analysis [J]. Sci Rep, 2018, 8(1): 17128.
[3] Fisher BA, Jonsson R, Jonsson R, et al. Standardisation of labial salivary gland histopathology in clinical trials in primary Sjögren's syndrome[J]. Ann Rheum Dis, 2017, 76: 1161.
[4] Baimpa E, Dahabreh IJ, Voulgarelis M, et al. Hematologic manifestations and predictors of lymphoma development in primary Sjögren's syndrome:clinical and pathophysiologic aspects [J]. Medicine(Baltimore), 2009, 88: 284.
[5] Whitcher JP, Shiboski CH, Shiboski SC, et al. A simplified quantitative method for assessing kerato-conjunctivitis sicca from the Sjögren's syndrome International Registry[J]. Am J Ophthal, 2010, 149: 405-415.

第五节　干燥综合征诊断标准

干燥综合征是一种多系统疾病，其临床表现和预后具有异质性。目前还没有单一的临床、实验室、病理或放射学特征可以作为干燥综合征的诊断“金标准”。干燥综合征的个体诊断，“金标准”仍然是临床专家的意见。

分类标准是一种标准化的工具，旨在选择适当定义和同质的患者群体进行研究，并保证各研究之间的可比性。在临床实践中，分类标准通常被认为是诊断的有用指南，但值得注意的是，这些标准并不是设计用于个别患者的临床诊断，可能无法识别一些临床表现较少见的疾病病例。因此，临床医生做出的诊断决定必须基于症状、体征和诊断测试的组合，且同时也要排除其他疾病。

一、干燥综合征的分类标准

干燥综合征的诊断通常需要外分泌腺功能减退的客观依据，并结合自身免疫的证据。从 20 世纪 60 年代至 21 世纪初，已有若干干燥综合征的分类标准被发表，但均未获得美国风湿病学会（ACR）和欧洲抗风湿病联盟（EULAR）的批准。2002 年，美 - 欧共识小组（American-European Consensus Group, AECG）发表了欧美合议标准，该标准包含 2 部分主观问卷和 4 部分检测项目，成为首个获得国际广泛应用的干燥综合征分类标准。2012 年，干燥综合征国际协作临床联盟发表了 ACR 分类标准，该标准仅包含 3 项标准化的检测项目，但一项大型队列研究显示 ACR 标准没有较 AECG 标准有更高的价值。

2016 年，ACR 和 EULAR 结合了 ACR 标准和 AECG 标准的特征，共同开发并验证了一套新的原发性干燥综合征的分类标准（表 1-1）。

表 1–1 ACR–EULAR 分类标准

项 目	权重
唇腺灶性淋巴细胞性涎腺炎，灶性评分 ≥1 灶 /4 mm^2	3
抗 SSA 抗体或抗 Ro 抗体阳性	3
至少一只眼睛的眼部染色评分（OSS）≥5 或 van Bijsterveld 评分 ≥4 分	1
至少一只眼睛的 Schirmer 试验 ≤5 mm/5 min	1
未刺激的全唾液流率 ≤0.1 mL/ min	1

2016 年 ACR-EULAR 分类标准适用于任何符合纳入标准且没有被列为排除标准的个体。当表中的 5 个项目的权重相加 ≥4 时满足分类要求。

纳入标准之一适用于任何至少有一种眼部或口腔干燥症状的患者，定义为至少有以下一种症状：①每日感到不能忍受的眼干持续 3 个月以上。②有反复的沙子进眼或砂磨感。③每日需用人工泪液至少 3 次。④每日感口干持续 3 个月以上。⑤吞咽干性食物时需液体辅助。

纳入标准之二适用于任何得到至少一项欧洲抗风湿病联盟干燥综合征疾病活动指数问卷（European League Against Rheumatism SS disease activity index, ESSDAI）领域中的阳性选项的患者。

排除标准包括头面部放疗史、活动性丙型肝炎病毒感染（PCR 证实）、获得性免疫缺陷综合征、结节病、淀粉样变、移植物抗宿主病、IgG4 相关性疾病。

二、干燥综合征的鉴别诊断

干燥综合征的鉴别诊断主要包括可引起干燥症状或唾液腺及泪腺肿大的疾病。大多数此类疾病可以通过病史、体格检查及缺乏系统性自身免疫疾病的证据来排除。

药物是最常见的引起干燥症状的原因，尤其在老年患者中，主要与抗胆碱能或拟交感神经作用有关（如抗抑郁药、苯二氮䓬类药物、抗痉挛药物、β 受体阻滞剂、抗组胺药、利尿剂、阿片类药物等）。头面部的放疗史会导致唾液腺和泪腺的破坏，从而导致口眼干燥。一些慢性病毒感染，如丙肝病毒、HIV 病毒等可以引起外分泌腺的淋巴细胞浸润，从而模拟干燥综合征的临床表现。另一些全身性疾病也可以通过腺体浸润来模拟干燥综合征，如 IgG4 相关疾病、移植物抗宿主病、淋巴瘤及其他恶性肿瘤、结节病、淀粉样变和免疫检查点抑制剂治疗等所致的干燥。干燥综合征常见的鉴别诊断如下。

（1）老年性干燥：泪液和非刺激性唾液的产生随着年龄的增长而降低，原因是与年龄有关的泪腺和唾液腺组织学改变，包括腺泡萎缩、间质纤维化和导管扩张。而且随着年龄的增长，ANA 和 RF 的阳性率也随之上升，因此对老年患者进行诊断时需谨慎。老年性干燥通常无系统表现、特征性的唇腺病理表现和 SS 相关的抗体。

（2）慢性 HCV 感染：HCV 感染者可能有干燥综合征样涎腺炎的组织病理学特征、冷球蛋白血症、类风湿因子阳性及血管炎等表现，与干燥综合征相似。但 HCV 感染者的干燥症状少见，抗 SSA 抗体和抗 SSB 抗体的阳性率较低。SS 患者尤其有肝炎和冷球蛋白血症者应筛查 HCV 感染。

（3）HIV 感染：HIV 感染者可出现腺体肿大和干燥症状，唾液腺病理可显示丰富的淋巴细胞浸润，但主要为 $CD8^+$T 淋巴细胞，而干燥综合征通常以 $CD4^+$T 淋巴细胞浸润为主。HIV 感染者通常无抗 SSA 抗体和抗 SSB 抗体的阳性。

（4）IgG4 相关性疾病：有若干种 IgG4 相关性疾病可引起腺体肿大或硬化，包括眼眶炎性假瘤、慢性硬化性涎腺炎（Küttner 瘤）和 Mikulicz 病。部分患者可有其他器官的受累，其共同的病理特征为 $IgG4^+$ 浆细胞浸润、广泛纤维化和闭塞性静脉炎。IgG4-RD 患者的血清 IgG4 水平升高，ANA 滴度较低，抗 SSA 抗体和抗 SSB 抗体的阳性率较低。

（5）移植物抗宿主病：异体骨髓移植患者出现移植物抗宿主病可出现干燥症状，但口干较眼干的发生率低。唾液腺活检可见腺泡萎缩、间质纤维化和导管周围的炎症。

（6）淋巴瘤及其他恶性肿瘤：干燥综合征患者并发淋巴瘤的风险较普通人群明显升高，两者可以合并发生，但淋巴瘤的诊断可早于干燥综合征，其中边缘区 B 细胞淋巴瘤是最常见的亚型。淋巴瘤、腺泡细胞癌、黏液上皮样癌等恶性肿瘤可导致腮腺的单侧或双侧肿大，通过病理可进行鉴别。

（7）结节病：结节病的一些临床表现与干燥综合征相似，包括腺体肿大、关节炎、间质性肺炎等，但结节病也有一些特征性的表现，如葡萄膜炎、结节红斑、高钙血症等。结节病的自身抗体通常是阴性或低滴度的，唇腺活检可作为鉴别的关键。

（8）淀粉样变：当淀粉样蛋白浸润至唾液腺时可导致口干燥症。淀粉样变的自身抗体通常是阴性的，唇腺活检可作为鉴别的关键。

（9）免疫检查点抑制剂治疗所致的干燥：用于治疗癌症的免疫检查点抑制剂可导致免疫系统非特异性激活相关的广泛不良反应，包括腺体功能的丧失。免疫检查点抑制剂治疗所致的干燥常在治疗的 3 个月内突然起病，口干较眼干更常见。唾液腺活检显示轻度至重度涎腺炎，与干燥综合征不同，表现为弥漫性 T 淋巴细胞浸润和腺泡损伤。

（侯佳奇　薛鸾）

参考文献

[1] Shiboski SC, Shiboski CH, Criswell L, et al. American College of Rheumatology classification criteria for Sjögren’s syndrome: a data-driven, expert consensus approach in the Sjögren’s International Collaborative Clinical Alliance cohort [J]. Arthritis Care Res (Hoboken), 2012, 64(4): 475-487.

[2] Rasmussen A, Ice JA, Li H, et al. Comparison of the American-European Consensus Group Sjögren’s syndrome classification criteria to newly proposed American College of Rheumatology criteria in a large, carefully characterised sicca cohort [J]. Ann Rheum Dis, 2014, 73(1): 31-38.

[3] Shiboski CH, Shiboski SC, Seror R, et al. 2016 American College of Rheumatology/European League Against Rheumatism classification criteria for primary Sjögren’s syndrome: A consensus and data-driven methodology involving three international patient cohorts [J]. Ann Rheum Dis, 2017, 76(1): 9-16.

[4] Seror R, Ravaud P, Bowman SJ, et al. EULAR Sjögren’s syndrome disease

activity index: development of a consensus systemic disease activity index for primary Sjögren's syndrome [J]. Ann Rheum Dis, 2010, 69(6): 1103-1109.
[5] Xiao Y, Zeng L, Shen Q, et al. Diagnosis and Treatment of Rheumatic Adverse Events Related to Immune Checkpoint Inhibitors [J]. J Immunol Res, 2020, 2020: 2640273.

第六节　干燥综合征系统治疗

一、治疗目的和现状

PSS 的治疗目的主要是缓解患者口、眼干燥等症状，终止或抑制患者体内发生的异常免疫反应，阻止疾病发展，保护脏器功能，预防并发症的发生和延长患者生存期。目前 PSS 的治疗缺乏高质量的循证医学证据，临床研究数据主要来自临床小规模、开放标签、单队列观察、专家的经验与共识或借鉴类似疾病（如类风湿关节炎、系统性红斑狼疮等）进行治疗。需要多学科共同参与，制订个体化治疗方案。

二、治疗原则

（一）局部治疗

局部治疗应在客观确认腺体功能障碍后立即开始。超过 95% 的干燥综合征患者出现干燥症状，且呈现慢性过程。现阶段没有任何治疗干预措施，可以通过逆转腺体功能障碍治愈干燥症状。但可以在对腺体功能进行基线评估后，考虑采用不良反应最小（或至少可耐受和可逆）的局部疗法长期使用，从而使一部分患者达到最小临床重要改善或患者可接受症状状态。

（二）基于全面评估的系统治疗

干燥综合征出现活动性系统累及，可考虑系统治疗。系统累及是决定原发性干燥综合征预后的关键因素之一，与自身免疫介导的器官功能障碍密切相关。系统累及的患者，应在全面评估受累器官的损伤情况及严重程度后，考虑使用糖皮质激素、抗疟药、免疫抑制剂、静脉用免疫球蛋白和生物制剂等药物进行全身免疫调节和（或）免疫抑制治疗。

三、治疗策略

PSS 患者的治疗通常是个性化的，治疗方案的选择受病程、受累器官、病变范围、严重程度、全身状况、生物表型及患者个体需求等多种因素影响，同时需要综合考虑药物的有效性、安全性及经济性，由风湿免疫科医生和患者共同决定。

该病属于慢性疾病，具有病程长、易复发、难治性等特点，可对患者的身体、心理及社会功能产生负面影响。在长期规律服药、关注患者生理功能的同时，应关注患者焦虑、抑郁等心理方面的情况，加强对患者的人文关怀和情感支持，并通过对疾病的合理宣教，帮助患者正确认识疾病，提高患者治疗依从性。

对于无明显内脏累及的患者，现代医学主要是使用替代疗法。对于非特异性系统症状表现的患者，如发热、疲劳、关节肌肉疼痛、淋巴结肿大等，可使用非甾体抗炎药（nonsteroidal anti-inflammatory drug, NSAID）和羟氯喹（hydroxychlor oquine, HCQ），或短时间使用低剂量糖皮质激素。神经痛时可应用加巴喷丁、普瑞巴林、杜洛西丁等药物。

对于系统受累，特别是活动性内脏器官受累的患者，应根据患者的临床和生物表型及多学科方法，制订个性化治疗方案。并根据受累器官及ESSDAI评估的严重程度，进行全身免疫调节和（或）免疫抑制治疗，如使用糖皮质激素（glucocorticoid, GC）、抗疟药、免疫抑制剂、静脉用免疫球蛋白和生物制剂。且遵循GC、免疫抑制剂和生物制剂的顺序（或联合）使用。特别是针对某一临床领域处于中度活动度及以上的患者，或整体处于中度疾病活动度（评分>5）及以上的患者，以及一些未被ESSDAI记录的系统表现，包括Ro相关的先天性心脏传导阻滞、雷诺现象、原发性肺动脉高压、胸膜炎、心包炎、间质性膀胱炎和感音神经性听力损失等。

活动期患者的系统治疗根据具体情况，可分为诱导缓解和维持治疗两阶段，以尽快恢复器官功能、维持治疗效果为目标。并在阶段治疗后，应根据ESSPRI和ESSDAI进行评估，有利于长远治疗。如患者合并B细胞淋巴瘤，则应根据具体的组织学亚型和疾病分期进行个体化治疗。

四、常用药物

干燥综合征系统治疗的常用治疗药物包括NSAIDs、GC、抗疟药、白芍总苷、艾拉莫德（iguratimod, IGU）、甲氨蝶呤（methotrexate, MTX）、来氟米特（leflunomide, LEF）、柳氮磺胺吡啶（sulfasalazine, SASP）、环磷酰胺（cyclophosphamide, CTX）、硫唑嘌呤（cazathioprine, AZA）、吗替麦考酚酯（mycophenolate mofetil, MMF）、钙调节磷酸酶抑制剂和生物制剂等。

糖皮质激素应在有效控制病情的前提下，尽可能使用最小剂量和最短疗程。免疫抑制剂和生物制剂有助于糖皮质激素减量，减少激素的累积量及不良反应。建议使用时结合患者的年龄、病情、合并症、耐受情况等而定。

近年来，随着干燥综合征发病机制的不断深入研究，以及生物制剂在风湿免疫病中取得的良好疗效。越来越多的生物制剂被开发并尝试应用于干燥综合征的治疗，特别是 SS 出现难治性或复发性全身症状时，如血管炎、严重腮腺肿大、炎性关节病、肺部疾病、肾病、血液系统、神经病变和淋巴瘤等。临床常用的生物制剂包括泰它西普、抗 CD20 单抗、抗 CD22 单抗、贝利尤单抗、选择性 T 细胞共刺激调节剂、肿瘤坏死因子（tumor necrosis factor，TNF-α）拮抗剂等。

（一）非甾体抗炎药

非甾体抗炎药（NSAIDs）是一种具有抗炎、解热、镇痛的非类固醇药物，在风湿病的治疗中具有重要的地位。NSAIDs 药物的结构虽然存在不同，但都能通过抑制环氧合酶（cyclooxygenase, COX）阻止前列腺素的合成，发挥消炎止痛作用，还可抑制细胞膜相关的酶活性、细胞膜离子转运、花生四烯酸前体的摄取、胶原酶释放和中性粒细胞的功能。两种 COX 亚型（COX-1 和 COX-2）具有不同的功能，抑制这些亚型会导致不同的治疗效果和不良反应。

现阶段 NSAIDs 在干燥综合征患者中的运用多是对症处理，主要依据其抗炎、镇痛的作用。涎腺肿大是干燥综合征的特殊表现之一，在明确诊断 PSS 且排除感染的情况下，唾液腺肿大可使用 NSAIDs 或短期糖皮质激素治疗；出现急性肌肉骨骼疼痛的患者，应考虑使用对乙酰氨基酚或 NSAIDs 缓解症状；难治性或严重的眼干可使用局部 NSAIDs 对症治疗。对于慢性非炎性疼痛患者，则建议避免重复使用 NSAIDs 或糖皮质激素。

由于 NSAIDs 抑制了前列腺素，因此往往具有胃肠道损害，肝、肾功能损害，心血管系统损害，抑制血小板聚集，头晕，头痛，抑制子宫收缩等风险，其中选择性 COX-2 抑制剂的胃肠道损害风险有所减轻，但可能增加心血管事件的风险。NSAIDs 禁用于存在活动性消化道溃疡或出血的患者、严重凝血障碍、重度肝肾功能损害等的患者，尼美舒利禁用于 12 岁以下儿童。同时使用 2 种或以上 NSAIDs 不仅不会增加疗效，反而会增加药物不良反应，甚至带来严重后果。

（二）糖皮质激素

糖皮质激素（GC）是由肾上腺皮质束状带合成和分泌的一类激素，在人体内每天呈节律性分泌，由下丘脑 - 垂体轴（HPA 轴）通过促肾上腺皮质激素（ACTH）控制。生理剂量的 GC 参与整个身体的调节过程，如能量及物质代谢等。超生理剂量的 GC 还有强大的抗炎及免疫抑制等作用，被临床广泛使用。

任何治疗剂量的 GC 均可通过经典的基因组效应发挥作用。GC 与靶细胞内的激素受体（cGR）结合形成复合物，快速转移至核内，与特异性 DNA 位点相结合，启动基因转录，从而调节基因表达，抑制促炎细胞因子和蛋白质合成的基因，从而产生抗炎作用。随着核内 GC 浓度的增加，还可促进炎症抑制相关酶或蛋白，并通过激活内切酶促进炎症细胞凋亡。刺激某些抑制基因转录的基础上，介导了糖异生的激活、胰岛素抵抗、皮肤萎缩和抑制骨形成，这些都是众所周知的 GC 不良反应。上述过程需要时间，GC 通过基因组效应起作用至少需要 30 min。

高剂量的 GC 可通过非基因组效应发挥作用。GC-cGR 复合物通过转录非依赖性机制直接阻断磷脂酶 A2 的活化，从而阻止花生四烯酸的产生。膜结合的 GR（mGR）的激活通过 p38 MAP 激酶导致淋巴细胞活性降低。与免疫细胞细胞膜的非特异性相互作用，则直接影响膜蛋白功能，抑制钙、钠循环及 ATP 的产生，从而降低细胞活性及后续炎症反应。非基因组效应可在几秒或数分钟内发挥药理作用。

虽然 GC 在干燥综合征患者的临床实践中频繁使用，但始终缺乏循证医学证据支持。有证据支持 GC 能够阻止外分泌腺中的免疫炎症反应，但是不能改善唾液腺和泪腺的分泌功能。局部皮质类固醇被用于治疗干燥性角膜结膜炎，但可能存在眼压升高、白内障加重等不良反应。故目前激素主要用于干燥综合征腺体外表现和唾液腺肿大的治疗。

合理使用 GC 治疗干燥综合征可参照以下几点：①当患者出现严重系统损害，如急性重度免疫性血小板下降、神经系统病变或肢端溃疡坏疽时，可使用甲泼尼龙 0.5~1.0 g/d，共 3 天，静脉滴注冲击治疗诱导缓解，随后予 0.5 mg/（kg·d）或更低剂量维持治疗。②根据脏器受累的严重程度和活动程度，在联合免疫抑制剂的情况下，可选择相当于泼尼松 0.5~1 mg/（kg·d）剂量的 GC 治疗，并在控制疾病基础上尽快减停 GC，或在免疫抑制剂基础上将 GC 维持在 5mg/d 或更少。③当肾小管酸中毒或脏器受累程度已进展至慢性不可逆期如出现严重的肺间质纤维化、肝硬化失代偿期或慢性肾衰竭时，对症处理、替代治疗优先于 GC，但如果是新发病例或病变部位以炎性病变为主，或存在慢性脏器病变急性进展等情况，可考虑 GC 治疗。④炎性标志物升高或存在高免疫球蛋白血症，即使无明确腺体外累及，仍可予小剂量 GC 联合免疫抑制剂治疗，以后根据炎症活动性指标减量。⑤ GC 使用时间应根据病情决定。虽然强烈建议在控制病情的基础上尽快减停 GC，但尚无数据支持干燥综合征患者具体的 GC 剂量递减率、减量时机或治疗时间。

GC 根据半衰期不同可分成短效、中效和长效 3 类。短效 GC 的半衰期为 6~12 h，如可的松、氢化可的松；中效 GC 的半衰期为 12~36 h，如泼尼松、泼尼松龙、甲泼尼龙；长效 GC 的半衰期为 48~72 h，如地塞米松、倍他米松。长期、大剂量使用 GC 可能带来的不良反应包括：诱发或加重感染、骨质疏松与无菌性骨坏死、肌病、心血管不良反应、胃肠道黏膜溃疡及穿孔风险、肾上腺皮质功能亢进（脂肪、水盐代谢紊乱）、撤药后的肾上腺皮质功能不全，以及激素相关的中枢神经异常等。相关不良反应风险取决于原有疾病、共患病、个体、剂量和治疗持续时间。美国食品药品监督管理局（Food and Drug Adninistration, FDA）认为 GC 无致畸性（B 级证据），如孕妇必须接受 GC 治疗，可以选择使用泼尼松、泼尼松龙、甲泼尼龙。

（三）改善病情药物

1. 抗疟药

抗疟药具有免疫调节和抗炎作用。主要包括氯喹、羟氯喹和奎纳克林。可通过稳定溶酶体膜、弱化抗原表达和提呈，以及抑制细胞介导的细胞毒作用提升 pH，从而干扰依赖酸性环境的亚细胞代谢，上调细胞凋亡，抑制淋巴细胞的增殖反应及自然杀伤细胞的活性，降低循环免疫复合物水平，减少促炎细胞因子的产生。同时具有抗氧化、光保护、抑制血小板黏附聚集及脂代谢调节作用。

羟氯喹（HCQ）是目前常用于治疗干燥综合征的改善病情药物，在一些研究中被证实可以降低 SS 患者免疫球蛋白水平及 ANA 和 RF 滴度，也可以通过抑制唾液腺中的胆碱酯酶活性，相对增强外分泌腺中乙酰胆碱的水平，改善涎腺功能。当患者除口、眼干燥症状外，还出现皮肤表现，以及关节肌肉疼痛、乏力以及低热等全身症状，伴炎症指标升高、高球蛋白血症时，HCQ 通常被推荐作为一线治疗方法。在特定条件下，还可用于治疗疲劳症状。常用剂量为 200~400 mg/d。HCQ 的主要不良反应包括：胃肠道反应、视物模糊、头痛、皮疹等。长期用药者有视网膜病变风险，建议每年检查眼底。对本品过敏、心动过缓或传导阻滞者禁用。HCQ 在 FDA 的妊娠级别属 C 级。

2. 白芍总苷

白芍总苷是中药材白芍根的提取物，中医认为其具有敛阴收汗、养血柔肝的功效。基础研究表明，白芍总苷根据使用剂量的大小可表现为免疫调节或免疫抑制作用，它可以作用于从抗原提呈至免疫炎症发生发展的各个阶段。国内多中心、随机双盲的临床试验研究，证实了白芍总苷治疗干燥综合征的有效性和安全性，可作为干燥综合征的基础用药。

3. 艾拉莫德

艾拉莫德（IGU）是一种小分子化合物，是一种用于改善病情的新型药物。研究表明在细胞免疫及体液免疫中，IGU 都具有免疫调节作用，在抑制 B 细胞减少 Ig 分泌方面存在优势。在腺体局部可抑制 IL-17 下游通路，减少 IFN-γ、TNF-α、IL-6 等多种炎性因子的产生，并抑制 LPS 刺激肺泡巨噬细胞后的炎症因子分泌及 NF-κB 表达。研究还显示，IGU 可能通过抑制成纤维细胞向肌成纤维细胞转化（FMT），发挥抗肺纤维化作用。这些机制的发现促进了 IGU 在风湿领域上的应用。

IGU 于 2020 年被写入中国《原发性干燥综合征诊疗规范》。目前已有部分临床数据支持，IGU 单药或联合用药能够有效改善口、眼干燥症状，降低 ESSPRI、ESSDAI 评分以及 ESR、RF 和免疫球蛋白水平。根据其作用机制及在其他风湿病中的治疗经验，可考虑用于干燥综合征出现肌肉骨骼疼痛、间质性肺炎、肾小球肾炎及高免疫球蛋白血症的患者。常用剂量为 50 mg/d。IGU 在临床运用中耐受性、安全性较高，少见严重的不良事件。常见的不良反应包括肝功能损害、胃肠道反应、皮肤过敏反应及血细胞减少等。

4. 甲氨蝶呤

甲氨蝶呤（MTX）是一种叶酸类似物，可通过抑制氨基咪唑甲酰胺核苷酸甲酰基转移酶、胸苷酸合成酶、二氢叶酸还原酶，导致胞内外腺苷浓度升高、嘧啶合成受阻，抑制转甲基反应，从而阻断 DNA、RNA、氨基酸和磷脂的合成，发挥细胞毒作用。因在多种细胞上发生多聚谷氨酸化，发挥长期的治疗作用。

鉴于 MTX 的抗炎和免疫抑制作用，若干燥综合征出现炎性肌肉骨骼痛，使用 HCQ 治疗效果欠佳时，可考虑单用或联合 HCQ 使用。伴有肌炎时，可作为首选免疫抑制剂联合糖皮质激素使用。在皮肤损害的 PSS 患者中，MTX 可作为诱导环形红斑缓解的二线药物。常用剂量为 7.5~20 mg，每周 1 次，口服、肌内注射或静脉注射。MTX 的主要不良反应包括：胃肠道反应、口腔炎、肝功能异常、脱发、骨髓抑制、肺部病变等，补充叶酸可减少其不良反应而不影响疗效。MTX 在 FDA 的妊娠药物分级属 X 级，为妊娠禁用药。

5. 来氟米特

来氟米特（LEF）是一种低分子量异噁唑类化合物，能可逆性抑制二氢乳清酸脱氢酶，通过抑制嘧啶合成，阻滞淋巴细胞增殖。更高浓度下，还能抑制酪氨酸激酶磷酸化，阻断 NF-κB 的活化和基因的表达，从而影响细胞生长和分化。

在干燥综合征中，可用于炎性肌肉骨骼痛使用 HCQ 和（或）MTX 或短期小剂量激素治疗无效时；或出现肾小球肾炎，常规治疗效果欠佳时。常用剂量为 10~20 mg/d。LEF 的主要不良反应包括：消化道不适、肝功能异常、血压升高、体重下降、全血细胞减少、皮损、间质性肺病、轻度过敏反应等。LEF 在 FDA 的妊娠药物分级中为 X 级。由于其致畸和胚胎致死风险，建议女性在治疗期间及药物消除期间采取有效的避孕措施。

6. 柳氮磺胺吡啶

柳氮磺胺吡啶（SASP）是 5- 氨基水杨酸和磺胺嘧啶的共轭化合物，具有抑菌、抗炎和免疫抑制作用。可通过抑制前列腺素 E2 合成酶活性，下调中性粒细胞趋化、迁移、活化，以及增加细胞外的腺苷，调节炎症。还可以通过抑制 T 细胞增殖、自然杀伤细胞及 B 细胞活化、细胞因子转录等介导免疫反应。

SASP 在干燥综合征中的临床研究较少，可尝试用于炎性肌肉骨骼痛使用 HCQ 和（或）MTX 或短期小剂量激素，以及 LEF 治疗无效时。常用剂量为 1500~3000 mg/d。不良反应可分为两大类：剂量相关和超敏反应。剂量相关可能与乙酰化表型有关，常见表现包括胃肠道反应、头痛、全身不适，以及偶发的溶血性贫血。超敏反应较常见的是皮疹，同时也可出现罕见的如中毒性肝炎、肺炎、再生障碍性贫血和粒细胞缺乏症等。SASP 的 FDA 妊娠分级为 B 或 C 级。

7. 环磷酰胺

环磷酰胺（CTX）是一种作用于 S 期的细胞周期非特异性烷化剂，通过影响 DNA 合成发挥细胞毒作用，对体液免疫的抑制作用较强而持久，能抑制 B 细胞增殖和抗体生成。

当干燥综合征患者出现严重脏器受累时，如肾小球肾炎、重症混合型冷球蛋白血症相关性血管炎、间质性肺病、中枢神经系统病变等，可考虑经验性静脉使用 CTX 诱导缓解。尽管有一些小病例系列或病例报告有证据表明有效，但由于 CTX 的不良反应已经不再被建议用于肾小管间质肾炎。常用剂量为 l~2mg/（kg·d）或 4 周 0.5~1g/m^2，大剂量 CTX 被定义为大于 120 mg/kg 的剂量，常用于快速进展型的脏器累及。CTX 的主要不良反应包括：骨髓抑制、感染风险增加、致畸性、性腺抑制、致癌性和出血性膀胱炎等。其毒性与累积药物暴露有关，静脉注射可以减少药物毒性作用。CTX 可致畸，是 FDA 孕期分级 D 级药物。

8. 硫唑嘌呤

硫唑嘌呤（AZA）是一种嘌呤类似物，细胞周期特异性抗代谢药，AZA 的主要疗效依赖于其对腺嘌呤和鸟嘌呤核苷酸的代谢抑制，从而影响 DNA 的合成发挥细胞毒作用。可同时抑制细胞免疫及体液免疫，对淋巴和单核细胞的增殖、抗体的产生、自然杀伤细胞的活性均有抑制作用。

当干燥综合征患者合并自身免疫性肝病、皮肤病变、肾小球肾炎、炎性肌病、炎性眼炎、炎症性肠病、抗合成酶综合征、肺纤维化等时，可以考虑使用 AZA 治疗，同时可作为 CTX 的序贯治疗。常用剂量为 50~100 mg/d。AZA 的主要不良反应包括：肝功能异常、恶性肿瘤、骨髓抑制、皮疹、继发感染等；急性超敏反应少见但严重，包括发热、休克、皮疹、急性间质性肾炎、胰腺炎、肝炎等。AZA 是 FDA 孕期分级 D 级药物。尽管可用于妊娠期，但因存在胎盘代谢，故建议充分权衡利弊后使用。

9. 吗替麦考酚酯

吗替麦考酚酯（MMF）是肌苷单磷酸脱氢酶的可逆抑制剂，通过抑制次黄嘌呤醇脱氢酶阻断嘌呤核苷酸的经典合成途径，抑制鸟嘌呤核苷酸的形成，从而减少 DNA 合成，可逆性高度选择性抑制 T、B 淋巴细胞的增殖和活性，减少抗体的形成和细胞毒性 T 细胞的产生。同时通过减少黏附分子的表达，抑制淋巴细胞与内皮细胞的结合能力。

基于在其他风湿病中的应用，MMF 可用于干燥综合征合并肾小球肾炎、炎性肌病、血管炎、中重度皮损等，以及 CTX 诱导缓解后的维持治疗。针对其假定的抗纤维化特性，还可考虑在肺纤维化和皮肤纤维化的患者中使用。一项研究显示 MMF 对肾小管间质性肾炎也有一定疗效。常用剂量为 1000~3000 mg/d。MMF 的主要不良反应包括：胃肠道症状、血细胞减少、肝酶升高以及感染风险。在服药期间，应注意淋巴细胞数和 $CD4^{+}T$ 细胞，若低下需警惕感染的风险增加。MMF 是 FDA 孕期分级 C 级药物。

10. 钙调磷酸酶抑制剂

（1）环孢素 A（cyclosporin A, CsA）。从真菌中提取的一种脂溶性环状多肽，主要通过特异性抑制 T 淋巴细胞产生 IL-2，从而发挥选择性的细胞免疫抑制作用，是一种非细胞毒免疫抑制剂。局部外用 CsA 治疗可使结膜活检中活化 T 淋巴细胞和凋亡细胞数量减少，促炎细胞因子表达减少，杯状细胞上皮密度升高，被推荐用于与干燥综合征相关的干眼症、葡萄膜炎的治疗。

其口服治疗干燥综合征的相关证据不足，多对干燥综合征合并间质性膀胱炎、间质性肺部疾病、血液系统受累、血管炎的患者有一定疗效。常用剂量为50~300 mg/d。CsA 的主要不良反应包括：肾功能损害、高血压、胃肠道反应、肝功能损害、高尿酸血症、高钾血症、多毛症等，其突出的优点是骨髓抑制作用较小。CsA 是 FDA 孕期分级 C 级药物。

（2）他克莫司（tacrolimus, FK506）。从链霉菌属放线菌中分离出的发酵产物，是一种大环内酯类药物，为一种强力的新型免疫抑制剂，其作用较 CsA 强 100 倍。但他克莫司对 T 细胞的作用是多效性的，除可抑制钙调磷酸酶，还可影响丝裂原活化蛋白激酶信号和转化生长因子 β 信号。局部使用他克莫司滴剂可作为缓解干燥综合征患者干眼症的另一选择。口服制剂则考虑在合并有间质性肺炎、肾小球肾炎、肌炎及皮肤损害时使用。他克莫司的主要不良反应包括：肾毒性、高血压、高钾血症、高尿酸血症、震颤、高血糖和胃肠道反应等。

（四）生物制剂

生物制剂是人工合成的生物大分子药物，可通过特异性靶向发病机制中的某一关键环节，阻断或减缓疾病进程，使疾病得到缓解。目前在自身免疫病中的应用是研究的热点，但生物制剂在治疗 PSS 中的作用仍存在争议。虽然大多数开放性研究报道生物制剂在 PSS 治疗中有效，但没有相关的随机双盲对照试验证明其功效。根据作用靶点和机制不同，目前临床常用的生物制剂大致可分为靶向细胞因子、靶向免疫效应细胞表面功能分子等。

1. 靶向细胞因子药物

（1）抗 B 细胞活化因子抗体。

肿瘤坏死因子受体（TNFR）家族包括跨膜激活物、钙调节物、亲环蛋白配体相互作用物（TACI）、抗 B 细胞活化因子（BAFF）受体和 B 细胞成熟抗原（BCMA）。BAFF 能与这三种 TNFR 相互作用促进 B 细胞的成熟发育及分化。抗 BAFF 通路能够通过 B 细胞耗竭途径治疗 PSS。

泰它西普（Telitacicept, RC18）是一种新型人跨膜激活剂及钙调亲环素配体相互作用因子（TACI）和人免疫球蛋白 G（IgG）的 Fc 端构成的融合蛋白，能同时抑制 B 淋巴细胞刺激因子（BLyS）和增殖诱导配体（APRIL）这两个细胞因子。对于 PSS 的治疗，Ⅱ期临床试验获得了满意的疗效和安全性，Ⅲ期临床试验已经结束，数据分析中。有望成为第一个获得 PSS 治疗适应证的生物制剂。

贝利尤单抗（Belimumab）是一种人源抗 BAFF 单克隆抗体。关于 PSS

使用贝利尤单抗进行治疗的疗效和安全性的BELISS研究是一个开放性研究，采用 ESSPRI、ESSDAI、B 细胞活化标志物值作为主要终点，结果 60% 的患者达到主要终点。但唾液和泪液分泌试验没有改变。这些结果令人鼓舞，但还需要进一步的随机对照试验。基于贝利尤单抗在 PSS 患者中的良好临床疗效及安全性，2019 年 EULAR 干燥综合征治疗指南中提出贝利尤单抗可考虑用于严重、难治性全身性干燥综合征的抢救治疗。

（2）抗 IL-6 受体抗体。

托珠单抗（Tocilizumab）是一种重组人源化抗人 IL-6 受体的单克隆抗体，与 IL-6 受体发生特异性结合，阻断 IL-6 信号转导，从而减少急性时相反应物，减少 B 细胞活化。目前已结束的以 ESSDAI 改善程度为观察终点的研究未发现明显疗效，但可改善患者关节受累症状，更多的分析正在进行中。另有研究成功将托珠单抗应用于对常规疗法无效的系统累及 PSS 患者，特别是出现难治性间质性肺炎及视神经脊髓炎谱系病的患者。

（3）抗 IL-12/23 抗体。

乌司奴单抗（Ustekinumab）是一种 IgG1 单克隆抗体，靶向作用于 IL-12 或 IL-23 的 p40 亚基，抑制 IL-12 或 IL-23 与 T 细胞、NK 细胞和抗原提呈细胞表面受体结合，从而减轻炎症反应。2013 年获得 FDA 和欧盟批准用于银屑病关节炎治疗。有研究显示 PSS 患者中，IL-12 的水平高于正常人，IL-12 p40 水平高与无生发中心的 SS 相关，且小唾液腺中，能够诱导致病 Th17 细胞产生的 IL-23 水平明显升高。基于药物的作用机制及疾病特点，乌司奴单抗理论上能阻断炎症信号转导和细胞因子的产生以治疗 PSS，据报道对 PSS 患者的关节炎症有一定疗效，目前还缺乏大样本对照的临床试验数据。

（4）抗 BAFF 和 IL-17A 抗体。

替布珠单抗（Tibulizumab）是一种新开发的靶向 BAFF 和 IL-17A 的四价双特异性双拮抗剂抗体，可同时抑制 BAFF 与 IL-17 途径，可用于治疗自身免疫病。结合 BAFF 及 IL-17 在 PSS 中的作用，该药可能对治疗 PSS 有效果。

（5）靶向干扰素。

约 2/3 的干燥综合征患者表现出高水平的干扰素活性，干扰素水平与高球蛋白血症、自身抗体阳性（抗核抗体和抗 SSA/Ro 抗体）和高疾病活动密切相关。靶向 I 型干扰素可下调促炎因子如 BAFF 的表达，导致自身反应性 B 细胞数量减少，抑制腺体炎症及自身抗体的产生。因此靶向干扰素在治疗干燥综合征中具有潜力。有研究显示，干燥综合征患者干燥症状，唾液流率和淋巴细胞浸润都可在干扰素 α 治疗后得到改善。但在另一项更大的随机对照试验中，仅显示对未刺激唾液流率的改善，且易发生胃肠道不良反应。近年来，IFN（尤其是I型IFN）在PSS中的作用已得到公认，针对IFN或其信号通路中的多种药物正处于临床试验的不同阶段。靶向干扰素治疗对PSS患者的获益仍有待进一步研究。

（6）抗白介素-1受体抗体。

阿那白滞素（Anakinra）是重组、非糖基化的人白介素-1受体拮抗剂（IL-1Ra），与天然人IL-1Ra的不同之处在于其N末端增加了一个蛋氨酸残基。可竞争性地抑制IL-1与IL-1 Ⅰ型受体（IL-1R Ⅰ）相结合，从而阻滞在多个组织和器官中表达的IL-1的生物活性。目前在一个小的以疲劳改善为观察终点的RCT研究中未显示明显疗效。

（7）TNF-α 抑制剂。

TNF-α 抑制剂是以TNF-α 为靶点的生物制剂，无论是鼠源嵌合型或人源型均未对PSS产生肯定疗效。EULAR在干燥综合征治疗指南中明确不建议使用TNF-α 抑制剂来治疗干燥和疲劳症状。如果合并RA或有炎症性关节炎的迹象，可以考虑使用肿瘤坏死因子-α 抑制剂。

（8）重组人IL-2。

IL-2是免疫系统稳态及Treg细胞功能的重要调节剂。有研究提示PSS患者Treg细胞数量显著减少，且与ESSDAI评分呈负相关，同时Th17与Treg比例严重失衡。低剂量重组人IL-2治疗可促进Treg细胞增殖，重建Th17/Treg的平衡，降低疾病活动度，以及GC和HCQ的使用剂量。

2. 靶向细胞表面功能分子药物

阻断炎症的一种全新治疗方法，是将与病情持续性相关的细胞作为作用靶点。特别是T细胞和B细胞形成的高度特异性受体，能够在激活后数目激增并长期存在。常见的细胞表面功能分子靶点有CD20、CD22、CD40-CD40L、CD80/CD86-CD28等。

（1）抗CD20单抗。

利妥昔单抗（Rituximab, RTX）是一种选择性去除表达CD20抗原的B细胞亚群的抗体，是第一个被FDA批准用于治疗B细胞淋巴瘤的抗B细胞受体单克隆抗体。利妥昔单抗针对CD20淋巴细胞受体，导致血液中B细胞耗竭。临床一系列开放性标签的试验研究证明其可缓解疼痛、疲乏、口眼干燥症状、唾液流率、眼部实验室检查指标、ESSDAI评分、ESSPRI评分、血清炎症指标、腺体结构，甚至对腺体外系统性表现，如关节炎、肾脏受累、血管炎等，有一定的改善作用。故当患者对传统治疗无效，尤其是伴随腺外累及，包括血管炎、严重腮腺肿胀、严重的炎性关节炎、肺部疾病、难治性血细胞减少、肾病、周围神经病变和相关的淋巴瘤时，可以考虑 RTX 治疗。在对冷球蛋白血症的回顾性研究的基础上，尽管并没有 RCTs 证实利妥昔单抗的优势超过其他免疫抑制剂，但利妥昔单抗已成为 PSS 相关的冷球蛋白血症的全身症状治疗的基石。

然而，其疗效仍存在争议，在最近的两项大型随机对照试验中，虽提示未受刺激唾液流率和唾液腺超声特征的次要结果指标方面得到了改善，但未证实对主要终点 ESSDAI 等的影响。且最近的一项关于评价利妥昔有效性和安全性的系统回顾和荟萃分析结果表明，其对口干评分、减少疲劳、提高生活质量或疾病活动等均未见明显效果。

目前联合 RTX 和贝利单抗治疗干燥综合征的研究正在进行中。抑制 BAFF 与 B 细胞耗尽相结合，可能会改善 B 细胞耗竭，延缓 B 细胞的再生。炎症靶组织微环境中 BAFF 水平的升高可能会使 B 细胞抵抗耗竭。因此，贝利尤单抗的预治疗可能会使 RTX 更成功地清除病理性 B 细胞。在 RXT 之后，用贝利尤单抗阻断 BAFF 的激增可能会减少新的自身反应细胞池的出现。

（2）抗 CD22 单抗。

依帕珠单抗（Epratuzumab）是一种靶向治疗 CD22 的人源免疫球蛋白（Ig）G1 κ 单克隆抗体，是 B 细胞受体（BCR）的复合受体。与利妥昔单抗相比较，依帕珠单抗不是通过 B 细胞耗竭起作用，而是与 CD22 结合后提高对 BCR 上 CD22 的抑制功能和调节 B 细胞的活化。在一个小的前瞻性研究中被证实有利于疲劳的改善，但未对腺体外表现进行评估，也未进行进一步的研究。但通过对继发 SLE 的研究发现，其对中度和重度活动性狼疮患者显示出可喜的疗效。

（3）阻断 CD40-CD40L 药物。

伊卡利单抗（Iscalimab, CFZ533）是一种全人源 IgG1 抗 CD40 抗体，通过阻断 CD154 与 CD40 的结合，抑制下游信号通路的激活，进而影响抗体反应、生发中心形成、记忆 B 细胞分化及抗原提呈等免疫效应功能，从而对抗 PSS 疾病的发生。在一项Ⅱ A 期随机开放标签临床试验中，与安慰剂相比，ESSDAI 评分从基线到第 12 周明显降低，ESSPRI 评分也明显改善。最近，一项多中心、随机、双盲、安慰剂对照、概念验证研究结果显示，静脉给予伊卡利单抗组治疗 12 周后，与安慰组相比，除主要终点平均 ESSDAI、ESSPRI 评分显著下降外，还观察到 SF-36 评分、多维疲劳量表评分、唾液和眼部外分泌功能等次要终点的改善，RF、CXCL13 等生物标志物也较安慰剂组显著降低，且伊卡利单抗安全性良好，总体不良反应发生率为 52%，其中最常见的不良事件是上呼吸道感染、头痛及呕吐。以上研究表明，伊卡利单抗对 PSS 具有显著的临床改善意义，但还需要更大样本量和更长持续时间的进一步研究。

此外，针对 CD40L 的单克隆抗体 SAR441344 及 Tn3 蛋白支架 VIB4920，均处于Ⅱ期临床试验阶段（NCT04572841、NCT04129164）。

（4）阻断 CD80/CD86-CD28 药物。

阿巴西普（Abatacept）是选择性 T 细胞共刺激调节剂，它是 IgG 的 Fc 区细胞毒性 T 淋巴细胞相关蛋白 4（CTLA-4）融合蛋白，可特异性结合 CD80/CD86 受体，使其无法结合 CD28，从而抑制 T 细胞和 T 细胞依赖性 B 细胞的活化。三项关于阿巴西普治疗干燥综合征的小型开放标签试验表明，阿巴西普可降低 ESSDAI、ESSPRI、血清 γ 球蛋白水平，改善疲劳、HRQOL，并减少腺体炎症、促进唾液分泌。但关于阿巴西普的Ⅲ期随机对照试验提示，尽管阿巴西普具有生物学疗效，即血清免疫球蛋白和 RF 下降，在血液学和肺功能改善方面存在优势，但未能显著改善 PSS 的总体临床疗效。因此，阿巴西普对于干燥综合征的疗效有待进一步研究。

由于阿巴西普免疫原性低于其他生物制剂，严重不良事件、严重感染和因不良事件而停药的概率较低。最常见的不良反应主要为胃肠道疾病（上腹痛、腹泻、恶心），感染（鼻咽炎、上呼吸道感染、尿路感染）及头痛，多为轻至中度。

3. 其他药物

（1）抗可诱导共刺激分子配体抗体。

普瑞珠单抗（Prezalumab, AMG557）是一种人 IgG2 单克隆抗体，可与可诱导共刺激分子配体（ICOSL）高亲和力结合，阻止其与可诱导共刺激分子（ICOS）相互作用，从而减弱 Tfh 细胞依赖的 B 细胞功能，抑制 B 细胞过度活化及生发中心的形成。普瑞珠单抗治疗 PSS 的Ⅱ期临床试验结果显示，该药治疗后 ESSDAI 评分改善较安慰剂组明显，但差异无统计学意义。近期，有研究预开发普瑞珠单抗联合 BAFF 抑制剂的双分子特异抑制剂（AMG570），但尚未进行关于 PSS 的研究。鉴于 ICOS 及 ICOSL 在 PSS 患者 B 细胞激活、生发中心形成中的关键作用，将普瑞珠单抗与靶向 T 细胞或 B 细胞的药物联用可能会产生更好的临床疗效。

（2）抗淋巴毒素 -β 受体抗体。

贝奈西普（Baminercept, BG9924）是淋巴毒素 -β 受体（LT-βR）IgG1

融合蛋白，可与活化的淋巴细胞及自然杀伤细胞的LT-βR配基结合，通过阻断它们抗原提呈细胞的结合减少T细胞活性。一项Ⅱ期RCT临床试验显示，治疗后24周未能改善PSS的腺功能障碍，但可下调CXCL13的血浆水平、减少循环B细胞和T细胞数量。这可能与LTβR-Ig抑制初始T细胞有关。

（五）新型的细胞内靶向药物

在信号通路的研究过程中，一些免疫细胞上的细胞受体与配体结合后，信号转导至细胞核的关键通路被阐明。蛋白激酶使细胞内蛋白磷酸化，是信号转导的主要参与者。目前尝试在PSS治疗中研究较多的激酶抑制剂主要有：布鲁顿酪氨酸激酶（BTK）抑制剂、磷脂酰肌醇3-激酶δ（PI3Kδ）抑制剂和JAK抑制剂。

1. 布鲁顿酪氨酸激酶抑制剂

BTK是酪氨酸激酶家族的成员，是细胞抗原受体（BCR）信号通路中的关键激酶，可调控B细胞的增殖、分化和凋亡，抑制PSS中B细胞的过度活化。替拉替尼（Tirabrutinib）可通过结合BTK，抑制异常B细胞受体信号传导，阻止B细胞活化。然而临床试验结果显示在ESSPRI与ESSDAI改善方面与安慰剂无明显差异。另有Remibrutinib（LOU064）与Brane-brutinib均在尝试进行针对PSS的Ⅱ期临床试验。

2. 磷脂酰肌醇3–激酶δ抑制剂

PI3Kδ是在细胞周期、凋亡、DNA修复、衰老、血管生成、细胞代谢和运动的调节中起到核心作用的脂质激酶。通过产生第二信使磷酸化磷脂酰肌醇将细胞表面的信号传导到细胞质，进而激活多种效应器激酶途径，最终导致正常细胞的存活和生长。抑制PI3Kδ可以降低外周血中B细胞水平、改善B细胞稳态、消除腺体中的炎症，是PSS的一种可能的治疗新靶点。PI3Kδ抑制剂Leniolisib（CDZ173）在PSS治疗上有一项Ⅱ期临床试验提示在降低血清CXCL13水平及改善精神疲劳方面存在一定优势。Seletalisib（UCB5857）虽在小鼠中被证实可缓解PSS腺体局部炎症，但在针对干燥综合征患者的研究中未显示出对ESSDAI和ESSPRI评分的显著改善。

3. Janus激酶抑制剂

非受体酪氨酸激酶的Janus激酶（JAK）是结合跨膜细胞因子受体胞质区并通过细胞因子受体信号传导的蛋白络氨酸激酶。受体-配体相互作用后各种JAKs被激活，导致受体络氨酸磷酸化以及随后STATs激活，从而介导T、B淋巴细胞及NK细胞的增殖、分化、迁移、存活及凋亡。托法替尼（Tofacitinib）是一种选择性JAK3抑制剂。有证据显示可降低眼部促炎细胞因子及炎症标志物的水平。一种新型的选择性 JAK 抑制剂 Filgotinib（GLPG0634）能有效抑制 JAK1 和 TYK2 活性，并在动物实验中被证实可抑制唾液腺上皮细胞 INF 相关基因和 BAFF 的表达，减少 B 细胞浸润。然而该药在干燥综合征Ⅱ期临床试验中的结果尚未被报告。

4. 其他靶向药物

RSLV-132 是一种核糖核酸酶 -Fc 融合蛋白，通过水解 I 型 INF 上游的 RNA，阻止免疫系统通过 Toll 样受体途径与干扰素途径激活 pDC，下调 IFN 诱导基因表达。在 PSS Ⅱ期 RCT 研究中显示，RSLV-132 可显著改善疲劳症状、功能评分、ESSPRI 评分等。单克隆抗体“BIIB059”靶向 pDCs 上的树突状细胞抗原 2，该抗体已在针对活动性皮肤型红斑狼疮患者的Ⅱ期研究中显示对疾病活动的改善作用。鉴于 SLE 和 PSS 具有相同的干扰素特征，靶向 pDCs 在干燥综合征中也可能有意义。此外，RO5459072（petesicatib，组织蛋白酶 S 抑制剂）被用于 PSS 疗效研究，但Ⅱ期临床未显示出明显的临床疗效。

综上所述，目前靶向治疗 PSS 疗效的证据仍然很少，FDA 或 EMA 尚未批准任何生物制剂治疗 PSS，但推荐当 PSS 出现严重系统损害，如严重血管炎、冷球蛋白血症、神经系统受累、血小板减低、活动性肺间质病变及肾脏病变，传统治疗无效时，可考虑尝试使用生物制剂治疗。这些有前景的生物制剂治疗 PSS 的疗效和长期安全性特征需要在更大样本、更长随访时间、更大规模的随机安慰剂对照试验中被证实。同时，开发更多新的评估体系、预后参数，及更合理的实验方案设计，有助于更好的评估、监测改善病情药物在干燥综合征中的应用，进一步改善 PSS 系统治疗的现状。总之，根据干燥综合征发病机制，有针对性地采用新的生物制剂、免疫治疗以及基因治疗，将为 SS 的治疗带来希望。

（六）静脉注射免疫球蛋白

静脉注射免疫球蛋白（IVIG）是一种通过多种机制起作用的免疫调节治疗。可通过清除免疫复合物、与 Fc 受体相互作用，清除激活的补体因子，干扰抗原表达以及中和炎症细胞因子等，减轻自身免疫和炎症性疾病的症状，可作为免疫缺陷状态的替代疗法，且一直用于治疗抗体介导的炎症性疾病。

在自身免疫性血小板减少症（ITP）中反应率接近 75%，临床应用也扩展到许多其他自身免疫性疾病。对干燥综合征出现神经系统受累、血小板减少、血管炎、水疱性皮肤病和皮肌炎等患者，可考虑使用 IVIG 0.4g/（kg•d），连用 3~5 天，必要时可重复使用。

（七）血浆置换

血浆置换是一种特殊的体外血液净化技术，利用血浆分离器或离心的方法将患者的血浆与血细胞分离，弃掉含有致病物质的血浆，同时补充等量的置换液，从而达到治疗疾病的目的。血浆置换比药物治疗更快、更有效地去除致病因子，为原发病的治疗创造了有利条件。血浆置换主要去除血浆中致病的大分子物质，如免疫球蛋白、免疫复合物、内毒素及炎症因子等。

当干燥综合征患者出现难治性膜增生性肾小球肾炎、重症混合型冷球蛋白血症相关性血管炎、中枢神经系统病变及血栓性血小板减少性紫癜等，以及其他急性发作、病情凶险的情况时，可以考虑使用血浆置换。由于此类疾病可能快速进展并危及生命，即使使用免疫抑制剂联合 GC 冲击疗法，也难以快速缓解症状。故在诊断明确后需要立即使用血浆置换，为后续治疗争取时间。血浆置换无绝对禁忌，相对禁忌证包括药物难以纠正的全身循环衰竭、非稳定期心肌梗死和脑梗死、脑出血或严重脑水肿伴脑疝，以及对血浆、人血白蛋白、肝素等有严重过敏史者。

（八）干细胞移植

间充质干细胞（mesenchymal stem cells, MSCs）来源于早期中胚层，具有自我更新和多向分化潜能，可从骨髓、脐带、牙龈、皮肤或脂肪等组织中获取。其免疫原性低，可通过抑制多种免疫细胞（T 细胞、B 细胞、自然杀伤细胞和树突状细胞等）增殖分化、炎症因子分泌及抗体产生等，起到免疫调节、神经保护、抗氧化、抗炎、抗纤维化等作用。同时可促进损伤组织修复。

研究表明，MSCs 治疗可通过减少 $CD4^{+}$T 细胞、Th1、Th17 和 Tfh 细胞，促进 Tregs 和辅助 T 细胞 2 发育，抑制炎症反应，改善干燥综合征患者泪腺、唾液腺功能、降低 SSDAI 和 VAS 评分。另有研究发现，在自身免疫性疾病中升高的 IL-12，通过骨髓间充质干细胞移植后，明显减少而唾液流量增加。体外培养的人 UMSCs 具有分化为唾液腺上皮细胞的潜力，与唾液腺上皮细胞共培养的骨髓间充质干细胞形成类似的细胞结构，并且还显示出各种唾液腺基因如水通道蛋白 5、钙黏蛋白和 α - 淀粉酶增加。这表明骨髓间充质干细胞移植替代受损的唾液腺腺泡细胞是一种很有前途的治疗干燥综合征的方法。

基于目前研究，由于其对适应性和先天免疫系统的作用，间充质干细胞移植可能成为 SS 患者治疗的安全、有效的新方法。

（李奔　薛鸾）

参考文献

[1] Gary Firestein, Ralph Budd, Sherine E Gabriel, et al. KELLEY & FIRESTEIN's Textbook of Rheumatology[M]. 栗占国，左晓霞，朱平，等译. 北京：北京大学医学出版社. 2020.

[2] 张文，厉小梅，徐东，等. 原发性干燥综合征诊疗规范 [J]. 中华内科杂志，2020, 59(4): 269-276.

[3] Ramos-Casals M, Brito-Zeron P, Bombardieri S, et al. EULAR recommendations for the management of Sjögren's syndrome with topical and systemic therapies[J]. Ann Rheum Dis, 2020, 79(1): 3-18.

[4] Manfrè V, Cafaro G, Riccucci I, et al. One year in review 2020: comorbidities, diagnosis and treatment of primary Sjögren's syndrome[J]. Clin Exp Rheumatol, 2020, 126(4):10-22.

[5] Cafaro G, Bursi R, Chatzis LG, et al. One year in review 2021: Sjögren's syndrome[J]. Clin Exp Rheumatol, 2021, 133(6):3-13.

[6] Vivino FB, Bunya VY, Massaro-Giordano G, et al. Sjögren's syndrome: an update on disease pathogenesis, clinical manifestations and treatment[J]. Clin Immunol, 2019, 203:81-121.

[7] Choudhry HS, Hosseini S, Choudhry HS, et al. Updates in diagnostics, treatments, and correlations between oral and ocular manifestations of Sjögren's syndrome[J]. Ocul Surf, 2022, 26: 75-87.

[8] Seror R, Nocturne G, Mariette X. Current and future therapies for primary Sjögren syndrome [J]. Nat Rev Rheumatol, 2021, 17 (8): 475-486.

[9] Goules AV, Exarchos TP, Pezoulas VC, et al. Sjögren's syndrome towards precision medicine: the challenge of harmonisation and integration of cohorts[J]. Clin Exp Rheumatol, 2019, 118 (3): 175-184.

[10] Negrini S, Emmi G, Greco M, et al. Sjögren's syndrome: a systemic autoimmune disease[J]. Clin Exp Med, 2021, 22 (1): 9-25.

[11] Felten R, Scher F, Sibilia J, et al. The pipeline of targeted therapies under clinical development for primary Sjögren's syndrome: A systematic review of trials [J]. Autoimmun Rev, 2019, 18 (6): 576-582.

[12] Gatto M, Saccon F, Zen M, et al. Early disease and low baseline damage as predictors of response to belimumab in patients with systemic lupus

erythematosus in a real-life setting[J]. Arthritis Rheumatol, 2020, 72 (8): 1314-1324.

[13] Van Nimwegen JF, Mossel E, van Zuiden GS, et al. Abatacept treatment for patients with early active primary Sjögren's syndrome: a single-centre, randomised, double-blind, placebo-controlled, phase 3 trial (ASAP-III study) [J]. Lancet Rheumatol, 2020, 2: e153-163.

[14] de Wolff L, van Nimwegen JF, Mossel E, et al. Long-term abatacept treatment for 48 weeks in patients with primary Sjögren's syndrome: The open-label extension phase of the ASAP-III trial [J]. Semin Arthritis Rheum, 2022, 53:151955.

[15] Mavragani CP, Moutsopoulos HM. Sjögren's syndrome: old and new therapeutic targets[J]. J Autoimmun, 2020, 110: 102364.

[16] St Clair EW, Baer AN, Wei C, et al. Clinical efficacy and safety of Baminercept, a lymphotoxin β receptor fusion protein, in primary Sjögren's syndrome: results from a phase II randomized, double-blind, placebo-controlled trial[J]. Arthritis Rheumatol, 2018, 70(9): 1470-1480.

[17] Benjamin AF, Antonia S, Wan-Fai N, et al. Assessment of the anti-CD40 antibody iscalimab in patients with primary Sjögren's syndrome: a multicentre, randomised, double-blind, placebo-controlled, proof-of-concept study[J]. Lancet Rheumatol, 2020, 2: e142-152.

[18] Zhou YB, Yuan X, Wang QK, et al. Injection of CD40 DNA vaccine ameliorates the autoimmune pathology of non-obese diabetic mice with Sjögren's syndrome[J]. Immunol Lett, 2020, 226: 62-70.

[19] Dörner T, Posch MG, Li Y, et al. Treatment of primary Sjögren's syndrome with ianalumab (VAY736) targeting B cells by BAFF receptor blockade coupled with enhanced, antibody-dependent cellular cytotoxicity[J]. Ann Rheum Dis, 2019, 78(5): 641-647.

[20] Posada J, Valadkhan S, Burge D, et al. Improvement of severe fatigue following nuclease therapy in patients with primary Sjögren's syndrome: A randomized clinical trial[J]. Arthritis Rheumatol, 2021, 73(1): 143-150.

[21] Dörner T, Zeher M, Laessing U. A randomised, double-blind study to assess the safety, tolerability and preliminary efficacy of leniolisib (CDZ173) in patients with primary Sjögren's syndrome[J]. Ann Rheum Dis, 2018, 77: 174.

[22] Nayar S, Campos J, Smith CG, et al. Phosphatidylinositol 3-kinase delta pathway: a novel therapeutic target for Sjögren's syndrome[J]. Ann Rheum Dis, 2019, 78(2): 249-260.

[23] Bechman K, Yates M, Galloway JB. The new entries in the therapeutic armamentarium: The small molecule JAK inhibitors[J]. Pharmacol Res, 2019, 147: 104392.

[24] Gabizon R, London N. A fast and clean BTK inhibitor[J]. J Med Chem, 2020, 63(10): 5100-5101.

[25] Hargreaves P, Daoudlarian D, Theron M, et al. Differential effects of specific cathepsin S inhibition in biocom-partments from patients with primary Sjögren's syndrome[J]. Arthritis Res Ther, 2019, 21(1): 175.

[26] Carsons S E, Vivino F B, Parke A, et al. Treatment guidelines for rheumatologic manifestations of Sjögren's syndrome: Use of biologic agents, management of fatigue, and inflammatory musculoskeletal pain[J]. Arthritis Care Res (Hoboken), 2017, 69(4): 517-527.

[27] Hammett E K, Fernandez-Carbonell C, Crayne C, et al. Adolescent Sjögren's syndrome presenting as psychosis: A case series[J]. Pediatr Rheumatol Online J, 2020, 18(1): 15.

[28] Combier A, Nocturne G, Henry J, et al. Immunization to rituximab is more frequent in systemic autoimmune diseases than in rheumatoid arthritis: Ofatumumab as alternative therapy[J]. Rheumatology (Oxford). 2020, 59(6): 1347-1354.

[29] Thalayasingam N, Baldwin K, Judd C, et al. New developments in Sjögren's syndrome [J]. Rheumatology (Oxford), 2021, 60(6): vi53-vi61.

[30] Stefanski AL, Tomiak C, Pleyer U, et al. The diagnosis and treatment of Sjögren's syndrome[J]. Dtsch Arztebl Int, 2017, 114(20): 354-361.

第二章

干燥综合征局部表现和诊治

第一节　干燥综合征口腔表现和诊治

一、口腔干燥症

口腔干燥症，简称口干症，是干燥综合征的常见口腔临床表现之一，70%~80% 的干燥综合征患者诉有口干症状。口干症是指唾液量减少或完全消失，导致口腔干燥的一种症状，具有持续的、顽固的、难以缓解的主观口干感觉，严重影响患者的生活质量。

唾液是一种无色、无味且稀薄的液体，近于中性（pH 值 6.6~7.1），主要成分是水，占 98.5% ~ 99%，其余是含钠、钾、钙、氯、硫等离子的盐类，以及淀粉酶、溶菌酶、黏蛋白酶等。正常人每天分泌唾液 1000 ~ 1500 mL。唾液具有重要的生理作用，包括：①滋润口腔和食物，便于说话和吞咽；②清洁和保护口腔；③不断移走味蕾上的食物微粒，从而能不断尝到食物的味道；④抗菌作用；⑤将食物中的淀粉转化成麦芽糖。唾液主要由唾液腺分泌，由三对大唾液腺（下颌下腺、腮腺和舌下腺）分泌的液体和口腔内壁上许多小黏液腺分泌的黏液，在口腔里混合而成。下颌下腺是浆液性腺泡和黏液性腺泡组成的混合性腺体，腮腺是由分泌富含水分和蛋白成分的浆液性腺泡组成的浆液性腺体，舌下腺主要是黏液性腺体。

【测量方法】

在静止状态下一定时间内唾液的分泌量。测定方法有自然（非刺激）流率和刺激后流率。一般多应用自然（非刺激）唾液流率，为自然状况下测得的全部唾液分泌物。检测方法：每日 9:00~11:00 进行唾液采样，受检前 2 h 禁食、禁水、禁烟、禁止刷牙和使用口腔清洗剂。受检者端坐前倾，于吞咽后开始积存新的唾液，禁止说话、吞咽和想象进食。使涎液被动流入标准量筒，计时 15 min，以此作为患者的静息涎液流率（mL/min）。静息涎液流率阳性：15 min 内收集自然流出涎液 ≤1.5 mL。

【鉴别诊断】

要与其他引起口干的原因进行鉴别。临床上能引起口干的原因包括：感染（例如流感、腮腺炎、EBV、HIV、柯萨奇病毒、HTLV-1、CMV、链球菌、葡萄球菌）、结节病、肿瘤、淀粉样变、内分泌代谢疾病（例如糖尿病，慢性胰腺炎、肝硬化）、心因性、脱水、老年性口干、口呼吸、神经性疾病（颅神经 V、Ⅶ受累）、胆囊纤维化、药物性（抗抑郁药、抗组胺药、抗高血压药、抗精神类药、抗胆碱药等）。在临床各科室使用的药物中，有数百种药物具有口干的不良反应。作用于自主神经的药物或多或少都能影响唾液分泌，它们可以作用于神经中枢、神经节；或者直接作用于分泌细胞；也可以作用于血管平滑肌，改变通过唾液腺的血流量；或者作用于腺泡和导管的肌上皮细胞，影响唾液的排泄过程。其他因素包括放射线、先天性、移植物抗宿主病、血液透析等。

【治疗】

（1）加湿缓解口腔干燥症状：使用人工唾液及漱口液可有效改善口腔的湿润度及舒适感，但无法像唾液有抗菌和免疫功能。目前在临床上普遍使用的人工唾液难以模拟出唾液薄膜的厚度、黏附性等特征。人工唾液的主要成分为羧甲基纤维素、黏液素、聚丙烯酸或黄胶原等，其缺点是作用时间短，口感较差。长效口腔滋润凝胶制剂是胶状物，可延长作用时间，一般夜间使用。

（2）刺激唾液腺分泌：2019 年欧洲抗风湿病联盟（EULAR）干燥综合征诊疗指南，依据唾液流率将唾液腺受损程度分为轻（>0.7 mL/min）、中（0.1~0.7 mL/min）、重度（<0.1 mL/min），然后根据不同损伤程度制订相应的治疗方案。轻度腺体功能受损可使用非药物刺激唾液腺分泌，如无糖的酸性糖片、木糖醇，或机械刺激（无糖口香糖）。中至重度腺体功能受损但具有残余唾液腺功能的患者，在无禁忌证如消化道溃疡、支气管哮喘或闭角型青光眼的情况下，首选口服毒蕈碱激动剂如毛果芸香碱。毛果芸香碱是南美洲生长的毛果芸香植物中提取的一种生物碱，1994 年被 FDA 批准在美国上市，被批准用于治疗干燥综合征所导致的眼球干燥症和口腔干燥症。推荐剂量：毛果芸香碱片 4 mg，3 次 /d，每日剂量 10~20 mg；建议从小剂量开始，根据效果逐步增加剂量。不良反应为出汗、频繁排尿、肠激惹。消化道溃疡、哮喘和闭角型青光眼患者禁用。此外，环戊硫酮片、溴己新片和 N- 乙酰半胱氨酸等也可促进唾液分泌，也可以考虑使用，还可以使用利胆剂和电刺激。重度腺体功能受损无残留唾液腺分泌功能建议使用人工涎液替代治疗。

（3）促进唾液腺损伤的修复：唾液腺的自然修复是长远目标。基因治疗，异体之间的唾液腺移植，或创造一个具有高度组织相容性的人工唾液腺都是可能的。间充质干细胞移植具有潜在的治疗价值，将移植的干细胞分化为功能性唾液腺细胞有能够再生唾液腺的功能。

（4）防止并发症：主要是预防龋齿和白色念珠菌感染，前者可用氟化物涂布牙齿，后者可用 1%~2% 碳酸氢钠含漱液。

二、猖獗龋

50% 的干燥综合征患者龋齿严重。猖獗龋通常发生在牙齿修复界面，以及不容易发生龋齿的部位，如牙根、牙颈部、切端和牙尖表面。

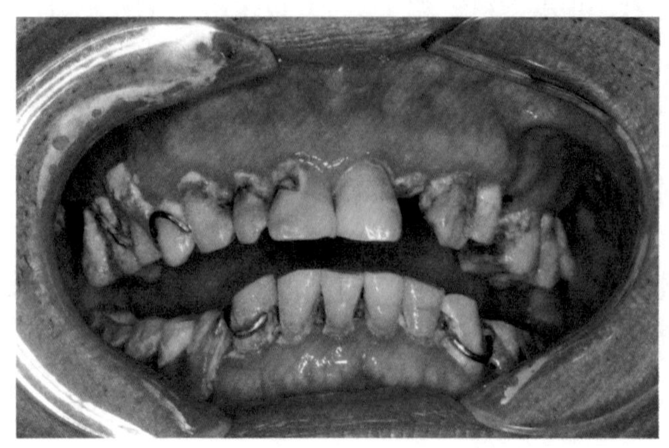

图 2-1 猖獗龋

【治疗】

根据龋齿的严重程度可采取以下措施。

（1）勤漱口以保持口腔清洁卫生，尚未龋坏的牙齿用含氟防龋涂膜和凝胶。

（2）龋坏的牙齿进行充填治疗，如果影响到牙髓则需行根管治疗，并进行冠修复。但这种固定义齿修复的主要问题是修复体周围牙龈炎症和远期牙龈退缩后颈部继发龋损后牙体折断。

（3）可摘局部义齿，需要让患者注意口腔清洁。

（4）如果做全口义齿，由于唾液少可能会影响吸附力，国外有用人工唾液或凝胶的代替方法以增强吸附力。

（5）干燥综合征对种植修复的影响目前仍有争论，大部分文献认为对骨结合没有影响，但远期可能因为唾液分泌的关系，易引发种植体周围炎和骨吸收。

三、念珠菌感染

干燥综合征作为系统性慢性自身免疫病，主要影响外分泌腺功能，使唾液腺分泌液体减少，导致口腔黏膜干燥。干燥综合征患者口腔内唾液流量低，冲刷作用不足，白色念珠菌增殖可能增加，研究发现干燥综合征患者口腔液中口腔念珠菌的检出率为63.5%，其中白色念珠菌是检出率最高的菌株。

【临床表现】

最常见的症状是舌背红斑及口角炎，主要表现为舌背乳头萎缩及充血，也可见片状红斑和水肿；部分患者口内有白色假膜形成，表现为散在的白色绒毛状斑块，或雪白的小斑点，好发于颊、舌、软腭及唇部，用棉签可拭去假膜，留下鲜红色充血或者糜烂面。其他相关症状有夜间口干症状、味觉障碍、口腔内软组织灼烧感、识别味觉刺激的能力减弱、对辛辣食物敏感度增加、口内金属味感觉。

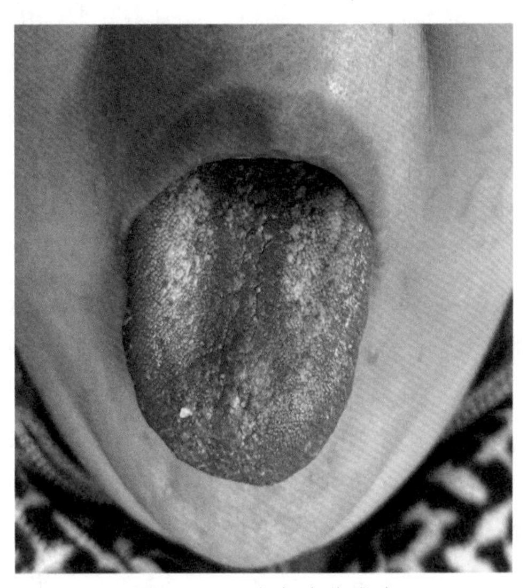

图 2-2　口腔念珠菌感染

【治疗】

去除口腔内局部的致病因素后，在采取抗真菌治疗的基础上，增加唾液分泌量，以改善症状。并发口角炎的患者应采取抗真菌治疗和抗炎治疗同时进行的策略。

1. 去除局部致病因素

保持口腔卫生，去除口内牙结石、牙菌斑，对口腔卫生状况不佳的患者进行口腔卫生宣教。建议佩戴义齿的患者定期清洁义齿，避免夜间佩戴习惯。可将义齿浸泡在 1% 碳酸氢钠溶液中 30 分钟，每日 2 次。

2. 抗真菌药物治疗

（1）局部抗真菌药物治疗：含抗真菌药物的含漱剂、软膏及含片，作为口腔念珠菌病首选的治疗手段。

制霉菌素：属多烯类抗生素，推荐作为不伴全身系统性因素的患者及婴幼儿口腔念珠菌病治疗的一线药物。可使用的药物剂型包括：制霉菌素口服混悬液（10^6 U/mL），4 次 /d，含漱；制霉菌素软膏，4 次 /d；制霉菌素含片

5×10^5 U/ 次，3 次 /d，舌背含化。疗程 14~21d。

咪康唑：属人工合成广谱抗真菌药。局部使用硝酸咪康唑贴片 50 mg/ 次，1 次 /d，将咪康唑贴片置于尖牙窝上方的口腔黏膜表面，治疗 7~14 d。咪康唑乳膏适用于念珠菌性口角炎。

此外，1%~2% 碳酸氢钠漱口水可抑制念珠菌生长，20 mL/ 次，3 次 /d，含漱。0.1%~0.2% 氯己定溶液有一定的抗真菌作用，10 mL/ 次，3 次 /d，含漱。这两种溶液含漱可作为口腔念珠菌病的辅助治疗。

（2）全身抗真菌药物治疗：对于患有难治性疾病和免疫功能低下的患者，可采用全身抗真菌治疗，可使用氟康唑、伊曲康唑等药物。

氟康唑：推荐作为非克柔念珠菌感染的口腔念珠菌病治疗首选药物。治疗口腔念珠菌病的推荐剂量：首次剂量 200 mg/ 次，顿服，以后每天 100 mg，顿服，连续 7~14 d，严重者可延长至 28 d。常见不良反应有恶心和皮疹等。需要注意的是，该药对光滑念珠菌效果较差，对克柔念珠菌几乎完全耐药。

伊曲康唑：推荐作为口腔念珠菌病治疗的二线药物。对白念珠菌等多种念珠菌均有效，尤其对耐氟康唑的克柔念珠菌、光滑念珠菌可考虑使用。推荐剂量：每日口服 100 mg，在进餐时服用增加吸收，总疗程一般为 14~28 d，不良反应有轻度头痛、胃肠道症状、脱发等。

其他：作为口腔念珠菌病治疗的备选用药。对难治性或耐药菌株所致病例推荐使用伏立康唑，其对念珠菌属的抗菌活性高于氟康唑及伊曲康唑，克柔念珠菌对其呈现敏感，但光滑念珠菌呈剂量依赖性敏感或耐药。棘白菌素类药物为中性粒细胞减少伴有严重口咽部念珠菌病、念珠菌血症、近期有唑类药物应用史者的首选药物。

3. 其他辅助治疗

有研究发现益生菌胶囊或者含漱液可能减少念珠菌定植，可预防干燥综合征患者的口腔念珠菌感染。

四、创伤性溃疡

唾液在口腔内能起到润滑口腔黏膜的作用，可以防止唇、舌、颊黏膜受到创伤性或摩擦性创伤。干燥综合征患者由于唾液分泌的减少，口腔黏膜表面变得干燥、脆弱，进食尖锐、粗糙食物时，容易造成口腔黏膜组织额外的摩擦损伤。由于黏膜组织变脆，口腔内原有的残根、残冠也可能成为致病因素，导致创伤性溃疡的发生。另外，对于需要佩戴义齿的患者而言，由于唾液量的减少，义齿表面与口腔黏膜交界面之间缺乏唾液的润滑作用，导致义齿黏附力降低，容易发生义齿脱位现象，口腔内更易发生创伤性溃疡。

【临床表现】

多表现为压疮性溃疡，由持久的非自伤性机械刺激造成。多见于老年人，口内可见到残根、残冠或不良修复体长期损伤黏膜，溃疡深及黏膜下层，边缘轻度隆起，色泽灰白，疼痛不明显。溃疡的形状往往与机械刺激因子的形状相符合，发生部位则与长期接触机械刺激的部位相关。去除局部刺激因素后无复发病史。

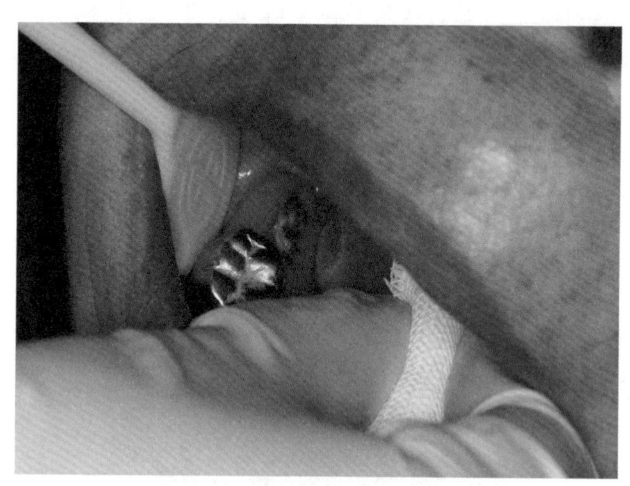

图 2-3　口腔创伤性溃疡

【治疗】

在促进唾液分泌的基础上，消除局部致病因素是首要措施。拔除没有保留价值的残根、残冠，对过锐牙尖进行调磨，调改义齿边缘、抛光，对就位困难的义齿进行重衬，或使用义齿黏合剂促进就位，必要时重新制作义齿；局部涂敷复方皮质散、养阴生肌散、冰硼散等消炎防腐药物，促进溃疡愈合；含漱氯己定溶液、复方硼酸液等，防止继发感染。对于长期不愈的深大溃疡，应作活检，排除癌变。

五、萎缩性舌炎

萎缩性舌炎（atrophic glossitis）是指舌黏膜的萎缩性改变。除黏膜表面的舌乳头萎缩消失外，舌上皮全层以至舌肌都萎缩变薄，全舌色红，或绛红如牛肉，或光滑如镜面，故又有“牛肉舌”“镜面舌”“光滑舌”之称。萎缩性舌炎是干燥综合征常见的口腔表征之一，与唾液分泌减少有密切关系。有文献报道，SS 患者中，萎缩性舌炎发病为 12% ~ 48.6%。

【病理】

舌乳头萎缩或消失，黏膜上皮细胞层变薄，上皮下结缔组织萎缩，肌层变薄，毛细血管袢接近上皮表层，少量炎症细胞浸润。

【临床表现】

通常为舌背丝状乳头萎缩为初期表现，一般仅为小范围的丝状乳头萎缩，伴有口干和(或)烧灼感等症状；继而丝状乳头萎缩面积扩大，累计整个舌背，并出现菌状乳头萎缩、红肿，舌背光滑色红，燥苔、少苔或无苔，进食过热、辛辣物时刺激感明显。还可有味觉异常或味觉丧失（图 2-4）。干燥综合征引起的萎缩性舌炎还会伴有念珠菌感染。

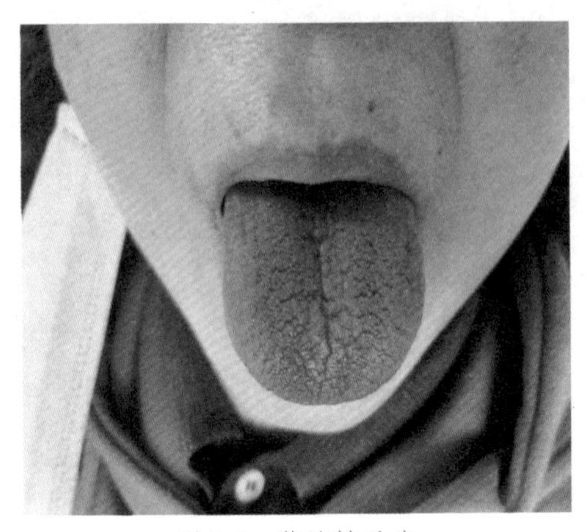

图 2-4　萎缩性舌炎

【治疗】

SS 相关的萎缩性舌炎口腔以对症治疗为主。

（1）避免刺激性食物如酸、辣、烫等，戒烟、酒，保持口腔卫生。

（2）使用人工唾液（1% 甲基纤维素溶液）涂布口腔，增加口腔湿润度，缓解不适，每日 3~4 次。

（3）使用 1% 碳酸氢钠、0.1% 西吡氯铵或 3% 复方硼砂溶液漱口预防感染。

（4）使用含有生长因子的口腔喷剂局喷促进上皮生长。

（5）对于局部疼痛明显的患者可适当给予止痛类药物，如利多卡因凝胶或喷剂等。此类药物仅限于疼痛难忍严重影响进食和生活质量时使用，以防成瘾。

六、牙周疾病

牙周疾病是干燥综合征较为常见的口腔表征之一，有文献报道，约 54% 的 SS 患者出现牙龈炎或牙周组织改变，尤其是牙菌斑指数（plaque index, PI）、牙龈指数（gingival index, GI）和探诊出血（bleeding on probing, BOP）等方面，这有可能与 SS 患者唾液减少、自洁作用降低、牙周组织血液循环异常，或疾病本身与其他因素综合作用的结果，但 SS 引发牙周组织疾病的具体机制仍有待进一步证实。

【临床表现】

SS 患者牙周疾病的主要临床表现包括牙面牙周菌斑附着增多、牙龈充血红肿、牙龈出血等。

（1）牙菌斑附着增多：牙菌斑是一种以生物膜形式存在的细菌性群体，可黏附于牙面、牙间或修复体表面。SS 患者的牙菌斑附着增多，牙菌斑指数显著高于正常人。

（2）牙龈炎症：在临床上通常以牙龈指数来评价牙龈健康程度，共记为 4 级，0 为正常牙龈；1 为牙龈略有水肿，探针探之不出血；若探之出血则记为 2；若有自发出血倾向或溃疡形成则记为 3。SS 患者牙龈指数、牙周探诊出血均高于健康人。

【治疗】

（1）加强口腔卫生宣教，正确掌握刷牙方法，合理使用口腔清洁用品如牙线、牙缝刷等。

（2）定期进行龈上洁治术，清除菌斑、软垢和牙石，并进行牙面抛光。

（3）对于牙龈炎症明显患者，还可使用抗菌漱口液如浓替硝唑溶液、复方氯已定含漱液、西吡氯铵溶液、西帕依固龈液等，或西地碘含片等局部抗炎治疗。对于牙龈溃疡者，可给予冰硼散、西瓜霜等吹于患处，以消炎促进愈合。

（4）对于牙周炎症明显，牙周破坏明显者，建议口腔专科医师进行牙周序列治疗。

（沈雪敏　吴岚　王海燕）

参考文献

[1] Weini X, Katherine CML, Edward CML, et al. Sicca Symptoms, Oral Health Conditions, Salivary Flow and Oral Candida in Sjögren’s Syndrome Patients[J]. Int J Environ Res Public Health, 2020, 17(10): 3625.

[2] González S, Sung H, Sepúlveda D, et al. Oral manifestations and their treatment in Sjögren′s syndrome[J]. Oral Diseases, 2014, 20(2): 153-161.

[3] Larkin PMK, Lawson KL, Contreras DA, et al. Amplicon-Based Next-Generation Sequencing for Detection of Fungi in Formalin-Fixed, Paraffin-Embedded Tissues[J]. J Mol Diagn, 2020, 22(10): 1287-1293.
[4] 闫志敏，华红．口腔念珠菌病的规范化诊断理念与防治策略 [J]. 中华口腔医学杂志，2022, 57(7): 780-785.
[5] Serrano J, Lopez-Pintor RM, Gonzalez-Serrano J, Fernandez-Castro M, et al. Oral lesions in Sjögren's syndrome: A systematic review [J]. Med Oral Patol Oral Cir Bucal, 2018, 23(4): e391-e400.
[6] Crincoli V, Di Comite M, Guerrieri M, et al. Orofacial manifestations and temporomandibular disorders of Sjögren syndrome: An observational study [J]. Int J Med Sci, 2018, 15(5): 475-483.
[7] Wu SY, Wu CY, Chen MH, et al. Periodontal conditions in patients with Sjögren's syndrome: A meta-analysis [J]. J Dent Sci, 2021, 16(4):1222-1232.
[8] de Goés Soares L, Rocha RL, Bagordakis E, et al. Relationship between Sjögren syndrome and periodontal status: A systematic review [J]. Oral Surg Oral Med Oral Pathol Oral Radiol, 2018, 125(3):223-231.

第二节　干燥综合征眼部表现和诊治

一、干燥综合征眼征概述

1. 干燥综合征眼征发病情况

干眼症（dry eye disease, DED）是 PSS 的常见首发症状之一，如得不到及时有效的治疗，患者常因眼部不适而伴有焦虑甚至抑郁表现。DED 是一种眼部疾病，全世界的发病率在 5%~50%，但在 40 岁以上的患者中可高达 75%。在 50 岁以上且患有 DED 的美国人中，约有 1/10 的人患有 SS。但 SS 在 DED 患者中诊断不足，大约 2/3 由 SS 导致的 DED，未被诊断为 SS。此外，从出现 DED 症状到诊断为 SS 的中位时间约为 10 年。

我国 PSS 的患病率为 0.33%~0.77%，远高于全球水平。一项对 126 例 DED 患者的病因研究显示，约 6% 的 DED 由 SS 引起。一项流行病学调查显示，PSS 患者 DED 的发生率为 62.5%，其中中重度 DED 约占 68.6%。

继发性 SS 的诊断比较容易，这是因为当患者的 DED 与自身免疫性疾病并存时，会引起医生对患者是否患有SS相关干眼（SSDE）的怀疑，并有助于对SS的诊断。

2. 干燥综合征眼征的严重性

晚期SS会导致严重的眼部功能障碍，如视力下降甚至失明。SS眼征常见眼表炎症，如干眼症、慢性结膜炎、无菌性角膜溶解和不愈合的角膜溃疡等。SS相关的眼部其他炎症包括葡萄膜炎、巩膜炎、视网膜血管炎和视神经炎。一项大型的纵向队列研究发现，超过1/3的SS患者存在腺体外眼部表现，且13%的患者有威胁视力的表现。此类表现的患者更有可能出现危及生命的全身SS相关症状。

3. 干燥综合征诊疗存在问题

（1）延迟诊断的原因。

多种因素导致了DED患者中SS明显的诊断不足和诊断延迟：①SS是一类复杂的疾病，症状多样，涉及身体的各个器官和系统。②DED非常普遍，发病率很高，而且由多因素造成的，这使得识别潜在的SS患者具有挑战性。目前缺乏循证的、经过验证的筛查工具或检测标准来确定哪些DED患者应该进行SS检查。③基层眼科医生普遍对SS的严重性认识不足，导致这类患者早期确诊和转诊的不足。临床上，系统性炎性疾病在重度水液缺乏型干眼患者中很常见，这些患者中大多数有潜在的SS，然而之前并未被诊断。因此，有必要重视非干燥综合征相关干眼（NSSDE）和SSDE的临床表现和鉴别诊断。这可能有助于在疾病的早期阶段进行正确的诊断，并制订更充分的治疗方案。

（2）疾病严重程度分期缺乏及对应治疗指南不确定。

SSDE是一种渐进性疾病，对患者的生活质量产生很大的负面影响。在日常工作中，SS患者即使拥有正常视力，也会出现伴随眨眼的视力波动、视物模糊、眼睛疲劳和阅读困难等。此外，虽然SSDE患者的眼表染色分数普遍较高，但他们的眼部不适症状比NSSDE患者轻。这种矛盾结果的原因尚不完全清楚，但眼部不适的减轻可能与晚期眼表干燥和炎症情况下角膜神经的损伤和减少有关。因此，即使没有症状，也需要对所有SSDE的患者应进行常规眼表评估。

目前一个主要问题是，临床可用针对SS疾病活性测量标准尚不包括专门针对干眼的部分，表明SS尽管有国际公认的分类标准，但其对眼部炎症的分级存在严重不足。例如，在2012年美国风湿病学会（ACR）的SS分类标准中，眼部染色评分与其他2个标准（唇涎腺活检阳性和血清学阳性）的权重相等。然而，ACR和EULAR提出了一套新的SS分类标准，在这组标准中，唇唾液腺活检阳性和SS抗体阳性的权重分别是眼部检查结果（眼表染色或Schirmer试验）的3倍。EULAR SS患者的分类标准（ESSPRI）是目前最常用的评估SS患者症状的标准之一，该标准中只有一个项目涉及干燥的严重程度，而且是指全身整体干燥而非眼部干燥。一项对SSDE患者的大型调查显示在疾病早期眼干比口干发生率更高，并且对功能的损伤更为明显。因此，亟须纳入针对眼干症状的评价标准，特别是与视觉功能损害有关的项目。由于对DED患者缺乏有效的循证筛查工具，临床医生在决定哪些患者应该转去内科，完善系统检查时经常使用这些分类标准作为指导。由于眼部标准的权重小于其他标准，临床医生可能低估了这些眼部异常表现的重要性，因此继续导致SS专科检查及转诊的不足。

以人工泪液为主的外用药物是DED的首选治疗方案，对于难治性干眼症状，糖皮质激素和环孢素A滴眼液也常常被大量应用。然而，局部治疗对SSDE的疗效有限，这是因为与NSSDE相比，SSDE有自身免疫等致病因素。同时大量使用糖皮质激素会导致激素性白内障和青光眼的发生。因此，应寻求能提高治疗有效性和SSDE患者生活质量的替代治疗。

（3）缺乏特异性检测手段。

SS眼部炎症的主要特征是随着疾病进展泪腺功能呈进行性下降，且后期造成泪腺功能的不可逆损伤。目前诊断方法主要是包括DED相关检查、泪液渗透压、泪液容量的检测等间接评估泪腺功能的方法，缺乏针对泪腺功能的直接或间接的评估手段。对于SS患者本身泪液分泌量非常有限，很难进行相关泪液渗透压的检测及泪液分泌量的检测。

由于需要收集足够的泪液量来进行分析，既往对于SS患者泪液的全量学研究存在较大的挑战，而针对唾液腺的研究更多。然而，近年来对泪液的分析检测表明其具有相当大的潜力来用于SS的早期诊断和分级。近年来，研究人员针对SS、DED和SSDE的发病机制在检查和诊断方面做出了巨大的努力。泪液的生物化学分析是一个迅速崛起的领域，特别是在泪液脂质组、黏蛋白和蛋白质组方面获得了很大进展。已发现DED中多种黏蛋白发生改变，在一些研究中通过质谱检测发现泪膜蛋白质组包括数以千计的蛋白质成分，未来可能用于特异性标记SSDE和DED。此外，虽然文献中针对DED的脂质组学进行研究尚处于起步阶段，但关注泪膜中脂质的临床研究为未来改善DED治疗带来了巨大的希望。

近期有学者提出研究眼表菌群与PSS相关性，结论指出，SS降低了患者眼表微生物群落的多样性，在特定门类和种属的水平上影响特定细菌菌株的丰富度。但目前还不清楚这些变化是否会导致免疫紊乱，这些可能性可以在未来的研究中进行调查，以更全面地了解 SS 的病理生理学。因此，目前临床缺乏针对眼表菌群的相关检测技术，但该领域仍有相当大的潜力来协助 SS 的诊疗。

除了泪液分析和眼表菌群检测外，还需进一步发展成像技术，特别是泪腺的 MRI 在 SS 的诊断和早期检测中发挥作用。同样，泪腺的超声检查简单易行，可用于进一步评估 SS 的严重程度。为了评估 SS 神经性干眼症，角膜知觉检测，局部麻醉后的疼痛缓解（测试周边疼痛与中枢敏感），以及角膜共聚焦显微镜评估角膜基底神经丛长度、密度、纡曲性和神经瘤也将广泛用于 SS 眼征的诊断和评估。

二、干燥综合征眼部表现

（一）干燥综合征眼征发生机制的研究进展

DED 或干燥性角膜结膜炎（KCS）是 PSS 最常见的眼部表现。眼表临床表现的出现是继发于泪腺或睑板腺受累，还是角膜和结膜自身抗原的靶向性，目前仍存在争议。然而，SS 是水液缺乏型干眼症最具代表性的原因，一些体内和体外研究证实了 SS 涉及泪腺和眼表炎症过程的主要作用，提示了几个关键的治疗靶点。

1. 泪腺受累

（1）泪腺淋巴细胞浸润。

泪腺的自发性损伤是 SS 眼部受累的标志。由于在唾液腺组织活检中证实有大量 $CD4^{+}$T 淋巴细胞浸润，推测泪腺也可能有类似改变。T 细胞与抗原提呈细胞（APC）、腺管上皮细胞互相作用，产生多种炎性细胞因子，导致 T、B 淋巴细胞大量增殖，分泌大量自身抗体，产生高 γ 球蛋白血症。但目前针对泪腺炎症过程的认识主要来自小唾液腺的组织病理学研究和 PSS 的小鼠动物模型。啮齿动物模型 NZB/WF1 出现了以 B 淋巴细胞高反应性和自身抗体产生为特征的自身免疫，并显示出淋巴细胞对泪腺的浸润，由局灶性损伤逐渐发展，最终导致严重干眼及眼表损伤。小鼠动物模型的研究还表明，早期的 SS 炎症同时发生在颌下腺和泪腺，晚期腮腺受累。随着淋巴细胞的浸润和增殖，腺体组织被破坏，腺体的结构改变还伴随着脂肪组织的生长和纤维化。淋巴细胞、树突状细胞、活化的上皮细胞和神经细胞能够激活和维持炎症反应，通过释放细胞因子和促炎介质，导致分泌腺泡细胞凋亡、丢失和导管损伤，从而导致泪膜减少。炎症可导致运动神经损伤，抑制神经递质释放或细胞因子或抗体的作用，从而腺体分泌减少。

（2）三叉神经泪腺支的损伤。

泪腺及其传出神经和结膜及角膜的传入神经共同构成了一个功能单元，分泌泪膜中的水液成分。由于泪液反射与角膜神经末梢有关，在 PSS 患者中发现感觉神经纤维的密度及其功能都有所下降。活体共聚焦显微镜可检测到 PSS 早期的角膜神经改变，提示角膜神经的改变可能是 SSDE 的初期体征。

2. 眼表受累

（1）角结膜上皮受累。

眼表炎症是 PSS 的一个核心机制，导致泪液分泌减少和角结膜的改变。然而，对于眼表受累是由于它是直接的自身免疫靶点还是继发于泪腺的炎症过程，仍存在争议。PSS 患者结膜的淋巴细胞浸润以是 $CD4^{+}T$ 为主，而 $CD8^{+}T$ 细胞和 B 细胞的数量较少。此外，淋巴细胞和结膜上皮细胞均可表达 HLA-DR 和 HLA-DQ，这表明它们可能作为非专业的抗原提呈细胞（APC）发挥作用。

眼表和泪液中促炎症细胞因子 TNF-α、IL-1α、IL-1β、IL-6 和 IFN-γ 水平升高。与正常人相比，PSS 患者的 IL-17、IFN-γ 和 MUC5AC mRNA 转录较高。与蒸发过强型 DED 患者相比，PSS 患者的 MMP-9 和 TG-2 水平较高，这是对眼表上皮的直接自身免疫性损伤的结果。

慢性炎症可导致 PSS 角结膜上皮细胞鳞状化生。高水平的 IFN-γ 和 IL-1β 在角膜 - 结膜上皮的鳞状上皮化生的过程中起着重要作用。IL-1β 显示出促炎活性，导致 IL-6、IL-8、TNF-α 在眼表的释放。IL-1β 还可通过促进鳞状上皮化生的标志物 SPRR1B 表达促进眼表的角化过程。IFN-γ 由 TH1 细胞和 NK 细胞释放，在重度的 KCS 中，它能刺激角膜 - 结膜上皮细胞的凋亡和杯状细胞的缺失，以及角质化过程。

（2）结膜杯状细胞的损伤。

杯状细胞的丧失是 PSS 中眼表受累的另一个重要特征。杯状细胞在眼表的平衡过程中起着重要作用，通过释放黏蛋白来润滑和保护角膜—结膜上皮，并产生免疫调节因子，如 TGF-β2、黏蛋白 2（MUC2）、维甲酸，是维持健康眼表的典型特征即免疫耐受的基础。在 KCS 中已经发现 TH1 细胞因子和 IFN-γ 的表达增加，这诱发了杯状细胞中发生未折叠蛋白反应和凋亡。

（3）眼表神经的损伤。

既往研究表明，结膜 APCs 的数量与临床严重程度分类相关，与杯状细胞的数量成反比。共聚焦显微镜可以在活体识别炎症细胞、杯状细胞和角膜基底下神经丛纤维。共聚焦显微镜研究显示 PSS 患者翼细胞内层的细胞密度及基底上皮细胞的密度降低，结膜上皮微囊密度增加，结膜炎症细胞密度增加。促炎症细胞因子诱发的慢性炎症可导致角膜前部角膜基质细胞密度增加和角膜细胞的激活。SS 患者的角膜基底下上皮神经的数量和密度减少，角膜基质层变薄。

3. 睑板腺受累

PSS 的睑板腺功能障碍（meibomian gland dysfunction, MGD）的发生率很高。PSS 患者的睑板腺分泌物质量下降、腺体分泌能力下降和腺体缺失；泪液脂质层的厚度、稳定性和表面活性降低，导致泪液蒸发增多。泪液缺乏和蒸发过强型 DED 的临床组合在 PSS 患者中很常见。雄性激素缺乏可能是造成 PSS 女性患 MGD 的主要机制之一。

（二）干燥综合征眼征临床表现

干眼或干燥性角膜炎(keratitis sicca, KCS)是 SS 最常见的眼部表现。因此，SS 的治疗主要集中在眼表修复。然而，SS 也可导致其他严重的威胁视力的眼部并发症，包括角膜溶解、葡萄膜炎、巩膜炎、视神经炎和角膜神经病变等。本文将 SS 分为腺相关和非腺相关，分别描述其相关临床表现。

1. 干燥综合征泪腺相关干眼症

（1）SS 泪腺干眼症状和体征。

在 SS 患者中，干眼症是最突出的临床特征之一。其他常见的症状包括烧灼感、沙砾感、瘙痒、发红、黏液分泌、畏光和眩光。症状往往在一天中不断加重，患者会出现一过性的视力模糊，眨眼或闭目休息后会有所改善。当患者处于加速眼表蒸发的环境下，如空调、加热器、低湿度或吹风时，KCS 会进一步加重。此外，当患者从事需要集中注意力的活动时，如阅读、看电视或使用电脑，可能会因眨眼次数减少和眼表蒸发增加，使得症状加重。在最初阶段，KCS 可能会引起轻微的不适感（图 2-5）。然而，随着疾病的发展，它可能引起严重的疼痛、眼表损害，以及慢性视力障碍（图 2-6）。伴有 MGD（后眼睑炎）的患者可能会出现眼睛烧灼感、瘙痒感和异物感增加，同时眼睑发红、肿胀和（或）结痂。

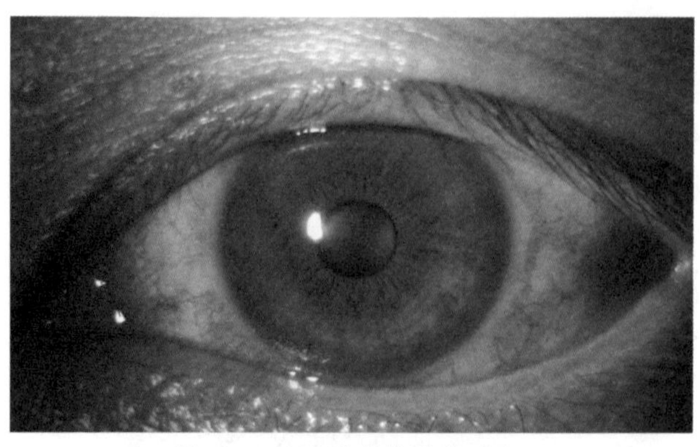

图 2-5 SS 干眼症的眼表（1）

眼前节照片：角膜上皮干燥，结膜充血。

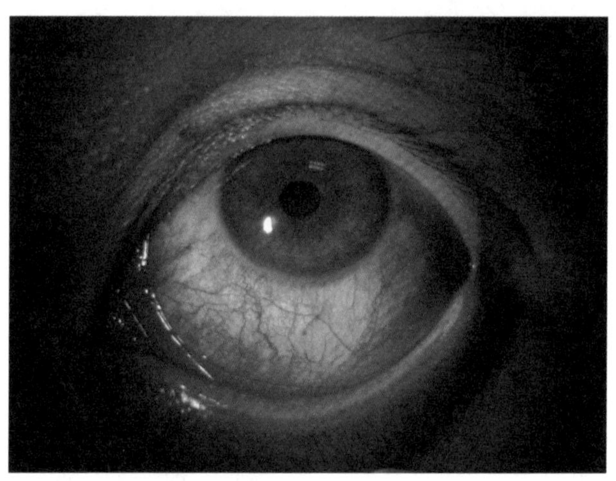

图 2-6 SS 干眼症的眼表（2）

眼前节照片：结膜充血，部分睑板腺开口阻塞。

（2）SSDE 分级。

目前临床上缺乏针对 SSDE 的分级，故参考《中国干眼临床诊疗专家共识（2020 年）》中 DED 的分级标准（表 2-1）。

表 2-1 临床常用干眼诊断项目检测结果的分级标准

诊断项目	轻度	中度	重度
症状（程度或频率）	间断出现或在刺激条件下持续存在	频繁出现或无刺激条件下持续存在	严重且持续存在，影响生活质量
OSDI 量表	13 ~ 22 分	23 ~ 32 分	33 ~ 100 分

（续表）

诊断项目	轻度	中度	重度
非接触式泪膜破裂时间	<10s	<5s	<2s 或无完整泪膜
荧光素钠染色泪膜破裂时间	6 ～ 10s	2 ～ 5s	<2s 或无完整泪膜
泪河高度	≤0.2mm	≤0.1mm	无法测量
Schirmer I 试验	6 ～ 10mm/5min	3 ～ 5mm/5min	≤2mm/5min
炎性反应相关指标			
结膜充血	无或轻度充血	中度充血	重度充血
结膜染色	睑裂区结膜部分区域点片状染色	睑裂区结膜弥漫点片状染色	睑裂区结膜大片状染色
角膜染色	染色点 <5 个或不超过 1 个象限	染色点 <30 个或不超过 2 个象限	弥漫融合成片，涉及 3 个象限或中央光学区
结膜印迹细胞学	上皮细胞核质比为 1 ： 3，杯状细胞密度下降（350 ～ 500 个 /mm^2），轻度鳞状上皮化生	上皮细胞核质比为 1 ： 4 ～ 1 ： 5，杯状细胞密度明显减少（100 ～ 350 个 /mm^2），中度鳞状上皮化生	上皮细胞核质比为 1 ： 5 以上，杯状细胞严重减少，重度鳞状上皮化生
睑板腺异常相关指标			
睑缘	睑缘正常或轻度充血，可有脂帽形成	睑缘钝圆、增厚，睑板腺开口阻塞、隆起	睑缘肥厚、新生血管明显，睑板腺开口有脂栓形成或开口纤维化、闭锁
睑板腺红外成像	腺体丢失面积 <1/3	腺体丢失面积 1/3 ～ 2/3	腺体丢失面积 >2/3

目前缺乏循证工具来诊断 DED 患者中的 SSDE。眼表疾病指数（OSDI）问卷、泪液破裂时间（TBUT）的测量、Schirmer 试验、结膜染色和角膜荧光素染色，已被推荐用于区分 SSDE 患者和其他病因的 DED 患者。然而，数据显示，如果上述异常干眼征兆中出现至少 3 个，就可以将 SSDE 与 NSSDE 相区分，其中 Schirmer 试验似乎最具准确性。与 NSSDE 相比，SSDE 患者一般发病年龄较轻，且疾病的进展更快、更重；Schirmer 试验检测泪液分泌量较少、泪河高度较低、眼表染色分数较高、眼部不适症状可能较轻，视觉困难程度更重；MGD 症状更严重，睑板腺开口化生程度更重、睑板腺口闭

塞数量更多、分泌物质量更差，睑板腺缺失评分更低、睑板腺过度分泌、睑板腺脂质层的厚度明显较低。

2. 干燥综合征腺外症状眼部临床表现

SS 可导致严重的眼部临床表现，如视力下降甚至失明。SS 患者经常出现眼表炎症，如慢性结膜炎、无菌性角膜溶解和不愈合的角膜溃疡。眼睛其他部位的炎症也有报道，如葡萄膜炎、巩膜炎、视网膜血管炎和视神经炎。在一项大型的、以三级护理为基础的纵向队列研究中，超过 1/3 的 SS 患者存在腺外眼部表现，且 13% 的患者有威胁视力的表现。

（1）干燥性角膜结膜炎（KCS）。

干眼症若不治疗可能会造成严重后果。眼表干燥会导致上皮缺损，如果没有健康的泪膜或角膜上皮，眼部受细菌和真菌感染的风险升高，进而导致角膜溃疡。由于 KCS 患者眼表的炎症较重，也可能形成无菌性或非感染性角膜溃疡。这些溃疡可导致角膜溶解，严重时可导致穿孔和眼内炎（图 2-7）。

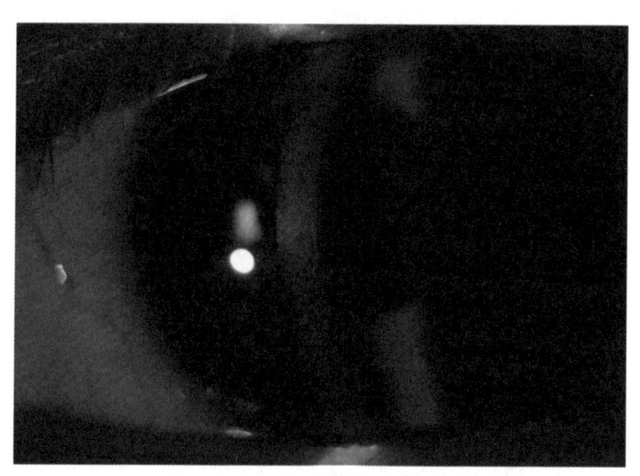

图 2-7　SS 的干燥性角结膜炎

中度至重度干眼症的另一个致残并发症是丝状角膜炎。在这种情况下，来自脱落的上皮细胞的黏液和蛋白质碎片的丝状物仍然附着在角膜表面。每次眨眼时，丝状物受到干扰，导致严重的疼痛、异物感、畏光和视力下降。当丝状物自发脱落或被临床医生移除时，局部会残存上皮缺损，成为潜在的感染病灶。此外，因其经常复发，去除丝状物只能暂时缓解。乙酰半胱氨酸眼药水可用于帮助分解丝状物，并需积极配合眼表润滑或使用绷带镜。当转为慢性时，丝状物可以融合成大的黏膜斑块，常规治疗可能无效。

由于 SS 患者的泪膜异常，在考虑行眼表手术时要尤为谨慎。已经有很多关于 SS 患者行常规白内障、角膜和屈光手术后，发生无菌性角膜溶解甚至导致穿孔的报道。因此，在考虑进行此类手术前，必须优化 KCS 的治疗。隐形眼镜也应谨慎佩戴，因患者的眼表不规则性，SS 患者更容易出现干燥加重，以及细菌或真菌性角膜炎。

（2）角膜神经病变。

尽管 SSDE 和 NSSDE 患者的干眼症临床体征可能相似，但 SS 患者常常抱怨有更严重的症状，如烧灼感、慢性疼痛和光敏症。这种现象可能部分是由于角膜神经病变的存在。在SS患者中，角膜神经表现出形态的改变（如迂曲、密度降低、异常分支）和树突状细胞密度的增加，可以通过活体共聚焦显微镜进行检测。无论角膜神经病变的病因是什么，形态学的改变都与症状加重有关。即使在裂隙灯检查中没有明显的干眼症迹象，许多患者也会出现一种被称为“无染色的疼痛”的现象。当症状存在却没有角膜染色等临床体征时，则需要用共焦显微镜完善进一步检查。

（3）其他眼部病变。

SS 可导致严重的眼部临床表现，如视力下降甚至失明，Esen K 等总结了近年来关于干燥综合征腺外眼部并发症的相关研究（表 2-2）。SS 患者经常出现眼表炎症，如慢性结膜炎、无菌性角膜溶解和不愈合的角膜溃疡。除上述病变外，SS 还可引发大量的其他眼部并发症，例如葡萄膜炎、巩膜炎、视神经炎和视网膜血管炎。

SSDE 继发于泪腺的自身免疫性破坏，导致水液缺乏型干眼，这通常因患者同时存在睑板腺功能障碍而加剧（图 2-8、图 2-9）。DED 会使眼表出现威胁视力的并发症，如角膜溶解、溃疡和穿孔。需要警惕 SS 的其他眼部表现，如葡萄膜炎、巩膜炎、视神经炎和视网膜血管炎（图 2-10），也同样重要。

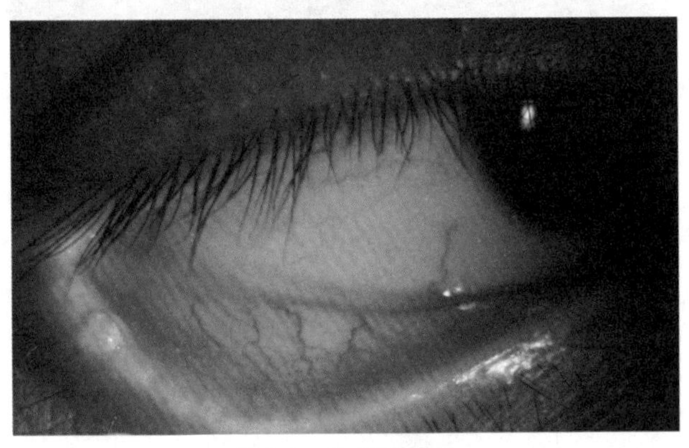

图 2-8　睑板腺栓子

眼前节照片：结膜充血，睑板腺开口巨大栓子，部分睑板腺堵塞。

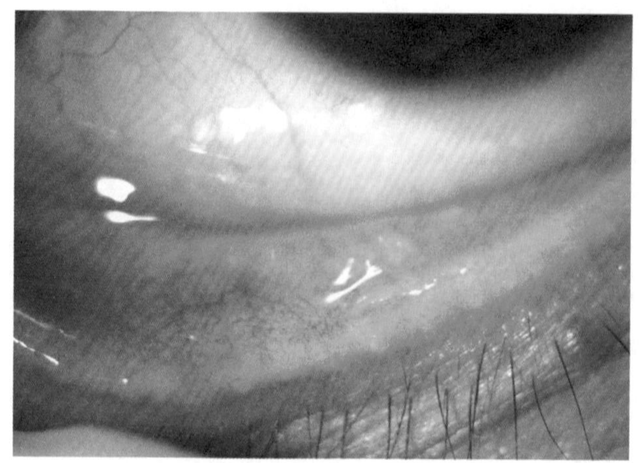

图 2-9　睑板腺堵塞

眼前节照片：睑板腺腺体迂曲，部分堵塞。

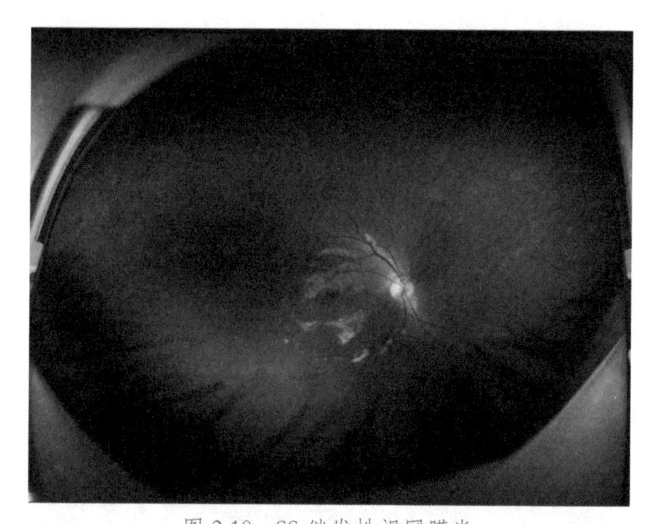

图 2-10　SS 继发性视网膜炎

眼底照相：黄斑区可见星芒样渗出，中周部动静脉周围可见白色渗出物呈霜样改变。

表 2–2　干燥综合征腺外眼部并发症

并发症类型	例数或累计发病率	参考文献	研究设计
结膜炎症			
乳头状结膜炎	163 例占 1.4%	Akpek et al, 2015	队列研究
滤泡性结膜炎	163 例占 1.4%	Akpek et al, 2015	队列研究
瘢痕性结膜炎	163 例占 1.4%	Akpek et al, 2015	队列研究

（续表）

并发症类型	例数或累计发病率	参考文献	研究设计
角膜炎症			
Haze 或瘢痕	163 例占 1.4%	Akpek et al, 2015	队列研究
角膜溃疡不愈合或浸润	163 例占 0.7%	Akpek et al, 2015	队列研究
角膜溶解或穿孔	163 例占 1.4%	Akpek et al 2015	队列研究
	5 例	Gottsch 2000	病例报道
	2 例	Cohen, 1982	病例报道
	2 例	Shan, 2009	病例报道
	1 例	Murtagh, 2018	个案研究
	1 例	Ou, 2007	个案研究
	1 例	Vivino 2001	个案研究
其他炎症			
葡萄膜炎	163 例占 2.0%	Akpek et al, 2015	队列研究
	8 例	Rosenbaum, 1987	病例报道
	1 例	Bridges, 1992	个案研究
巩膜炎或表层巩膜炎	163 例占 2.0%	Akpek et al, 2015	队列研究
	1 例	Ahmadi-Simab, 2005	个案研究
	1 例	Bamrolia, 2012	个案研究
	1 例	Choi, 2011	个案研究
视神经炎	163 例占 2.0%	Akpek et al, 2015	队列研究
视网膜血管炎	163 例占 0.7%	Akpek et al, 2015	队列研究

（三）干燥综合征眼征检查

1. 泪膜相关检查

（1）泪膜破裂时间（BUT）测定。

将用 1 滴生理盐水湿润的荧光素钠试纸条与患者下睑结膜囊轻接触，嘱患者眨眼数次，使眼表的荧光素与泪液充分混合。嘱患者平视前方，在 16 倍裂隙灯显微镜下用钴蓝光观察患者末次完全瞬目至出现第 1 个泪膜破裂点的时间，检查重复 3 次，取平均值。BUT<5 s 为 BUT 异常。荧光素染色泪液破裂时间（TBUT）是临床实践中最常进行的测试之一，但受环境因素（如室温、空调）、设备和操作者的注意力影响很大。很容易遗漏泪液中的一个微小的

破裂。

为了克服干眼症诊断中的一些问题，近年来，越来越多的机器操作、更客观的测试被引入。非接触式泪膜破裂时间（NIKBUT）可以用眼表综合分析仪来测量（图 2-11），无需灌注荧光素即可自动检测泪液中的泪膜破裂时间。计算机自动对眼表的染色进行评分是值得未来研究的领域。

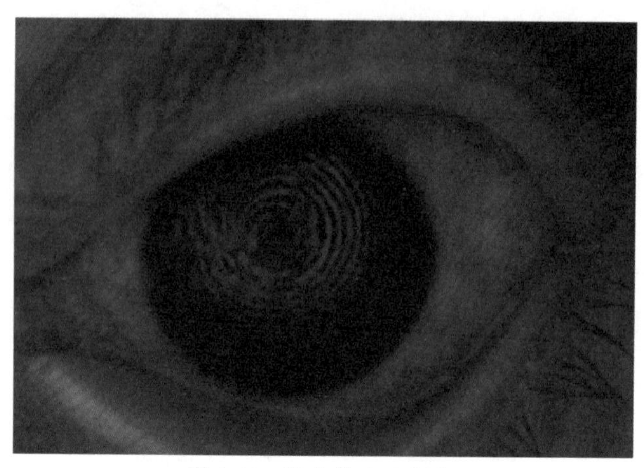

图 2-11 眼表综合分析仪

（2）Schirmer 试验。

将 Schirmer 试纸置于患者下方中外 1/3 处结膜囊，嘱患者平视前方后闭眼，5 min 后取出试纸条，测量泪液浸润长度。泪液浸润长度 <5 mm 为异常。Schirmer 试验既往被用来评估水液缺乏型干眼和 SS。Schirmer 试验可以在局部麻醉的情况下进行，在这种情况下只测量基础泪液率，而在未麻醉的情况下则可以同时测量基础和反射泪液的分泌。由于该检查会产生不适感，患有严重 DED 的患者常不愿做该检查，而且该试验显示出相对较高的变异度，部分患者受试纸刺激后产生反射性泪液。

（3）酚红棉线检测泪液量。

最近有研究者提出，将酚红棉线检测作为一种替代方法，使用浸有酚红的黄色细棉线进行检测，由于泪液的 pH 值较高，黄色的细棉线会变成红色。棉线与 Schirmer 试纸一样，被放置在下眼睑颞侧的 1/3 处，只放置 15 秒。该方法造成反射性泪液分泌的问题较小，且变异性低，但它与其他泪液量测试及干眼症状的相关性差，因此它的作用目前仍不清楚。

（4）泪河高度测量。

越来越多的非侵入性客观方法可以通过测量泪河的高度或面积间接测量

泪液量。泪河是位于球结膜和眼睑边缘交界处的泪液池，用于供应角膜前泪膜，80%~90% 的眼泪位于泪河内。虽然在临床上可以用裂隙灯评估（可用或不用荧光素染色），但用光谱域光学相干断层扫描（OCT）或眼表综合分析仪测量时能显示出更好的重复性，因此是一种首选检测方法。

泪河高度（tear meniscus height，TMH）应用眼表综合分析仪（Oculus公司，德国）对研究对象的眼表进行检查分析，采用 Oculus Optikgerate 软件测量工具测量瞳孔区正下方的 TMH，重复测量 3 次，取平均值。

（5）泪液渗透压检测。

泪液渗透压是一种更客观的测试方法。先将一个“芯片装置”放入泪河中几秒钟，然后将该装置放入一台机器中测量渗透压，单位为 mOsm/L。这种测试比较客观，但遗憾的是，对泪河容量非常有限的患者来说，很难进行这种测试。另外，角膜上的泪液高渗透压被认为是干眼症的标志，但泪河渗透压不能反映角膜上的泪液高渗透压，目前还没有在角膜上直接测量渗透压的技术。

2. 眼表上皮相关检查

（1）角膜荧光素钠染色（图 2-12、图 2-13）。

根据国际眼科机构染色分级进行评估。将角膜分为上、鼻、中、下、颞侧 5 个区域，每个区域评分为 0 ~ 3 分，0 分为无染色，1 分为 1 ~ 5 个染色点，2 分为 6 ~ 15 个染色点，3 分为下列任何一项：① 16 个及以上染色点；② 1 个或多个长度 ≥1 mm 的染色部位；③ 1 个或多个纤维丝染色部位。总分为角膜各区域评分之和，最高 15 分，总分 ≥1 分为异常。

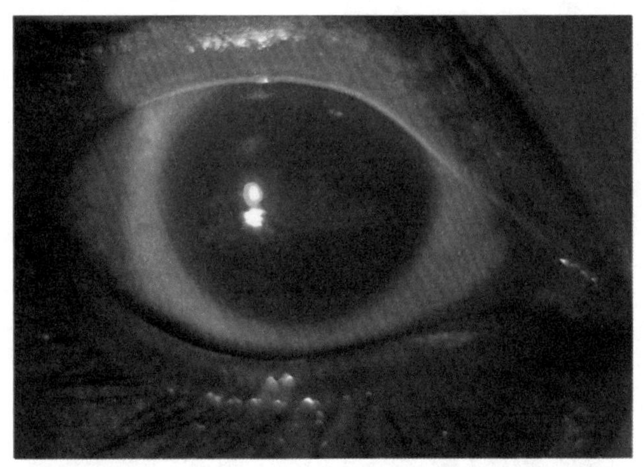

图 2-12　角膜荧光素钠染色

角膜上皮斑片状脱落，荧光素钠染色阳性。

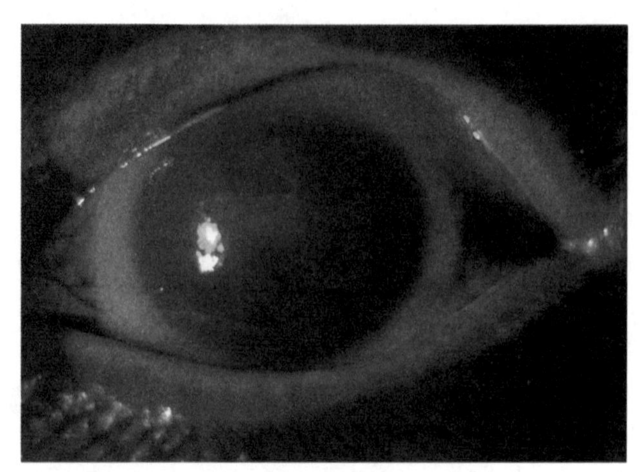

图 2-13　角膜荧光素钠染色

角膜上皮弥漫性点状脱落，荧光素钠染色阳性。

（2）角膜结膜荧光素钠染色评分。

根据 van Bijsterveld 评分体系确定角结膜荧光素钠染色评分。将眼表分为颞侧结膜、角膜和鼻侧结膜 3 个区域，每个区域得分 0 ~ 3 分，0 分为无损伤，1 分为可见部分损伤，2 分为一半以上部位损伤，3 分为整个部位损伤。总分为各区评分之和，最高 9 分，总分 ≥1 分为异常。

3. 睑板腺相关检查

对上眼睑中心位置的 1/3 处进行睑板腺形态和功能评估，判断患者是否存在下列表现：①睑板腺口周围异常。表现为睑板腺口周围血管充盈、黏膜皮肤交界处移位、眼睑边缘不规则等异常表现。②睑板腺开口异常。包括睑板腺开口堵塞、突出或嵴线。③睑板腺分泌量异常。挤压睑板腺腺体评估睑板腺分泌情况，参照文献中的标准依据睑板腺分泌量分为高分泌、正常分泌和低分泌（图 2-14、图 2-15）。

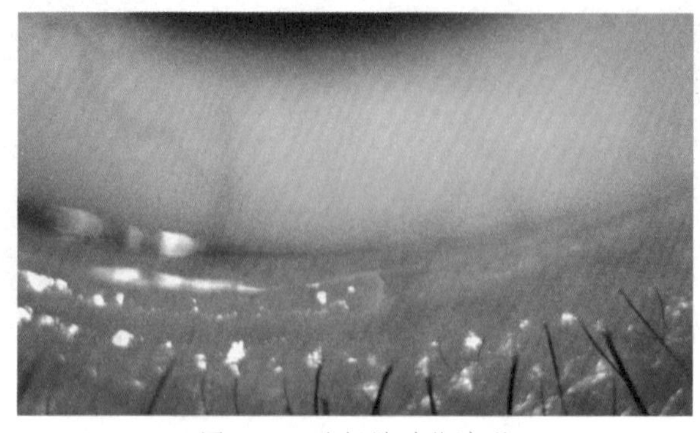

图 2-14　睑板腺功能障碍

睑板腺开口异常：开口堵塞，形成栓子。

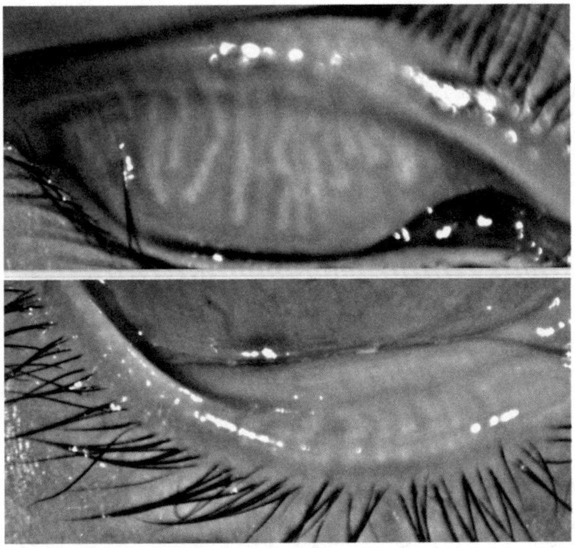

图 2-15　睑板腺功能障碍

眼表综合分析仪显示：睑板腺迂曲、部分断裂。

4. 眼表神经相关检查

（1）中央角膜知觉检查。

Cochet-Bonnet 角膜知觉仪由一根长度可控，总长 60 mm，直径为 0.12 mm 的尼龙丝组成。测量在裂隙灯显微镜下完成，将知觉仪从 60 mm 长度开始，轻轻地垂直接触患者中央角膜区域，直到观察到 1 个微小的弯曲，询问患者有无感觉，重复测量 3 次，若 3 次中患者报告 2 次或 2 次以上有知觉，则记录此刻尼龙丝的长度为患者该随访时间点该角膜测量区域的角膜知觉；若 3 次中，患者报告 2 次或 2 次以上无知觉，则把知觉仪的长度缩短 5mm，按照上述步骤重新测量，每次递减 5 mm，直至患者报告 3 次中至少 2 次有知觉。术前及术后所有检查均应由同一位经验丰富的医师在相同环境下进行。

（2）角膜共聚焦显微镜（CCM）。

角膜是人体神经支配最为密集的组织。支配角膜的神经主要来自三叉神经的眼支，进入角膜后其绝大多数神经纤维均脱髓鞘，并分为 3 个主要的分支：基底细胞下神经丛、上皮下神经丛和基质神经。CCM 用于评估角膜基底神经丛密度、迂回性、反射性、珠状物和神经瘤的存在等。

以活体共聚焦显微镜（德国 Heidelberg，型号 HRT3-CM）为例描述设备和检查参数：激光光源：670 nm；扫描模式：Section 模式；物镜扫描范围：400 μm × 400 μm；放大倍率：800 倍；分辨率 1 μm，扫描深度 1500 μm。操作步骤：用盐酸丙美卡因滴眼液（美国爱尔康）进行表面麻醉，物镜前端涂上卡波姆眼用凝胶（博士伦公司），套上无菌角膜接触帽，用开睑器打开眼睑，研究对象前额和下颌放置于检查托架上，使其角膜接触帽与角膜轻微接触，此时调节物镜焦点平面，当图像为角膜上皮时，设置此焦点平面为 0μm，对受检者眼部中央角膜（约 5 mm^2）进行逐层扫描并拍取图片，检查完毕后选取有价值的图片进行保存。随机取样 1 张角膜中央上皮下神经的图片，用 Image J 软件进行分析：①神经纤维直径。随机选取 3 段神经纤维测量，取其平均值。②神经纤维串珠数。随机选取 3 段神经纤维（每段 100 μm），计算其神经串珠个数，取其平均值（图 2-16）。③朗格汉斯细胞密度：随机取样 3 张角膜中央上皮下层面的图片，计算朗格汉斯细胞密度，取其平均值（图 2-17）。

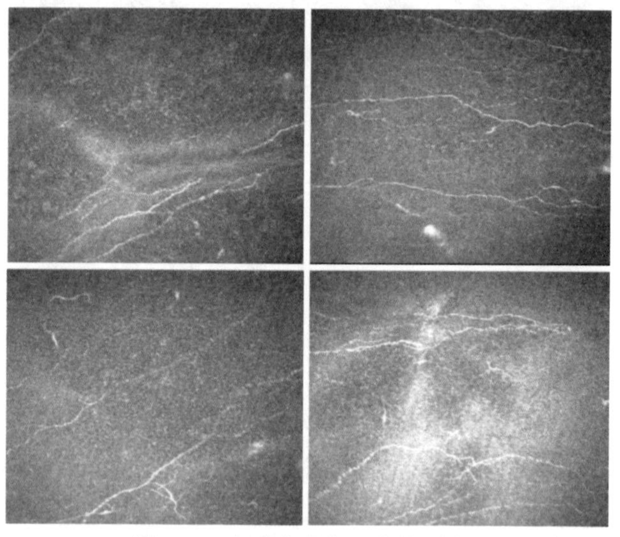

图 2-16　角膜共聚焦显微镜（1）

SS 患者，上皮下可见稀疏纤细神经纤维丛。

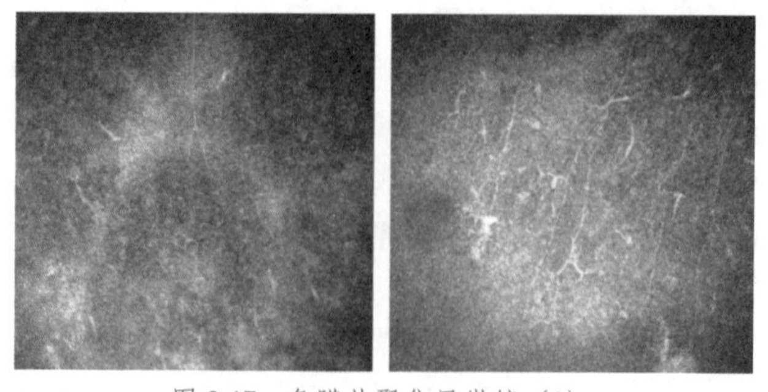

图 2-17　角膜共聚焦显微镜（2）

SS 患者，上皮下大量朗格汉斯细胞。

（四）未来有前景的诊断方法

近年来，泪液的生物化学分析是一个迅速崛起的领域，特别是在泪液黏蛋白、蛋白质和脂质组方面。已发现干眼中多种黏蛋白发生改变，但不同研究的结果存在差异，其中最为一致的是 MUC5AC 表达减少和黏蛋白糖基化的改变。在一些研究中通过质谱检测发现泪膜蛋白质组，包括数以千计的蛋白质成分，是一个包括 SSDE 在内的干眼的潜在生物标志物池。然而，研究中的候选生物标志物通常没有经过免疫学技术的验证，而且往往缺少重复研究的验证。

目前泪液代谢组的研究非常少，相关技术正在迅速发展。对 DED 的脂质组学研究证实脂质在防止泪膜蒸发方面起关键作用。最近，某些脂质被认为具有抗炎特性，并能诱导杯状细胞分泌，故增加了其在该领域的重要性，并为未来改善 DED 疗效带来了希望。

收集到足量的泪液用于分析，是对于进行泪液的全量学研究的一项挑战。该领域有相当大的潜力来协助 SS 的诊断、分类和早期检测，特别是随着技术逐渐改善，用来分析的泪液量越来越少。

除了泪液分析外，发展成像技术，特别是泪腺的 MRI，也可以在 SS 的诊断和早期检测中发挥作用，例如通过测量炎症和腺体大小对 SS 进行诊断。同样，泪腺的超声检查可能是一个值得对 SS 进行更多研究的领域。

（五）干燥综合征眼征诊断和鉴别

1. 诊断

美国风湿病学会（ACR）/ 欧洲抗风湿病联盟（EULAR）于 2016 年修订了 PSS 的分类标准。它们是基于 5 个项目的加权总和：血清学标志物抗 Sjögren 综合征相关抗原 A（SSA）抗体阳性，病灶评分 ≥1 分 /4 mm^2 的局灶性淋巴细胞性涎腺炎，异常眼染色评分 ≥5 分（或 van Bijsterveld 评分 ≥4 分），至少一只眼睛的 Schirmer≤5 mm/5 min，未刺激的全唾液流速 ≤0.1mL/min。前两个项目各占 3 分，其余三项中每项占 1 分。诊断 PSS 需要 4 分的加权分数（表 2-3）。必须强调的是，上述标准适用于至少具有口干或眼干症状之一的患者。口干或眼干的定义为：对以下问题中的至少一项具有肯定回答。

（1）是否超过 3 个月每天持续受到干眼症的困扰？

（2）是否有反复出现的眼睛里有沙子或砾石的感觉？

（3）是否每天使用泪液替代品超过 3 次？

（4）是否超过 3 个月每天都有口干的感觉？

（5）是否经常喝水来帮助吞咽干的食物？

或从 EULAR 干燥综合征疾病活动性（ESSDAI）问卷中怀疑 SS（至少有一个领域有阳性项目）。此外，根据既往诊断的疾病或异常来排除 PSS 的诊断，如：活动性丙型肝炎感染 [聚合酶链式反应（PCR）阳性]、获得性免疫缺陷综合征、淀粉样变性、移植物抗宿主疾病、既往头颈部放射治疗的病史、IgG4 相关疾病和肉瘤病（图 2-18）。

表 2-3　PSS 的 ACR-EULAR 分级标准

项目	分数
唇腺局灶性淋巴细胞唾液腺炎，病灶评分 >1（基于每 $4mm^2$ 病灶的数量）	3
抗 -SSA（Ro）抗体出现	3
至少一只眼睛眼染色评分 ≥5（或 Van Bijsterfeld 评分 ≥4）	1
至少一只眼睛 Shirmer≤5 mm/5min	1
未刺激的全唾液流速 ≤0.1mL/min（根据 Navazesh 及 Kumar 方法）	1
SS 的分类适用于符合纳入标准的患者（眼干或口干症状至少有一项，对 ESSDAl 问卷第 2 部分中至少一个问题的肯定回答或根据 ESSDAl 问卷怀疑 SS 的情况） 没有任何被列为排除标准的情况 并且在以上项目的权重之和为 ≥4	

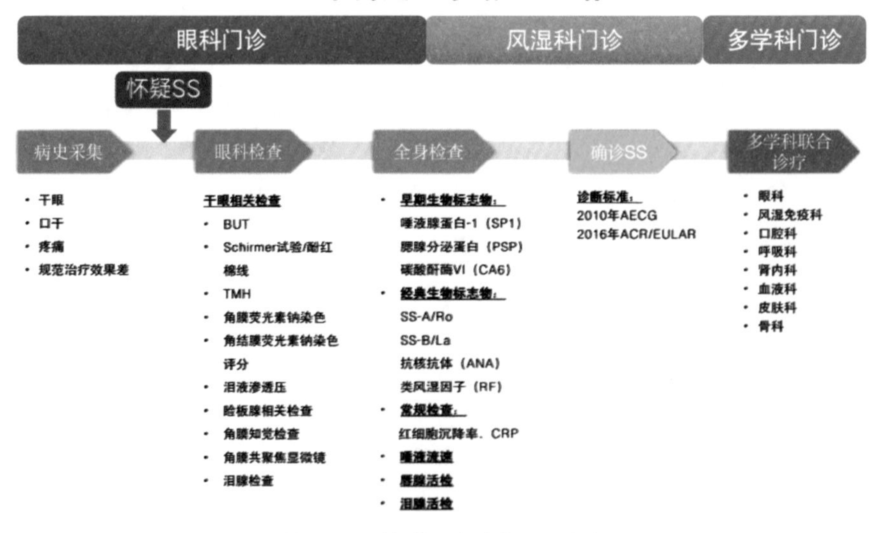

图 2-18　眼科医生诊断 SS 思路

2. 鉴别诊断

（1）SSDE 与 NSSDE 的区别。

NSSDE 的主要特征是泪液不足或泪液过度蒸发引起的泪膜紊乱。而 SSDE 的主要标志是泪腺功能障碍导致的泪液分泌不足。然而，上述变化导致了眼表的损伤和典型的症状，如眼部瘙痒、刺激、发红，甚至眼痛、光敏、视力障碍。因此，确定 NSSDE 和 SSDE 之间的详细差异对早期诊断 SS 是必要的。

① SSDE 与 NSSDE 的临床差异。

目前，缺乏循证工具来诊断 DED 患者中的 SSDE。眼表疾病指数（OSDI）问卷、泪液破裂时间（TBUT）的测量、Schirmer 试验、结膜染色和角膜荧光素染色，已被推荐用于区分 SSDE 和 NSSDE 患者。数据显示，如果出现至少 3 个上述异常，就可以区分 SSDE 与 NSSDE。Schirmer 试验准确性最佳，因为 SSDE 是水泪缺乏型 DED 的病因。此外，与 NSSDE 患者相比，SSDE 患者通常出现更严重的临床表现和更差的眼表参数。

睑板腺功能障碍（MGD）作为 DED 的一个重要原因，会导致蒸发过强型干眼，可能与泪液分泌不足及 SS 同时存在。它可能会阻碍 SSDE 的诊断。此外，与非 SS 相关的 MGD 患者相比，SS 患者的 MGD 症状更严重，包括 PSS 和 SSS。这是因为在 SS 相关的 MGD 疾病过程中，可能会出现睑板腺口化生，睑板腺口闭塞的数量增加，睑板腺分泌物的质量下降。此外，这些患者的结膜、角膜和睑缘都有明显的变化。MGD 可能在 SSDE 的疾病进程中加重。

发病年龄是一个重要特征：与 NSSDE 相比，SSDE 一般发病年龄较轻，且疾病的进展更快、更重。SS 患者常有腺体外眼病的表现，以及与炎症同时存在的眼表疾病，如慢性结膜炎、不愈合的角膜溃疡、角膜穿孔或无菌性角膜炎。SSDE 中也有涉及其他眼部结构的炎症的报道。因此，若前面提到的症状与 DED 同时存在，提示应考虑发生 SSDE 的可能性。

研究显示，PSS 患者泪液渗透压的测量可能对疾病的筛查有重要的诊断价值。

②神经损伤。

NSSDE 和 SSDE 患者角膜上皮基底细胞下层神经发生明显的形态学改变，在角膜共聚焦显微镜下表现为神经纤维变细，排列比较杂乱，走行歪曲，神经弯曲度大，分支多，严重者神经连续性甚至中断，SS 患者的改变更为明显。有研究表明，神经纤维的以上变化，可能与神经纤维的受损与退化有关，神经弯曲度增加，提示神经纤维可能正处于增生状态，而分支增多则是神经退行性变的表现。

但现阶段，对于神经纤维的数量改变以及神经串珠的数量改变尚且存在争议。一部分研究发现 SS 患者角膜上皮下神经密度较 NSSDE 及对照组增多，认为分支增多可被视为神经再生，是由于眼干所致的负反馈机制引起神经出芽状再生，从而导致角膜神经密度的增高，而分支增多则是神经退化的表现。研究认为神经纤维的弯曲度增加，与神经串珠的数量增多、神经的退行性变，以及生长因子调控的神经再生有密切联系。另一部分研究则显示 SS 患者与 NSSDE 患者的角膜下神经密度均降低，且 SS 患者的角膜神经串珠数量是减少的。之所以出现相互矛盾的结果，与其所用设备的不同有一定关系，不同的研究采用了不同类型的共聚焦显微镜，分辨率、扫描深度及分析方法均有差异。此外，纳入实验的患者病情严重程度不一，神经损害程度不一，与样本数量也有一定的关系。

③ SSDE 的新型标记及 SSDE 和 NSSDE 之间的生化差异。

血清抗体。50%~70% 的 SS 患者中可检测到传统的 SS 相关自身抗体（抗 SSA/Ro 抗体和抗 SSB/La 抗体）。然而这些自身抗体常在 SS 疾病的后期出现，导致疾病早期检测阴性，可能延误诊断。因此寻找新的 SS 标志物和自身抗体将有助于 SSDE 的诊断。研究表明，唾液蛋白 1（SP-1）、腮腺分泌蛋白（PSP）和碳酸酐酶 6（CA-6）与 SS 发生密切相关，可为疾病的早期诊断提供参考。

泪液相关因子。研究证实 SS 患者的泪液和唾液中促炎症细胞因子的水平升高，包括 IL-1ra、IL-2、IL-4、IL-8、IL-12p70、IL-17A、干扰素 γ（IFN-γ）、IP-10、MIP-1b 和趋化因子等。这表明细胞因子的测量在诊断 SSDE 中具有潜在作用。泪液溹蛋白（lacritin）是由泪腺细胞分泌的内源性糖蛋白，在 SS 患者中数量明显减少，与角膜神经病变、Schirmer 试验、眼部染色和角膜敏感性高度相关。此外乳铁蛋白，属于转铁蛋白家族的铁结合蛋白，可以作为 SSDE 的诊断性生物标志物。氧化应激相关分子，例如表皮脂肪酸结合蛋白（E-FABP），在 SS 的泪腺损伤中起着重要作用，可为 SSDE 的诊断提供帮助。

（2）与泪腺炎症的鉴别。

① Mikulicz 病。

Mikulicz 病表现为泪腺慢性硬化并伴有腮腺、颌下腺肿大，既往因多数患者表现出唾液及泪液分泌减少，口干、眼干的症状而曾经被认为是 SS 的亚型。2008 年日本干燥综合征协会提出 IgG4 阳性的 Mikulicz 病的诊断标准，近年来随着对 IgG4-ROD 的研究更加深入，Mikulicz 病被确定为 IgG4-ROD

的一种亚型，可合并自身免疫性血小板减少。

免疫球蛋白 G4（IgG4）相关的泪腺炎和唾液腺炎（IgG4-DS），即 Mikulicz 病，由于其临床和血清学特征，被认为是独立于 SS 的个体。IgG4-DS 常表现为持续的腺体肿胀，而 SS 中的腺体肿胀是周期性的。此外，IgG4-DS 患者的唾液腺功能在糖皮质激素的作用下恢复正常或得到改善，而 SS 患者的唾液腺功能则下降且不受治疗的影响。此外，IgG4-DS 患者血清 IgG4 水平显著升高，而 SS 患者血清 IgG4 水平正常。抗 SS-A 抗体和（或）抗 SS-B 抗体在 IgG4-DS 中均为阴性，而在 SS 患者中阳性率较高。IgG4-DS 中免疫染色观察到 IgG4 阳性浆细胞在组织病理学上明显浸润，而 SS 中未见 IgG4 阳性浆细胞。此外，IgG4-DS 涎管 X 线（造影）图未见点状或球状涎管扩张，而 SS 中普遍可见（表 2-4）。

表 2–4　Mikulicz 病与 SS 对比

区别	Mikulicz 病	SS
年龄	40~60 岁为主	40~60 岁为主
性别	男性为主	女性为主显著，女：男为 9：1
腺体肿胀	持续	复发，但不持续
角结膜干燥	无 ~ 轻	轻 ~ 重
唾液腺分泌受损	无 ~ 轻	轻 ~ 重
抗核抗体	一般阴性	一般阳性
抗 SS-A/SS-B 抗体	阴性	阳性（70%/30%）
血清 IgG4	几乎全部均升高	一般 <140 mg/dL
腺体病理	淋巴细胞及无数浆细胞，大量 IgG4 阳性细胞，高 IgG4-to-IgG 率	淋巴细胞为主，几乎无 IgG4 浆细胞
对类固醇、利妥昔单抗的反应	反应佳，肿胀减轻，唾液腺功能改善	几乎无反应

②瘢痕性类天疱疮（cicatrical pemphigoid, CP）。

CP 是一种罕见的自身免疫性表皮下大疱病，特点以黏膜受累为主，慢性病程，受累黏膜有发展为瘢痕的倾向。CP 是一种慢性进展性疾病，可导致严重的局部并发症。当萎缩性瘢痕和纤维化累及结膜，本病将最终导致失明。“CP 表型”患者两个最常受累的部位是口腔黏膜和结膜。除此之外，CP 还可始于并累及任何黏膜部位，包括外生殖器黏膜、肛门、上呼吸消化道黏膜和（或）食管。大约 85% 的患者有口腔黏膜受累（通常无皮肤损害）。口腔可能是活动病变的唯一部位，损害通常累及齿龈、颊黏膜和上颚，牙槽嵴、舌和唇则不常受累。结膜常是 CP 眼部的唯一受累部位。多数病例开始为单侧，以后累及双眼。最初为非特异的慢性结膜炎，自觉烧灼感、酸痛感、异物感，有黏液的分泌，病程中病情加重和缓解，最终进展为上皮下结膜纤维化。在睑结膜罕见水疱或大疱。慢性炎症可导致进行性的瘢痕形成，包括下穹隆变浅和睑球粘连，结膜的纤维化导致倒睫和睑内翻；如果疾病没有得到控制，倒睫、睑内翻和干燥症（由于泪道的瘢痕形成）可导致浅表角膜的创伤、角膜的新生血管化，继而发生角膜的溃疡，并致失明。然而 SS 在眼部则以泪腺受累为主，其中结膜受累以炎症反应为主，PSS 患者结膜的淋巴细胞浸润，主要是 $CD4^{+}T$，而 $CD8^{+}T$ 细胞和 B 细胞的数量则较少。眼表炎症是 PSS 的一个核心机制，导致泪液分泌减少和角结膜的改变。在 PSS 中，慢性炎症是导致角结膜上皮细胞鳞状上皮化生。大多数 CP 患者在皮肤和黏膜沿表皮基底膜带有免疫球蛋白和（或）补体成分的线状沉积；以间接免疫荧光检查，20%~30% 患者的血清中可检测到循环抗基底膜的自身抗体，通常滴度较低。而大多数 SS 患者抗 SS-A 抗体和（或）抗 SS-B 抗体阳性。

③ Stevens-Johnson 综合征。

1922 年首先由 Stevens 和 Johnson 对 Stevens-Johnson 综合征进行了详细的描述，该综合征是一种累及皮肤和黏膜的急性水疱病变，可发生在某些感染或口服某些药物后出现多形性红斑，是皮肤的轻度水疱性病变，多形性红斑进一步发展形成毒性表皮坏死溶解，这是一种急性致命性的病变。该病的眼部表现比较严重，病变可累及角膜、睑结膜、球结膜和眼睑。

Stevens-Johnson 综合征患者中，80% 出现眼部并发症。急性并发症包括角膜炎、角膜穿孔严重者发生眼内炎。慢性并发症有结膜瘢痕、睑内翻、干眼症和睑球粘连等。这些并发症可继发角膜损害，从而导致长期并发症的出现，约有 1/3 的 Stevens-Johnson 综合征患者会出现明显的视力改变。而 SS 可导致严重的眼部临床表现，如视力下降甚至失明，SS 患者经常出现眼表和其他部位炎症，如慢性结膜炎、无菌性角膜溶解、不愈合的角膜溃疡、葡萄膜炎、巩膜炎、视网膜血管炎和视神经炎。

Stevens-Johnson 综合征的发生与多种因素有关，如全身用药、局部用药、感染恶性肿瘤和胶原血管性疾病等。毒性表皮坏死溶解型 Stevens-Johnson 综合征患者的 HLA-B12 的阳性率明显增高。磺胺类药物相关性毒性表皮坏死溶解的患者，HLA-B12、HLA-DR7 和 HLA-A29 的出现率显著上升。而 SS 患者无特殊用药史，大多数 SS 患者抗 SS-A 抗体和（或）抗 SS-B 抗体阳性。

三、干燥综合征眼部的治疗

SSDE 的治疗包括局部和全身的药物治疗。此外，还可以采用手术治疗，如睑缘缝合术、泪点栓塞和闭塞术。治疗方法的选择取决于疾病的严重程度。近期提出了一些新兴治疗策略，以减少不良反应并提高疗效。

1. 局部药物治疗

（1）泪液成分替代治疗。

目前的一线治疗是使用泪液替代品起到眼表润滑作用，并应用抗炎眼药水。不同的润滑剂在其黏度、脂质含量和水化程度上均有所不同。其中活性成分包括羟丙基甲基纤维素、羧基甲基纤维素、聚乙烯醇、透明质酸和液体多元醇。黏性更强的人工泪液对于改善 PSS 患者的对比敏感度显示出最佳疗效。建议使用不含防腐剂的人工泪液可以避免局部毒性。已知常见的防腐剂苯扎氯铵，会导致泪膜不稳定、眼表改变、上皮细胞凋亡、结膜炎症和结膜下纤维化。

健康的天然泪液含有多种成分，如营养物质、维生素、生长因子和纤维蛋白，这些成分也存在于血清中。自体血清可以制备成眼药水，可以抑制促炎细胞因子的释放，并增加结膜中的杯状细胞数量和黏蛋白的分泌。由自体血清制成的滴眼液可以减轻 PSS 患者的眼表损伤，并对严重 PSS 治疗有效。

（2）抗炎滴眼液。

非甾体抗炎药的主要作用是抑制环氧化酶，从而损害促炎性前列腺素的产生，但含有非甾体抗炎药的滴眼液很少用于治疗 DED。外用皮质类固醇的主要作用机制是封闭促炎基因。但由于其会产生青光眼和白内障及单纯疱疹病毒的重新激活等不良反应，不建议长期使用。FDA 的指导方针将外用类固醇的使用时间限制为 2 周。

（3）免疫抑制剂滴眼液。

环孢素 A 和他克莫司能（FK506）抑制 T 细胞中的钙依赖性事件，从而抑制免疫细胞的迁移、T 细胞的激活，从而抑制促炎症细胞因子的释放。0.05% 环孢素 A 滴眼液可有效促进泪液分泌，改善眼表状态，PSS 患者应用后其症状和体征得到改善明显。他克莫司为另一类大环内酯类强效免疫抑制剂，其作用强于环孢素 A；通过抑制淋巴细胞和毒性 T 细胞发挥作用。研究发现，他克莫司滴眼液应用于眼部后，可明显抑制激活早期眼表炎性因子，降低炎症因子的表达，从而改善眼表状态，恢复泪膜稳定性。

2. 全身治疗

（1）免疫调节药物。

用传统的免疫调节药物进行全身药物治疗已充分证明其可改善 PSS 的眼部表现。毛果芸香碱（匹鲁卡品，pilocarpine）是一种生物碱，主要通过对 M3 毒蕈碱受体的刺激作用而具有副交感神经活性。在眼科方面，它主要用于治疗青光眼。文献回顾显示，餐后口服匹鲁卡品（2.5/5 mg，每天 3 次，连续 3 个月）可使 SS 患者的主观眼部症状（如干眼症或眼痛的感觉）、荧光素和玫瑰红染色评分及 TBUT 测量得到明显改善。然而因参与临床研究的患者数量有限，其治疗效果仍需进一步观察。

（2）单克隆抗体。

抗 CD20 单克隆抗体利妥昔单抗（rituximab），可导致 PSS 患者的泪腺功能略有改善。抗 CD40 单克隆抗体 CFZ533 可有效改善临床活动性 PSS 患者的 SS 报告指数。抗 CD22 单克隆抗体依帕珠单抗（epratuzumab），在 PSS 临床试验的Ⅰ、Ⅱ期研究中，对 53% 患者的综合终点有改善。目前仍缺乏单克隆抗体治疗 SS 安全性和有效性的全面评估。

3. 手术治疗

小型手术，如泪小点栓植入、泪点封闭和睑缘缝合术可能会对患者有帮助。泪道栓塞和泪点封闭主要用于水样层缺乏明显的 PSS 干眼患者。将泪小点栓置于干眼患者一侧上泪小点和另一侧下泪小点，可有效缓解患者干眼症状及泪膜破裂时间、泪液分泌量等指标，且阻塞上泪小点和下泪小点的效果无明显差异。PSS 相关型干眼患者泪液分泌减少，适用于泪道栓塞、泪点封闭等手术治疗，但由于手术可能会引起泪点扩张、泪小管炎、泪小管肉芽肿等并发症，栓子的材质及安全性有待进一步研究。下泪小点烧灼封闭泪小点可视情况选用。

大唾液腺移植或使用皮下储液器等更具侵入性的操作适用于治疗最严重的病例。自体颌下腺或唇腺移植对重度 DED 有效，但对 SSDE 患者来说，其唾液腺在疾病过程中亦受到侵犯，故临床上并不推荐。

对伴有持续性角膜上皮缺损（PED）、非手术治疗均无效或出现角膜溶解或感染的患者，应在控制感染的前提下及时行羊膜移植或自体结膜瓣遮盖术，避免发生进一步穿孔。对角膜已穿孔的 SS 患者，需行角膜移植手术，但术后易出现 PED，可能需佩戴巩膜镜或角膜绷带镜，或行自体结膜瓣遮盖术、睑裂缝合术以促进角膜上皮生长。

4. 新型药物治疗

（1）Lifitegrast（Xiidra）。

Lifitegrast（Xiidra）于 2016 年被 FDA 批准为 13 年来第一个 DED 新药。Lifitegrast（Xiidra）是一种新型小分子整合素抑制剂，通过阻断细胞间黏附分子 -1 和淋巴细胞功能相关抗原 -1 之间的相互作用而发挥作用，这对于抗原提呈细胞向淋巴结的迁移以及 $CD4^{+}T$ 细胞的激活和向眼表的迁移至关重要。四个大型的多中心、随机、对照试验中，Lifitegrast（Xiidra）已被证明能有效控制 DED 的症状和体征，而且不良反应很小。临床数据显示，Lifitegrast（Xiidra）疗效更快，2 周内即可使 DED 病情得到缓解。许多用于 DED 治疗的新药正在研发中，截至 2022 年 11 月，ClinicalTrials.gov 上有 1181 项研究。

（2）富含生长因子的自体血清和血浆。

有证据表明，自体血清可能是治疗 DED 的一个有吸引力的治疗方案。此外，它还可能对 SSDE 的治疗有效。长期应用自体血清滴眼液有助于改善 SSDE 患者的 TBUT、荧光素染色和虎红染色的情况。自体血清滴眼液结合泪小点栓植入时效果更佳。然而在严重 DED 患者中自体血清的疗效可能有限，这是因为存在循环抗体和促炎症细胞因子。此外，自体血清治疗在 SSS 和 SSDE 患者中并不成功。富含生长因子的血浆可能是一种选择，因为它含有参与组织再生的蛋白质和因子，并且具有长期的生物稳定性。

（3）交联透明质酸。

数据显示，透明质酸可以改善泪膜的稳定性。然而，这种制剂在人体中被透明质酸酶代谢，导致实用性降低。因此开发基于透明质酸的配方是可取的。研究显示 SSDE 患者在灌注 30 分钟和 60 分钟后，表面不对称性指数和表面规则性指数有统计学上的显著差异。与透明质酸相比，交联透明质酸在维持泪膜稳定性方面有更好的功效。

（4）地夸磷索钠（diquafosol sodium）。

地夸磷索钠是一种二核苷酸衍生物，能激活眼表的 P2Y2 受体，并分别刺激结膜上皮和杯状细胞分泌水液和黏蛋白。研究表明，地夸磷索钠可能有治疗 DED 的潜力。同时，研究证实，地夸磷索钠能促进脂质的形成，并升高能够结合黏蛋白基因在眼部角膜上皮细胞中的表达，从而刺激睑板腺细胞中脂质小泡的形成，改善睑板腺形态，增加泪膜稳定性。因此地夸磷索钠滴眼液亦适用于 PSS 相关型干眼症患者的局部治疗。

使用 3% 地夸磷索钠滴眼液替代人工泪液和透明质酸钠滴眼液时，SSDE 的女性患者在治疗后症状得到改善，如体征减轻，尤其是 TBUT、泪河半径指标好转。对于那些应用人工泪液治疗无效的患者来说，3% 的地夸磷索可作为替代治疗。

（5）瑞巴派特。

瑞巴派特作为黏蛋白分泌激动剂是一种喹啉酮衍生物，临床上主要用作胃黏膜保护剂，可促进胃黏蛋白分泌，保护胃黏膜，用于治疗胃溃疡。研究发现，瑞巴派特亦可有效促进眼表黏蛋白分泌，达到治疗干眼的作用，2% 瑞巴派特滴眼液已在国外上市，取得很好的治疗效果。

（6）GW559090。

GW559090 是属于黏附分子的整合素 α4 的拮抗剂，它在一些炎症性疾病中起着关键作用。此外，对它们的阻断似乎是抑制自身免疫性疾病进展的有效治疗方法。血栓软骨素 -1（TSP-1）缺失的小鼠动物模型患有 SS 相关的眼表炎症，局部应用含有 GW559090 的制剂可明显减少角膜荧光素染色，这可能由于促炎 IL-1β 在角膜上的表达减少因而缓解炎症有关。它使角膜屏障的完整性得到改善。此外，还注意到杯状细胞密度的增加。

（7）羟氯喹（hydroxychloroquine, HCQ）。

HCQ 是一种主要应用于治疗类风湿关节炎或系统性红斑狼疮的药物。有证据表明 HCQ 可以减轻 SSDE 的症状和体征，但目前其治疗效果仍需进一步评估。

（8）间充质干细胞（mesenchymal stem cells, MSCs）。

MSCs 是多向潜能细胞，它可以自我更新，并从中产生具有特殊功能的其他细胞。研究表明间充质干细胞具有抗炎和免疫调节特性。Abughanam 等人发现间充质干细胞及其细胞提取物能有效保护患有 SS 样疾病的 NOD 小鼠的唾液腺和泪腺功能。该治疗有助于下调参与炎症反应的 IL-1β、TNF-α、基质金属蛋白酶 2（MMP-2）和转化生长因子 β1（TGF-β1）的基因表达。此外，间充质干细胞和间充质干细胞提取物都降低了血清中的抗 SSA 自身抗体水平，以及泪腺和颌下腺的淋巴细胞浸润。此外，两种疗法都增加了角膜上皮的厚度。

（9）雷帕霉素（Rapamycin）。

雷帕霉素，又称西罗莫司，是一种大环内酯类抗生素，具有免疫抑制特性和低毒性。它被用作预防器官移植排斥反应或冠状动脉支架涂层的药剂。有证据证实雷帕霉素对 DED 有治疗效果。在小鼠的动物模型中，灌注含有雷帕霉素的眼药水减少了泪腺中促炎症介质的 mRNA 表达，主要是 IFN-γ、IL-12、TNF-α，并促使泪液中 IFN-γ 的减少。雷帕霉素可提高杯状细胞密度，减少泪腺的淋巴细胞浸润和角膜荧光素染色，增加泪液分泌。然而还需要进一步的临床研究来证实雷帕霉素的疗效。

（10）维生素 D。

研究证实，维生素 D 具有免疫调节功能，其血清水平较低与自身免疫性疾病有关。血清中的维生素 D [25（OH）D_3] 水平与结膜和角膜染色评分呈负相关。Schirmer 试验、TBUT 和血清 25（OH）D_3 水平之间正相关。维生素 D 的缺乏与 SSDE 的严重程度有关，PSS 患者的维生素 D 水平低于对照组。建议测量 SSDE 患者的维生素 D 水平，并纠正其不足。

（11）其他。

重组人润滑素是具有润滑作用的糖蛋白，与透明质酸具有协同作用，同时具有抗炎作用。初步临床研究表明，重组人润滑素可显著改善患者泪膜破裂时间、角膜上皮脱落和结膜充血程度。

神经生长因子及其小分子模拟肽可显著改善角膜神经敏感度、角膜和结膜荧光素染色结果。

肿瘤坏死因子 α 与 CsA、泼尼松龙（prednisolone）滴眼液作用类似，可改善泪液分泌量和杯状细胞密度。

5. 物理治疗

由于 SSDE 的发病机制复杂，除药物治疗外，应解除诱发或加重干眼症状的危险因素，因此，物理治疗作为 SSDE 的辅助治疗亦十分重要。对于合并睑板腺功能障碍的 PSS 患者，局部热敷联合睑板腺按摩，可促进异常脂质的排除，解除睑板腺阻塞，缓解干眼症状。其次，睑缘清洁对于伴有睑缘异常的 PSS 患者十分必要，可减少睑缘脂质的异常堆积，增加泪膜稳定性。热敷熏蒸治疗可以通过其加热作用增加脂质的流动性，促进睑板腺功能的恢复。佩戴巩膜镜可以减少泪液蒸发，减轻干眼症状，但价格昂贵，部分患者异物感明显。此外，佩戴湿房镜、硅胶眼罩等均能提供密闭环境，减少泪液蒸发，可作为 SSDE 的辅助治疗。

近年来，各种干眼治疗仪的上市，使得强脉冲光治疗和热脉动治疗成为伴有睑板腺功能不全的 PSS 患者治疗干眼的新方式。可以通过热效应、光调节作用及脉冲式按摩促进睑板腺的修复，有效提高患者眼表泪膜稳定性，促进眼表修复。由于其安全性和舒适度均较高，受到患者的好评。热力学脉动治疗是治疗 MGD 的治疗方式之一。这种治疗方法有助于增加睑板腺油脂流动、延长 TBUT 和减少结膜和角膜染色。

6. 中医传统治疗

中医治疗采用辨证施治，对 SSDE 的治疗可以标本兼顾、全面调理，进一步缓解患者干眼症状，改善干眼相关指标。中医药熏蒸可使药物直接作用于眼表，改善眼周血供，缓解患者眼部疲劳及干涩的症状。研究发现，以石斛、玄参、菊花、金银花制备药物置于中药熏蒸仪内用于治疗，可有效改善患者干眼症状。针灸疗法可以行气通络、活血养血，促进泪腺分泌，改善自觉症状。但中医治疗干眼仍存在缺乏客观指标、尚无统一标准等诸多问题，仅作为辅助治疗，并未推广。临床中，中西医结合治疗常起到良好的效果。

（祁俏然　邢悦　李瑾）

参考文献

[1] Vitali C, Bombardieri S, Jonsson R, et al. Classification criteria for Sjögren's syndrome: a revised version of the European criteria proposed by the American-European Consensus Group [J]. Ann Rheum Dis, 2002, 61(6): 554-558.

[2] Tonami H, Matoba M, Yokota H, et al. CT and MR findings of bilateral lacrimal gland enlargement in Sjögren syndrome [J]. Clin Imaging, 2002, 26(6): 392-396.

[3] Villani E, Galimberti D, Viola F, et al. The cornea in Sjögren's syndrome: an in vivo confocal study[J]. Invest Ophthalmol Vis Sci, 2007, 48(5): 2017-2022.

[4] Seror R, Ravaud P, Mariette X, et al. EULAR Sjögren's Syndrome Patient Reported Index (ESSPRI): development of a consensus patient index for primary Sjögren's syndrome [J]. Ann Rheum Dis, 2011, 70(6): 968-972.

[5] Shiboski SC, Shiboski CH, Criswell L, et al. American College of Rheumatology classification criteria for Sjögren's syndrome: a data-driven, expert consensus approach in the Sjögren's International Collaborative Clinical Alliance cohort [J]. Arthritis Care Res (Hoboken), 2012, 64(4):475-487.

[6] Akpek EK, Mathews P, Hahn S, et al. Ocular and systemic morbidity in a longitudinal cohort of Sjögren's syndrome [J]. Ophthalmology, 2015, 122(1): 56-61.

[7] Aragona P, Aguennouz M, Rania L, et al. Matrix metalloproteinase 9 and transglutaminase 2 expression at the ocular surface in patients with different forms of dry eye disease [J]. Ophthalmology, 2015, 122(1): 62-71.

[8] Pflugfelder SC, De Paiva CS, Moore QL, et al. Aqueous tear deficiency

increases conjunctival interferon-γ (IFN-γ) expression and goblet cell loss [J]. Invest Ophthalmol Vis Sci, 2015, 56(12): 7545-7550.

[9] Foulks GN, Forstot SL, Donshik PC, et al. Clinical guidelines for management of dry eye associated with Sjögren disease [J]. Ocul Surf, 2015, 13(2): 118-132.

[10] Bianciardi G, Latronico ME, Traversi C. Entropy of corneal nerve fibers distribution observed by laser scanning confocal microscopy: A noninvasive quantitative method to characterize the corneal innervation in Sjogren's syndrome patients [J]. Microsc Res Tech, 2015, 78(12): 1069-1074.

[11] Shiboski CH, Shiboski SC, Seror R, et al. 2016 American College of Rheumatology/European League against rheumatism classification criteria for primary Sjögren's syndrome: A consensus and data-driven methodology involving three international patient cohorts [J]. Ann Rheum Dis, 2017, 76(1): 9-16.

[12] Bron AJ, de Paiva CS, Chauhan SK, et al. TFOS DEWS II pathophysiology report [J]. Ocul Surf, 2017, 15(3): 438-510.

[13] Pflugfelder SC, Bian F, Gumus K, et al. Severity of Sjögren's syndrome keratoconjunctivitis sicca increases with increased percentage of conjunctival antigen-presenting cells [J]. Int J Mol Sci, 2018, 19(9): 2760.

[14] Rasmussen A, Stone DU, Kaufman CE, et al. Reproducibility of ocular surface staining in the assessment of Sjögren syndrome-related Keratoconjunctivitis Sicca: implications on disease classification [J]. ACR Open Rheumatol, 2019, 1(5): 292-302.

[15] Gomes JAP, Santo RM. The impact of dry eye disease treatment on patient satisfaction and quality of life: A review [J]. Ocul Surf, 2019, 17(1): 9-19.

[16] Akpek EK, Bunya VY, Saldanha IJ. Sjögren's syndrome: more than just dry eye [J]. Cornea, 2019, 38(5): 658-661.

[17] 亚洲干眼协会中国分会，海峡两岸医药卫生交流协会眼科学专业委员会眼表与泪液病学组，中国医师协会眼科医师分会眼表与干眼学组．中国干眼专家共识：定义和分类(2020年)[J]. 中华眼科杂志，2020, 56(6): 418-422.

[18] 张文，厉小梅，徐东，等．原发性干燥综合征诊疗规范[J]. 中华内科杂志，2020, 59(4): 269-276.

[19] Vehof J, Utheim TP, Bootsma H, et al. Advances, limitations and future perspectives in the diagnosis and management of dry eye in Sjögren's

syndrome [J]. Clin Exp Rheumatol, 2020, Suppl 126(4): 301-309.
[20] Hwang JH MD, Lee JH MD, Chung SH MD, et al. Comparison of Meibomian Gland imaging findings and lipid layer thickness between primary Sjögren syndrome and non-Sjögren syndrome dry eyes [J]. Ocul Immunol Inflamm, 2020, 28(2): 182-187.
[21] Negrini S, Emmi G, Greco M, et al. Dry eye in Sjögren's syndrome-characteristics and therapy [J]. Eur J Ophthalmol, 2022, 32(6): 3174-3184.
[22] Kim YC, Ham B, Kang KD, et al. Bacterial distribution on the ocular surface of patients with primary Sjögren's syndrome[J]. Sci Rep, 2022, 12(1): 1715.

第三章

干燥综合征系统表现和诊治

第一节 干燥综合征血液系统表现和诊治

PSS 是一种慢性自身免疫性疾病，主要特征是外分泌腺的淋巴细胞浸润，该病的临床表现从自身免疫性外分泌延伸到具有腺外表现的系统性受累。PSS 患者可能出现血液学异常，发生率为 10% ~ 30%，白细胞、血小板、红细胞三系均可受累，也可出现单克隆丙种球蛋白病和淋巴增生性疾病，后者主要为 B 细胞来源的非霍奇金淋巴瘤（non-Hodgkin lymphoma, NHL）。B 细胞恶性肿瘤发病率的增加表明 SS 可能是自身免疫和淋巴细胞增生之间的一种边界疾病。

一、临床表现

1. 白细胞计数减少

PSS 血液系统损害中以白细胞减少最为常见，约 1/3 的 PSS 患者可见白细胞计数减少，可表现为中性粒细胞减少、淋巴细胞减少、嗜酸性粒细胞增多症及单核细胞增多症等。在单变量分析中，合并有中性粒细胞减少的 PSS 患者，外周神经病变、抗 Ro/SS-A 抗体和抗 La/SS-B 抗体、类风湿因子（rheumatoid factor, RF）、冷球蛋白血症和低补体血症的发生率更高；在多变量分析中只有抗 Ro/SS-A 抗体和 RF 是显著的独立变量。合并淋巴细胞减少症的患者肾脏受累和抗 La/SS-B 抗体的发生率较高，这两者在多变量分析中都是显著的独立变量。在单变量分析中，合并嗜酸性粒细胞增多症的患者的皮肤血管炎和唾液腺活检阳性率较低，在多变量分析中只有唾液腺活检阳性是一个显著的独立变量。白细胞计数减少的原因多认为与抗 SSA 抗体、抗 SSB 抗体等自身抗体的产生有关。合并白细胞计数减少的 PSS 患者中，骨髓造血功能无明显异常，因此，认为白细胞计数减少主要是由于抗体破坏及向外周池的转移减少引起的。

2. 贫血

多数文献报道，在 PSS 血液系统损害常见症状之一，发生率约 20%，且以轻、中度贫血居多。PSS 中最常见的贫血类型是正常色素性正常细胞性贫血，实验室检查提示网织红细胞数量和比率正常，血清铁、叶酸、维生素 B_{12} 正常或轻度异常，铁蛋白水平升高。慢性疾病贫血的一个标志是铁平衡的改变，网状内皮系统细胞内铁的吸收和储存增加，随后红系祖细胞铁的可用性降低，以及铁限制性红细胞生成。与健康对照相比，在 PSS 患者中发现某些细胞因子的血清水平增加，例如在慢性病贫血的发病机制中起作用的白细胞介素（interleukin, IL）-6 和 IL-10，以及分泌 IL-6 和 IL-10 的循环细胞的数量增加。IL-6 刺激急性期蛋白 hepcidin 在肝脏中的表达，hepcidin 抑制十二指肠对铁的吸收，诱导铁蛋白表达，并刺激铁在巨噬细胞内的储存和保留。IL-10 上调转铁蛋白受体表达，增加转铁蛋白受体介导的转铁蛋白结合铁进入单核细胞的摄取，诱导铁蛋白表达，并刺激铁在巨噬细胞内的储存和保留。这些机制导致循环中铁浓度降低，从而限制了红细胞对铁的利用。

与血红蛋白值正常的 SS 患者相比，在单变量分析中，贫血患者出现肾脏受累、皮肤血管炎、周围神经病、抗核抗体（antinuclear antibody, ANA）、抗 Ro/SS-A 抗体和抗 La/SS-B 抗体、RF、冷球蛋白血症和低补体血症的频率明显较高，而在多变量分析中，只有周围神经病和 ANA 是显著的独立变量。其他类型的贫血，如溶血性贫血、再生障碍性贫血、恶性贫血、骨髓增生异常综合征型顽固性贫血伴环状铁粒幼细胞和纯红细胞再生障碍性贫血在 PSS 患者中很少报道。

3. 血小板计数减少

PSS 合并血小板计数减少的发生率为 5%~15%，其发病机制是由于免疫功能紊乱，多克隆 B 细胞激活，产生多种自身抗体，包括血小板相关抗体，这些抗体不仅有抗血小板相关抗原，也有抗骨髓巨核细胞相关抗原，最终导致血小板减少。抗血小板抗体（antiplatelet antibody, PAIg）是导致血小板破坏的重要抗体，包括 PAIgG、PAIgA、PAIgM，其中绝大多数是 PAIgG。PAIg 与血小板结合后可以激活补体或单核 - 巨噬细胞介导的吞噬作用，导致血小板破坏，还可以直接和骨髓巨核细胞结合，影响其生长成熟，导致巨核细胞成熟和血小板生成障碍。此外，抗血小板生成素（thrombopoietin, TPO）抗体、抗 TPO 受体抗体亦起重要作用。在单变量分析中，血小板计数低的患者肾脏受累和抗 La/SS-B 抗体的患病率较高，这两者在多变量分析中都是重要的独立变量。提示自身抗体在 PSS 患者血小板计数减少的发病过程中发挥一定作用。Zhang 等对 131 例患者分析发现，结缔组织病合并严重血小板减少（PLT < 20×10^9/L）中，以 PSS 患者最常见，其次为 SLE。虽 PSS 患者出血表现较 SLE 患者多见，但 SLE 患者发生严重出血的比例高于 PSS，这可能与血管内皮损伤及凝血功能异常有关。

4. 单克隆丙种球蛋白病

单克隆丙种球蛋白病的特征是浆细胞克隆性增殖，产生同质单克隆蛋白。在没有恶性疾病的情况下，患有单克隆丙种球蛋白病的患者被归类为患有意义未明的单克隆丙种球蛋白病。然而，这种无症状疾病需要仔细随访，因为一些意义未明的单克隆丙种球蛋白病患者可能会出现明显的血液肿瘤，主要是多发性骨髓瘤。

早在 1983 年，Moutsopoulos 等人通过使用高分辨率凝胶电泳结合免疫固定和特异性吸收研究，发现 PSS 患者血清中游离 κ 或 λ 链的发生率高于其他自身免疫性疾病患者，如 SLE、RA 和系统性硬化症。其后，在 PSS 患者血清和尿液样本中证明了单克隆蛋白的存在，主要由游离 κ 或 λ 轻链组成。有部分 PSS 患者尿液中检测到单克隆游离轻链后，在腮腺、肺或两者中出现 B 细胞 NHL，这表明游离轻链可能是 NHL 发展的早期诊断线索。

Youinou 等通过使用结合免疫固定的高分辨率电泳技术，在 PSS 患者的血清中证实了单克隆免疫球蛋白（monoclonal immunoglobulin, mIgs）存在，PSS 患者 mIgs 检出率在 20% 左右，可表现为 IgG、IgM、IgA、游离轻链等类型。mIgs 与肺部受累、多克隆高 γ 球蛋白血症、红细胞沉降率升高、RF 和抗 Ro/SS-A 抗体相关，但与临床表现、病程、皮质类固醇或免疫抑制治疗无关。合并单克隆丙种球蛋白血症者要注意排查淋巴瘤或多发性骨髓瘤。

5. 淋巴增殖性疾病

在自身免疫性疾病中，SS 的恶性淋巴增生性疾病发病率最高，因此 SS 被认为是自身免疫性疾病和淋巴增生性疾病的交叉路口，自从 1951 年 Rothman 等人描述了一例 SS 合并淋巴瘤病例，SS 和淋巴瘤之间的关联就已为人所知。PSS 患者患淋巴瘤的发生率 5%~7%，其风险是健康人群的 10 ~ 44 倍，淋巴瘤平均发生在 SS 确诊后 6~7 年，以 B 细胞淋巴瘤最常见，通常表现为持续肿胀的唾液腺（尤其是腮腺），但也可发生在淋巴结或其他淋巴结外（如胃、肺、肝、脾、眼眶）部位。非霍奇金淋巴瘤的发展是该疾病的主要并发症，包括黏膜相关淋巴组织（mucosal-associated lymphoid tissue, MALT）淋巴瘤（占 48% ~75%）、淋巴结边缘区淋巴瘤和弥漫性大 B 细胞淋巴瘤等。

SS 发生淋巴瘤的具体病因和发病机制尚不明确，遗传、免疫缺陷及某些感染因素均参与其中。由于淋巴瘤对疾病结局的不利影响，近年来许多研究一直在努力确定预测 PSS 患者淋巴瘤进展高风险的相关标志物。单侧或双侧唾液腺肿大复发是描述的第一个也是最强的预测指标之一，与没有腮腺肿大的患者相比，腮腺肿大者淋巴瘤的发生风险升高 3 ~ 15 倍，提示 B 细胞过度活跃和（或）由免疫复合物介导的系统性临床表现与淋巴瘤的发生有关。大约 50% 的研究发现腮腺增大与低 C4 水平相结合可预测淋巴瘤的发展。伴皮肤紫癜的 PSS 可能具有更高的淋巴瘤发病率。皮肤紫癜已被公认为 PSS 淋巴瘤发展的关键预后标志物。除此之外，弥漫性高丙种球蛋白血症、冷球蛋白血症是反映 SS 患者 B 细胞过度活跃的常见指标，并被确定为 SS 患者发生淋巴瘤的独立预测因子。

有研究显示，在伴有 NHL 的 SS 患者中，抗 Ro/La 自身抗体的阳性率显著升高；与抗 Ro/La 抗体阴性患者相比，表达抗 Ro/La 抗体的 SS 患者淋巴增生及发生淋巴瘤的风险显著升高。超过 40% 的 PSS 相关性 MALT 淋巴瘤表达 RF，B 细胞表达 RF 显然是 B 细胞向 MALT 淋巴瘤转化的重要风险因素，而 RF 克隆的淋巴损伤是淋巴瘤驱动基因突变逐渐累积的结果。故 PSS 患者血清中抗 Ro/La 抗体和 RF 的存在是淋巴瘤发展的独立预测因子。

欧洲风湿病联盟提出的 ESSDAI 评分系统最常用于 PSS 病情评估。ESSDAI 评分分为低活动（ESSDAI < 5 分）、中等活动（5 分 ≤ ESSDAI ≤ 13 分）和高活动（ESSDAI ≥ 14 分）。根据 ESSDAI 评分，与低风险患者相比，患有 NHL 或明显 NHL 高危的 SS 患者表现出较高的疾病活动性，并表现出严重的全身性疾病。故通过 ESSDAI 评分评估的疾病高活动性可独立预测 SS 患者淋巴瘤的发生风险率。因此，临床工作中有必要密切随诊观察病情，当患者出现腮腺、脾脏、淋巴结持续肿大，紫癜、低补体、白细胞下降、高免疫球蛋白及持续病情活动等表现时，应及时进行化验检查，需警惕其演变为淋巴瘤的可能。

二、诊断

确诊干燥综合征疾病后，血常规可提示血细胞减少表现，包括中性粒细胞减少症：中性粒细胞 $< 1.5 \times 10^9$ / L；淋巴细胞减少症：淋巴细胞 $< 1.0 \times 10^9$ / L，贫血：血红蛋白 < 120 g/L，血小板减少症：血小板 $< 150 \times 10^9$ / L。溶血性贫血患者合并 Coombs 试验阳性。血 IgG > 16g/L 提示多克隆性免疫球蛋白 G 升高；少数患者出现巨球蛋白血症或单克隆高免疫球蛋白血症；如有持续无痛性唾液腺、淋巴结肿大等表现者，及早行组织活检，根据病理可确诊淋巴瘤等恶性疾病。

三、鉴别诊断

需与其他结缔组织病、血液系统疾病等相鉴别。

（1）系统性红斑狼疮：是一种多系统受累的自身免疫性疾病，可因血液系统受累出现血细胞减少，多合并其他系统表现，如蝶形红斑、脱发、蛋白尿等，有特异性自身抗体及低补体等。

（2）IgG4 相关疾病：是一组与 IgG4 升高有关的疾病，包括 Mikulicz 病、自身免疫性胰腺炎、原发性硬化性胆管炎、腹膜后纤维化等，确诊需组织中 IgG4$^+$ 浆细胞浸润伴典型纤维化。

（3）急性白血病：多表现为贫血、发热、出血，以及肝脾、淋巴结肿大等，骨髓穿刺、活检可确诊。

（4）骨髓增生异常综合征：该病可出现三系下降，外周血中有原始和幼稚细胞，多伴染色体异常，骨髓穿刺、活检可确诊。

（5）淋巴瘤：主要表现为无痛性进行性淋巴结肿大或局部肿块，临床表现根据受累组织器官不同而出现不同的症状，确诊需活检病理。

四、治疗

1. 贫血

由本病所致的慢性病贫血，治疗原则以原发病为主，贫血可随全身疾病活动度的下降得到改善。其他原因导致的贫血要根据相应的病因治疗。溶血性贫血可予中、大剂量的糖皮质激素 [如泼尼松 0.5~1.0 mg/（kg·d）起始]，严重者可予激素冲击治疗（甲泼尼龙 500~1000 mg/d, 3 d），后续联合不同种类的免疫抑制剂，如环磷酰胺、环孢素或吗替麦考酚酯等。PSS 继发的再生障碍性贫血、骨髓增生异常综合征引起的贫血及纯红细胞再生障碍性贫血可以参照原发性血液系统疾病的治疗方案。

2. 白细胞减少

轻度的白细胞减少 [（3.0~4.0）× 10^9/L] 不增加感染的发生率，可以观察，不需特殊用药。WBC 在（2.0~3.0）× 10^9/L 间，如无其他伴随症状，可予利血生等药物促进骨髓内粒细胞生长和成熟，但作用有限。若患者有反复感染表现，或 WBC 数量低于 2.0 × 10^9/L，感染的风险增加，可加用中等剂量的泼尼松 [0.5~1.0 mg/（kg·d）] 治疗。WBC 对糖皮质激素的反应特别敏感，1~2 天即可看到疗效，数天内 WBC 可恢复至正常，甚至达到 10.0 × 10^9/L 以上。严重的粒细胞缺乏或合并感染的患者可给予短期的粒细胞集落刺激因子。

3. 血小板减少

轻度的血小板减少（血小板 70 × 10^9/L 以上）一般不会出现出血倾向，可以观察。中度的血小板减少 [（40~70）× 10^9/L] 可以出现皮肤的出血点和瘀斑、口腔和鼻黏膜出血，严重者还会出现消化道出血，特别是在服用抗血小板或抗凝药物治疗的患者。血小板 <20 × 10^9/L 的患者出现重要器官出血的风险极高，例如颅内出血，会危及生命。这些患者需要积极和强效的治疗。治疗药物的选择和用法与特发性血小板减少性紫癜类似。中高剂量的糖皮质

激素 [泼尼松 1~2 mg/（kg·d）] 为一线的治疗药物，严重的血小板减少症可采用糖皮质激素的冲击治疗（甲泼尼龙 1 g/d, 3 d），序贯以口服激素。联合免疫抑制剂有助于激素减量，可以选择对造血功能影响较小的药物如环孢素、吗替麦考酚酯，也可在严密监测下使用环磷酰胺，此类药物的剂量可参考以上溶血性贫血的治疗。静脉输注丙种球蛋白 [0.2~0.4 g/（kg·d），3~5 d] 起效最快，危及生命的活动性出血患者可以将其作为一线治疗方式，血小板数量能在 2~3 d 得到迅速回升。如果患者对糖皮质激素的反应不佳，或减药后血小板数量反复下降、难以维持，可以考虑二线治疗方案如抗 CD20 的单克隆抗体（利妥昔单抗）和血小板生成素（thrombopoietin, TPO）受体的激动剂。SS 的患者一般不考虑脾切除治疗。少数患者对以上治疗方式反应均不佳，血小板长期维持在（10~30）$\times 10^9$/L, 如无内脏出血表现，不建议反复输注外源性血小板，无效输注的可能性极大。此类患者可能死于严重的内脏出血。

4. 单克隆丙种球蛋白血症

合并单克隆丙种球蛋白血症者要注意排查淋巴瘤或多发性骨髓瘤。良性的单克隆丙种球蛋白血症可以随访，检测水平高的患者可考虑予中等剂量糖皮质激素 [泼尼松 0.5 mg/（kg·d）]。激素减量过程中容易反跳，可联合一种免疫抑制剂如甲氨蝶呤、硫唑嘌呤、来氟米特等。

5. 淋巴瘤

对于 PSS 合并淋巴瘤的治疗，临床上主要根据其分型、严重程度及发生部位等具体分析，利妥昔单抗 + 化疗药物 + 激素的治疗方案对多种病情均能起到良好疗效。PSS 并发淋巴瘤患者总体预后明显低于单纯 PSS 患者，重视早期风险评估及分层诊治对于改善此类患者的生活质量及长期预后具有重要的临床意义。未来将重点研究一些新的预测因素在 PSS 继发淋巴瘤中的作用机制，以及开发预测淋巴瘤发生的有效评分系统，从而更好地评价疾病活动度，为早期诊断及后续治疗提供依据。

（刘杨　赵福涛）

参考文献

[1] Manganelli P, Fietta P, Quaini F. Hematologic manifestations of primary Sjögren’s syndrome [J]. Clin Exp Rheumatol, 2006, 24(4): 438-448.

[2] Madu AJ, Ughasoro MD. Anaemia of chronic disease: An in-depth review [J]. Med Princ Pract, 2017, 26(1): 1-9.

[3] Zhang W, Wang F, Wang H, et al. Severe thrombocytopenia in connective tissue diseases: a single-center review of 131 cases[J]. Clin Rheumatol, 2018, 37(12): 3337-3344.

[4] Retamozo S, Brito-Zerón P, Ramos-Casals M. Prognostic markers of lymphoma development in primary Sjögren syndrome [J]. Lupus, 2019, 28(8): 923-936.

[5] Kapsogeorgou EK, Voulgarelis M, Tzioufas AG. Predictive markers of lymphomagenesis in Sjögren's syndrome: From clinical data to molecular stratification[J]. J Autoimmun, 2019, 104: 102316.

第二节　干燥综合征呼吸系统表现和诊治

干燥综合征的呼吸系统受累包括间质性肺炎（interstitial pneumonia,ILD）和气道疾病，以及淋巴增生性疾病。PSS-ILD 患者与健康相关的生活质量受损，死亡风险更高，这表明早期诊断和治疗相关的肺部病变的重要性，相比之下，大气道疾病对呼吸功能影响不大，也并非导致患者死亡的原因。

一、临床表现

PSS 患者肺部受累的发生率差异很大。通过肺功能测试异常的呼吸道症状和（或）高分辨率计算机断层扫描（HRCT）检查异常定义肺部受累的研究表明，患病率在 9%~22% 之间，女性更常见。PSS 患者肺部表现是多态性的，也是这些患者发病率和死亡率的主要原因，尤其是当诊断为间质性肺病时。各种研究表明，肺部受累的主要风险因素是男性、长期吸烟、发病较晚和病程长。呼吸道所有的组织都可能受到影响，包括肺实质、气道、脉管系统和胸膜。肺部表现还包括淋巴增生性疾病（通常恶性肿瘤的发病率较高）、肺部感染和血栓栓塞性疾病、胸腔积液等，还有些肺部病变与 PSS 的药物肺毒性有关。呼吸道累及的部位不同临床表现也不同。

（一）间质性肺炎

ILD 是 PSS 最易合并的肺疾病，发生率可高达 70%。ILD 是一组累及小气道周边的弥漫性疾病，涉及肺泡、肺泡壁、细支气管和微小血管，最终可发展至肺纤维化。ILD 在肺 CT 上表现为有磨玻璃样改变、蜂窝状改变、小叶间隔增厚、小叶内间质增厚、支气管扩张、胸膜下小结节。较少见的有马赛克样渗出、支气管肺泡间质增厚、大小结节等（图 3-1，图 3-2）。ILD 主要病理亚型有普通型间质性肺炎（UIP）、非特异性间质性肺炎（NSIP）、机化性肺炎（OP）、淋巴样间质性肺炎（LIP）、弥漫性肺泡损伤等，其中NSIP最常见。ILD的诊断需要临床、影像和病理等多学科综合评估。肺活检病理学检查是PSS-ILD诊断的金标准。由于ILD的临床表现不典型，与IPF相似，运动性呼吸困难和静息性咳嗽是最常见的呼吸道症状。这些患者肺部受累的发病时间是不定的，可以为PSS的首发症状，也可以伴随其他全身性症状，早期呼吸道症状表现不明显，所以大多数患者难以及时发现，从而延误治疗，导致肺功能严重受损。

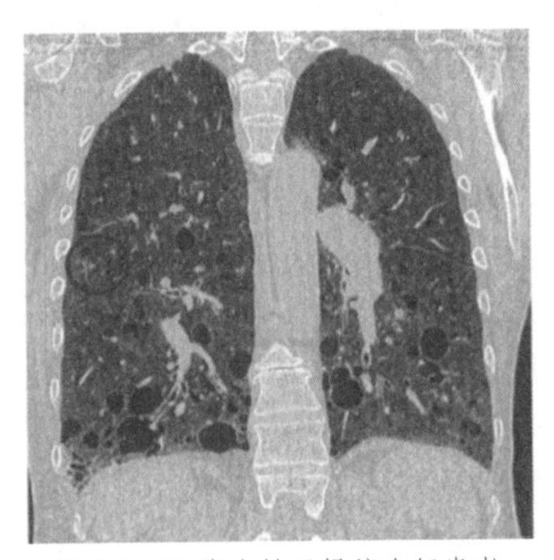

图 3-1　63岁女性干燥综合征患者

肺部CT冠状位显示大量肺大疱，下叶有细小的网状异常，在上叶，可以看到一些毛细支气管炎，可能是滤泡性的（圆圈所示）。该患者还有肺动脉高压（箭头所示），可见肺动脉扩张。

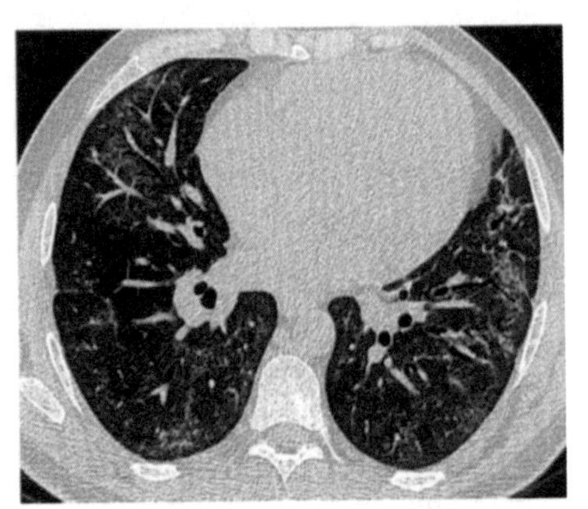

图 3-2　51岁女性干燥综合征患者

肺部CT断层扫描显示下叶支气管血管周围网状和毛玻璃影，这影像学改变与非特异性间质性肺炎一致。

（二）气道受累

气道受累表现为黏膜干燥，分别导致气管干燥和支气管炎。在这些患者中，临床表现通常以静息性咳嗽为特征，这种咳嗽可能比 CTD 诊断早几年，通常会影响生活质量。慢性咳嗽不仅可能是继发于气道干燥，还可能是黏膜纤毛清除率异常、支气管或细支气管炎症、胃食管反流和支气管高反应性的结果。其病理改变表现为黏膜下腺体显著增生、上皮层柱状细胞减少伴有杯状细胞增生，黏液在肺泡内聚积。发病机制为气道慢性炎症、气道高敏反应、黏膜纤毛清除能力下降和气道腺体减少。T 淋巴细胞和自然杀伤细胞在气道高反应起重要作用，是导致小气道高敏状态的先决条件。小气道病变在 HRCT 上主要表现为支气管黏膜增厚、细支气管扩张、支气管结节。

（三）肺部感染

PSS 患者发生严重肺部感染的风险增加，主要有免疫抑制治疗和免疫系统异常的综合因素，10%~35% 的 PSS 患者临床表现为非特异性肺炎，除此以外，细胞免疫损害是结核病（tuberculosis, TB）发病的最危险因素。PSS 患者由于长期应用免疫抑制剂 PPD 检测阳性率低，且缺乏典型的结核中毒症状，故结核病诊断率较低，临床上易漏诊。因此，PSS 患者出现肺部病灶时排查 TB 非常重要。

（四）肺动脉高压

PSS 并发肺动脉高压（pulmonary hypertension，PH）的发生率较低，多出现在 PSS-ILD 之后。研究显示，PSS-PH 患者出现抗 SSA 抗体、抗 RNP 抗体、类风湿因子阳性和高球蛋白血症的比例更高，提示自身抗体及 B 细胞活化可能与 PH 形成有关。PSS-PH 的发生机制是反复的肺血管痉挛。而自身性抗体破坏了肺间质，导致肺毛细血管床减少，是加重 PH 发生的原因。除此之外，免疫反应及炎症反应在 PSS-PH 发生机制中也起着重要作用。临床上 PSS-ILD 患者如果出现严重低氧血症和肺功能显著下降，应首先考虑 PSS-PH 的存在。超声心动图估测肺动脉压具有无创性、易重复的优点，是检测肺动脉压力的主要手段。

（五）淋巴瘤

在系统性自身免疫性疾病中，PSS 发生 B 细胞淋巴增生性疾病的风险更高，主要是非霍奇金淋巴瘤。PSS 患者患淋巴瘤的风险是普通人群的 14~20 倍，淋巴瘤的风险随着疾病持续时间的增加而增加，诊断后 5 年和 15 年的累计风险分别为 3.4% 和 9.8%。肺原发性淋巴瘤是一种罕见的疾病，约占所有结外淋巴瘤的 4% 和非霍奇金淋巴瘤的 0.4%。原发性肺淋巴瘤在 PSS 患者中的患病率似乎更高，估计为 1%~2%。到目前为止，研究认为腮腺复发性肿胀、紫癜、血清 C4 水平低、冷球蛋白血症、淋巴细胞减少症、单克隆免疫球蛋白病和高丙种球蛋白血症都与淋巴瘤的发生有关。与普通人群相比，淋巴瘤只略微增加了 PSS 患者的死亡率；通常与 PSS 相关的淋巴瘤预后良好，平均 5 年生存率为 65%~90%。当主要累及肺部时，淋巴瘤的临床表现为咳嗽、呼吸困难、体重减轻、出汗和疲劳。在放射学上，它可以表现为孤立或多灶结节、双侧肺泡浸润或间质改变，随机分布，轻度偏向于下叶，纵隔淋巴结肿大和胸腔积液等。

（六）胸膜受累

在 PSS 中，胸腔积液的发生率很低，发生在 <1% 的患者中，PSS 中胸腔积液的发生应考虑是否与 SLE 或 RA（继发性 SS）发生重叠综合征的可能性。还需要鉴别胸膜感染或淋巴瘤。PSS 胸腔积液更常见于双侧，是渗出性的，也可能显示胸腔积液中类风湿因子、抗 SSA/Ro、抗 SSB/La 阳性和免疫复合物水平升高，补体水平也可能降低，在这些情况下，需要排除与 SLE 或 RA（继发性 SS）重叠的情况。在少数病例报告中，皮质类固醇治疗后胸腔积液可消退，或自行好转。PSS 患者的胸膜增厚常与复发性肺炎和肺不张有关。

（七）其他少见疾病

如支气管哮喘、肺囊肿、血管炎，气道黏膜腺体萎缩及肺淀粉样变性。

二、诊断

首先根据患者临床症状、实验室及影像学检查，唇腺活检并根据 2016 年 ACR/EULAR 分类标准诊断干燥综合征。根据患者呼吸道症状，肺功能及肺部 HRCT、心脏超声等检查评估呼吸道受累情况。

当确定 PSS 患者的肺部受累后，应评估疾病的严重程度，包括症状、肺功能检查和 HRCT 影像学表现，在这些检查中，无论是在气道或肺实质受累的情况下，肺功能提供了对疾病严重程度的最精确测量。然而，由于正常范围的混杂效应（如患者文化差异导致配合程度不同），所以不应孤立地解释肺功能变量，当存在轻度肺功能损伤时，需结合临床表现及其他影像学检查。

评估 PSS-ILD 进展的最准确的检查是集中的连续肺功能检测。由于用力肺活量（forced vital capacity, FVC）具有高度的可重复性，在没有因胸膜疾病或肌肉无力引起的主要肺外限制的情况下，FVC 的变化是 ILD 特有的。PSS 患者的疾病进展可以通过随时间变化的 FVC 来检测，包括在 6~12 个月内 FVC 下降 ≥10% 或 DLco 下降 ≥15%。几项研究表明，6 分钟步行距离（6 Minute Walk Test, 6MWT）下降是特发性肺纤维化（IPF）患者和 CTD-ILD（可能包括 PSS-ILD 患者）死亡率的有力独立预测因素。6MWT 期间或结束时的指脉氧以及 6MWT 期间指脉氧的变化，已被发现是死亡率的重要预测因素。基线 6MWT<250 m 与死亡率增加 2 倍有关，基线至 24 周期间 6MWT 下降超过 50 m 与死亡增加近 3 倍有关。然而，PSS 的运动限制可以被认为是多因素的，其作用包括气体交换障碍和肺动脉高压、通气功能障碍和肌肉功能障碍。因此，疾病进展评估需要结合症状、肺功能变化，肺部 HRCT 的变化、6MWT 恶化和心动超声的数据。

在气道受累的情况下，评估疾病无有效的检测方法：在各种情况下，更常见的是，当发生大气道受累时，在没有明显临床特征的患者中，既没有有效的放射学检查，也没有肺功能检查和 6MWT 的异常。同样，在大气道受累的情况下，HRCT 评估疾病进展时通常也不敏感。

三、治疗

PSS-ILD 的治疗策略取决于症状的严重程度和对肺功能的影响。对于无症状轻度或非进展性 ILD 且 PFT 无显著异常的患者，“观望”方法是可以接受的，而对于进展性或严重疾病的患者，一线治疗通常为单用糖皮质激素或与免疫抑制药物联合使用。ILD 的病理类型不同可能会影响对治疗的反应：NSIP、OP 和 LIP 比 UIP 对类固醇或免疫抑制治疗的反应更好。

根据 ILD 的严重程度，糖皮质激素通常以每天 0.5~1 mg/kg 的泼尼松初始剂量使用。然而，由于缺乏随机对照试验，PSS-ILD 的治疗仍然主要是经验性的，且数据是从小病例系列中推断出来的，通常不仅包括 PSS 患者，还包括其他 CTD。免疫抑制剂如环磷酰胺（CYC）、吗替麦考酚酯（MMF）或硫唑嘌呤（AZA），这些药物联合糖皮质激素治疗，会减少类固醇的累积剂量，并提高治疗的有效性。

在一定比例的其他 ILD 患者中，包括与 CTD 和 PSS 相关的患者，即使使用糖皮质激素联合免疫抑制剂治疗，仍观察到进展性的肺纤维化。因此，加用抗纤维化药物（如吡非尼酮、尼达尼布）口服治疗非常重要，多项研究表明，抗肺纤维化药物可有效减缓 CTD 患者的肺功能下降，尽管目前仍缺乏循证依据，但传统的免疫抑制剂与抗纤维化药物联合使用，也可能成为 PSS 进行性肺纤维化患者的首选治疗方法。

对 PSS 发病机制的进一步深入研究将有助于开发新的治疗药物，特别是对肺部受累的药物。PSS 可能影响任何器官，因此，综合治疗涉及对病情的全面评估，包括肺部受累。然而，一些 PSS 患者可能患有亚临床非进展性肺病，不需要特殊治疗。对于可能发展为进行性肺病的患者，需要更准确的肺部筛查和更积极的治疗。抗纤维药物可有效减少 ILD 患者的肺功能下降，包括 CTD 患者。传统的免疫抑制剂与抗纤维化药物联合使用有可能成为 PSS-ILD 和进行性纤维化 ILD 患者的首选。

（艾香艳　赵福涛）

参考文献

［1］Peri Y, Agmon-Levin N, Theodor E, et al. Sjögren's syndrome，the old and the new［J］Best Pract Res Clin Rheumatol, 2012, 26(1):105-117.

［2］Natalini J, Johr C, Kreider M. Pulmonary involvement in Sjögren syndrome [J]. Clin Chest Med, 2019, 40: 531–544.

［3］Ramos-Casals M, Brito-Zerón P, Seror R, et al. Characterization of systemic disease in primary Sjögren's syndrome: EULAR-SS task force recommendations for articular, cutaneous, pulmonary and renal involvements [J]. Rheumatology (Oxford), 2015, 54: 2230–2238.

［4］Visca D, Mori L, Tsipouri V, et al. Effect of ambulatory oxygen on quality of life for patients with fibrotic lung disease (AmbOx): a prospective, open-label, mixed-method, crossover randomised controlled trial [J]. Lancet Respir Med, 2018, 6: 759–770.

［5］Mathai SC, Danoff SK. Management of interstitial lung disease associated with connective tissue disease[J]. BMJ, 2016, 352: h6819

［6］Luppi F, Sebastiani M, Sverzellati N, et al. Lung complications of Sjögren syndrome [J]. Eur Respir Rev, 2020, 29: 200021.

第三节　干燥综合征泌尿系统表现和诊治

一、概述

肾脏是干燥综合征的重要靶器官之一，肾脏损害呈现非特异性，肾小管间质和肾小球均可受累。PSS 的肾脏受累是异质性的，从孤立的电解质紊乱和肾结石，到急性和慢性形式的肾小球肾炎和 TIN。大多数研究得出的肾脏预后良好，晚期慢性肾病（CKD）的发病率非常低。

二、临床表现及发病机制

（一）肾小管间质损害

淋巴细胞浸润导致急性或慢性肾小管间质性肾炎（TIN）是 PSS 的主要肾脏表现。据统计在接受肾活检的 PSS 患者中约有 75% 的患有 TIN，活检中发现 PSS 患者合并 TIN 时肾单位的每个节段都有可能受累，但最为特征性的病变部位在肾小管的远端节段，尤其是集合管。肾小管的浸润主要是由 $CD4^+$T 淋巴细胞所致，$CD8^+$T 细胞和浆细胞浸润也可存在，这些细胞在肾小管间质的浸润可使集合管 H^+–ATP 酶及对噻嗪类利尿剂敏感的钠氯同向转运体（Na^+ -Cl^- cotransporter, NCCT）的功能受损。抗 SSA(Ro) 抗体或抗 SSB（La) 抗体可能与肾小管酸中毒相关。局部炎症亦可引发肾小管病变，造成肾小管酸中毒和肾脏浓缩功能障碍等肾小管功能异常的临床表现。随着病变发展，急性的肾小管炎症逐渐趋于慢性化，出现肾小管萎缩、肾间质纤维化，最终可能进展为慢性肾病。多数 TIN 患者起病隐匿、进展缓慢，通常在 PSS 病程的 2 年左右出现，临床中多表现为肾小管酸中毒、尿浓缩功能障碍，部分患者因急性间质性肾炎起病或可出现肾功能的缓慢进行性恶化，少数患者可能出现 Fanconi 综合征、Gitelman 综合征。肾小管酸中毒在肾小管间质损害中最为多见，发生率可达 65%~75%。根据受累部位分为远端小管、近端小管和集合管受累，临床上也常出现混合性肾小管酸中毒。

1. 远端肾小管酸中毒（distal renal tubular acidosis, dRTA）

dRTA 是 PSS 最常见的电解质紊乱表现，发生率为 5%~24%，主要累及部位是连接小管和集合管，主要由于远端小管分泌 H^+ 功能障碍引起。既往研究亦发现，dRTA 与抗 SSA（Ro）或抗 SSB（La）抗体、较长的病程、口干症、高血压、较高的肌酐、蛋白尿、高丙种球蛋白血症相关，部分患者可监测到抗碳酸酐酶 Ⅱ 或 H^+ -ATP 酶的自身抗体。dRTA 的发病机制是肾皮质集合管 α 闰细胞分泌 H^+ 功能障碍，酸化尿液能力降低。集合管主细胞的 ENaC 重吸收管腔中 Na^+，使得膜外呈负电位，在电位差驱动下，与之相邻的 α 闰细胞内 Ⅱ 型碳酸酐酶解离出游离 H^+，并通过管腔侧质子泵泵出。根据病变程度可以将 dRTA 分为完全型和不完全型两类。完全型 dRTA 表现为阴离子间隙正常的代谢性酸中毒，尿液 pH ＞ 5.3；不完全型 dRTA 的患者血碳酸氢根水平正常，但在酸负荷条件下仍不能有效酸化尿液。患者可表现为代谢性酸中毒伴尿 pH 值升高、持续的低钾血症伴或不伴高氯血症，也可表现为间断低钾血症伴有发作性肌肉痉挛或周期性瘫痪，严重低钾者可出现心律失常和低钾性肾病如尿浓缩功能障碍等，另外，由于肾小管酸中毒导致钙磷代谢异常，患者也会出现肾间质钙化、肾结石、骨软化或骨质疏松等。

2. 近端肾小管酸中毒（获得性 Fanconi 综合征）

在 PSS 中的发生率非常低，仅累及 3% ~4% 的有肾脏受损的患者，主要由近端小管重吸收 HCO_3^- 障碍引起。电解质紊乱以酸中毒伴尿阴离子间隙正常、低磷血症、低尿酸血症、肾糖阈升高等为特点。临床中，当尿中 HCO_3^- 排泄分数大于 5%，并进行碳酸氢根滴定实验后可以诊断近端肾小管酸中毒，表现为高氯性代谢性酸中毒伴尿阴离子间隙正常，轻、中度酸中毒时尿液呈碱性，低血钾，肾糖阈升高等。同时，由于酸中毒引起骨矿化障碍，也会出现佝偻病、骨软化、骨折等表现。临床上，单纯近端肾小管酸中毒患者一般不会出现骨质疏松和肾钙质沉积；在补充碳酸氢盐和噻嗪类利尿剂治疗时，由于促进集合管 K^+ 分泌，可能出现低钾血症。近端肾小管损伤最严重时对碳酸氢盐、磷酸盐、尿酸、糖、氨基酸和各种小分子蛋白等多种物质广泛重吸收障碍，表现为 Fanconi 综合征。

3. 尿崩症

PSS 合并肾性尿崩症常继发于远端小管或集合管尿液浓缩功能障碍，可能与主细胞管腔侧水通道蛋白或者基底侧的抗利尿激素受体功能受损有关。据文献报道，PSS 肾脏浓缩功能障碍的发生率为 16%~28%，而在合并肾脏受累患者中的发生率可以高达 81.9%。患者的主要临床表现是多饮、多尿和夜尿增多，但大多症状较轻，需要行限水实验诊断。集合管浓缩功能障碍可能是干燥综合征肾脏损害的最早期表现，甚至可能出现在口干、眼干的症状之前。

4. 其他综合征

获得性 Gitelman 综合征可见于 PSS 继发的 TIN 患者，Gitelman 综合征是常染色体隐性遗传病，由 SLC12A3 基因突变导致其编码的远曲肾小管上钠氯协同转运蛋白失活，导致肾小管髓袢升支粗段盐重吸收能力丧失或重度降低，临床表现主要为肾性低钾血症（低钾血症伴尿钾清除 > 20 mmol/L）、低镁血症、低尿钙症、代谢性碱中毒伴继发性高醛固酮血症（肾素、醛固酮升高）。TIN 导致的 Gitelman 综合征与肾小管炎症有关，也可能与 PSS 患者血清中抗钠氯同向转运体（NCCT）的自身抗体相关。与 Gitelman 综合征类似，巴特综合征（Bartter 综合征）也存在肾性低钾血症伴失盐性细胞外容量减少导致的高醛固酮血症。低镁血症可能发生，但与 Gitelman 综合征不同的是，细胞外容量减少更为明显，尿钙排泄正常或高。

（二）肾小球损害

1. 膜增生性肾小球肾炎

PSS 累及肾小球损害报道相对较少， PSS 是最常见的可导致非丙型肝炎病毒（HCV) 相关冷球蛋白血症性 MPGN 的自身免疫性疾病，所占比例为 30%~45%。不同于 TIN 患者，MPGN 的相关临床症状较为明显，患者可出现高血压、大量蛋白尿、血尿、急性肾功能衰竭等急性肾炎综合征的临床表现，多属于快速进展性肾小球肾炎，并可伴有紫癜、寒冷性荨麻疹、雷诺现象、高丙种球蛋白血症、类风湿因子升高、低补体血症等肾外表现。继发于冷球蛋白血症的 MPGN 是自身免疫性 B 细胞持续刺激的所造成的。这种肾小球病是新分类的免疫复合物介导的 MPGN 的一部分，免疫沉积物由免疫球蛋白（IgG、IgM、IgA、κ 和 λ 链）和补体部分（C3、C1q）组成，而不像补体介导的 MPGN 中只有 C3 成分。自身免疫性疾病、感染和癌症都可导致 MPGN。PSS 中自身抗原的性质尚不清楚，但病毒或 T 淋巴细胞对上皮细胞的破坏导致自身抗原到达循环，并被持续激活的 B 细胞和浆细胞产生的自身抗体所捕获。这些免疫复合物，单独或与类风湿因子相关，以冷球蛋白的形式沉积在肾小球，激活经典补体级联，募集更多的炎症细胞浸润，诱导系膜区和内皮下的炎症损伤和修复。系膜细胞的增殖和细胞外基质增加导致肾小球基底膜增厚形成 “双轨征”，这是 MPGN 的一个标志。此外，冷球蛋白在血管内沉淀形成血栓是 PSS 中 MPGN 的另一个特征。在一些 PSS 病例中，由免疫复合物造成的 MPGN 可单独存在，而患者并无冷球蛋白血症。而慢性 B 细胞刺激又可触发单克隆抗体病和淋巴瘤的发展。

2. 膜性肾病

膜性肾病是成年人较为常见的肾小球病变类型，其特征性表现为基底膜外 IgG 和补体 C3 的沉积。临床上以大量蛋白尿、镜下血尿、低蛋白血症、水肿、血脂增高等症状为主要表现。在 PSS 肾损害的患者中，膜性肾病的发生率不到 10%。推测其发病机制可能与在循环中形成的免疫复合物在内皮下和上皮下沉积有关。

3. 其他肾小球受累

在 PSS 患者中也有其他肾小球类疾病，如 IgA 肾病（占 1%~22%）、局灶性节段性肾小球硬化（FSGS，占 1%~8%）和微小病变型肾病（占 2%~4%），以及分类不明的增生性肾小球肾炎和偶发的新月体性肾炎。此外，少数情况下 PSS 与抗中性粒细胞细胞质抗体相关性血管炎肾脏损害也可合并存在，这类患者均为抗髓过氧化物酶抗体阳性，表现为镜下血尿、蛋白尿和急性肾功能损伤，病理可见毛细血管外增生性病变且免疫荧光染色阴性。据统计 ANCA 在 6%~17% 的 PSS 患者的血清中普遍存在，但大多数患者不会出现明显的 ANCA 血管炎表现。

4. 肾淋巴瘤

由于自身免疫性 B 细胞的慢性活化，2%~9% 的 PSS 患者可能并发非霍奇金淋巴瘤。黏膜相关淋巴组织淋巴瘤是干燥综合征患者罹患淋巴瘤的最常见类型，它通常可侵犯唾液腺、淋巴结，偶尔也可能累及肾脏。肾脏黏膜相关淋巴组织淋巴瘤在 PSS 患者中极为罕见。此类患者通常表现为肾脏肿块，并需要通过肾活检确诊。

三、诊断与鉴别诊断

由于肾脏疾病影响患者的预后和生活质量，因此诊断至关重要。除了显性肾病外，电解质紊乱可能是 PSS 肾脏受损出现的第一个症状，当 PSS 患者出现远端肾小管酸中毒相关的电解质紊乱或夜间尿频、多尿、肾性尿崩症等肾浓缩功能障碍表现，或影像学发现肾结石、肾脏钙化，或存在肾小管源性蛋白尿，应该考虑合并 TIN 的诊断。当电解质紊乱较为严重，并伴有肾功能下降时，则应当及时进行肾活检评估间质炎症程度。此外 PSS 相关的 TIN 也可以与其他可能导致 TIN 的疾病合并存在，尤其需要与 IgG4 相关性疾病、结节病等原因导致的 TIN 进行鉴别。PSS 冷球蛋白血症继发性 MPGN 的相关临床症状较为明显，患者可出现高血压、大量蛋白尿、血尿、急性肾功能衰竭等急性肾炎综合征的临床表现，多属于快速进展性肾小球肾炎，并可伴有紫癜、寒冷性荨麻疹、雷诺现象、高丙种球蛋白血症、类风湿因子升高、低补体血症等肾外表现，大多临床表现显著且病情常较重，故可被早期诊断。

其他疾病如 HCV 感染是导致混合性冷球蛋白血症的最常见原因，系统性红斑狼疮等多种自身免疫性疾病也可导致冷球蛋白血症，因此这些疾病造成冷球蛋白血症继发性 MPGN，故诊断时需要进行鉴别。另外，膜性肾病及其他类型肾小球病变在 PSS 肾脏损害患者中发生率很低，诊断有赖于肾活检病理检查，而且需要重点与系统性红斑狼疮等其他自身免疫性疾病所致肾损害相鉴别。累及肾脏的淋巴瘤十分罕见，患者通常表现为肾脏占位，确诊也有赖于肾活检。

四、治疗

目前，PSS 肾脏损害的治疗还缺乏大规模循证医学的证据，治疗方案尚未有统一的共识或指南，大多根据临床经验对症治疗，同时根据病情选择糖皮质激素或免疫抑制剂等。

1. 肾小管酸中毒治疗

（1）纠正酸中度和低钾血症：常用 10% 枸橼酸钾溶液，可加用 5% 碳酸氢钠溶液。10% 枸盐酸钾溶液配制方法为枸橼酸钾 100 g 及枸橼酸钠 100 g 加水至 1000 mL，即每 1 mL 水中含 Na^+ 和 K^+ 各 1 mg。

（2）防治肾结石、肾钙化和骨病：开始时大剂量补钙，避免在碱性环境中出现低钙性手足搐搦，之后改为一般剂量，纠正骨软化后可停用。补充维生素 D 的原则与补钙相同。监测血钙 < 10 mg/dL 和尿钙 < 4 mg/（kg·d），避免肾钙化。

（3）糖皮质激素：如患者有难以纠正的电解质紊乱、肾功能不全或肾活检病理示肾间质中重度炎细胞浸润，可考虑使用中等剂量糖皮质激素 [0.4~0.6 mg/（kg·d）]，对改善或维持患者的肾功能有利。

（4）免疫抑制剂：目前无证据显示激素联合免疫抑制剂治疗较单纯激素治疗的预后更好，因此对于免疫抑制剂能否作为一线用药应用于肾小管酸中毒，以减少激素用量，仍无定论。

2. 肾小球肾炎治疗

（1）微小病变型肾炎初始以大剂量泼尼松龙治疗为主，对频繁复发、激素依赖和激素抵抗型的患者可使用 CTX 治疗，效果不佳者可采用环孢素 A 治疗。

（2） 局灶性节段性肾小球硬化型首选大剂量泼尼松龙，对于激素依赖者可考虑用 CTX 治疗。

（3）对肾活检为轻微组织学改变的 IgA 肾病首选泼尼松龙，难治型可加用 CTX。

（4）伴肾病综合征或组织学改变为Ⅲ或Ⅳ期的原发性膜性肾病型，应接受免疫抑制治疗。

（5）其他对激素和免疫抑制剂不敏感或无效的类型，对症支持治疗。

（王艳玲　赵福涛）

参考文献

[1] Evans RD, Laing CM, Ciurtin C, et al. Tubulointerstitial nephritis in primary Sjögren's syndrome: clinical manifestations and response to treatment[J]. BMC Musculoskelet Disord, 2016, 17: 2.
[2] Ren H, Wang WM, Chen XN, et al. Renal involvement and followup of 130 patients with primary Sjögren's syndrome[J]. J Rheumatol, 2008, 35(2):278–284.
[3] Maripuri S, Grande JP, Osborn TG, et al. Renal involvement in primary Sjögren's syndrome: a clinicopathologic study[J]. Clin J Am Soc Nephrol, 2009, 4(9):1423–1431.
[4] Mishima E, Mori T, Sohara E, et al. Inherited, not acquired, Gitelman syndrome in a patient with Sjögren's syndrome: importance of genetic testing to distinguish the two forms[J]. CEN Case Rep, 2017, 6(2):180–184.
[5] Goules AV, Geetha D, Arend LJ, et al. Renal involvement in primary Sjögren's syndrome: natural history and treatment outcome [J]. Clin Exper Rheumatol, 2019, 118(3):123–132.
[6] Kidder D, Rutherford E, Kipgen D, et al. Kidney biopsy findings in primary Sjögren syndrome [J]. Nephrol Dial Transplant, 2015, 30(8):1363–1369.
[7] Katsifis GE, Rekka S, Moutsopoulos NM, et al. Systemic and local interleukin-17 and linked cytokines associated with Sjögren's syndrome immunopathogenesis [J]. Am J Pathol, 2009, 175(3): 1167–1177.
[8] Gu X, Su Z, Chen M, Xu Y, et al. Acquired Gitelman syndrome in a primary Sjögren syndrome patient with a SLC12A3 heterozygous mutation: a case report and literature review[J]. Nephrology, 2017, 22(8): 652–655.

第四节　干燥综合征神经系统表现和诊治

一、干燥综合征神经系统病变概述

原发性干燥综合征（PSS）的神经系统受累不常见，但是临床表现多种多样，通常出现在干燥症状或 PSS 诊断之前。PSS 合并神经系统病变在解剖学上可分为3类：中枢神经系统、周围神经系统和自主神经系统病变（表3-1），周围神经系统是最常见的受累部位。

表3-1 PSS神经系统受累的主要表现

中枢神经系统	周围神经系统	自主神经系统
局灶性/多灶性脑脊髓病变	远端轴突感觉性多发性神经病	直立性低血压
卒中	感觉运动性多发性神经病	少汗或无汗
视神经脊髓炎谱系疾病	小纤维神经病	胃肠运动活动障碍
多发性硬化样综合征	多发性单神经炎	膀胱功能障碍
弥漫性脑脊髓病变	感觉神经节病	艾迪瞳孔
认知功能障碍	颅神经病变	
痴呆	运动神经元疾病	
精神异常	慢性炎性脱髓鞘性多发性神经病	
无菌性脑膜脑炎		

文献报道，5%~20%的PSS患者累及中枢神经系统，这种差异可能由于患者的选择偏倚、PSS的不同分类标准及神经系统疾病的不同定义。一项纳入10007例PSS患者的国际多中心研究显示，中枢神经系统受累占2%，周围神经系统受累占6%。冷球蛋白血症、低补体和男性不仅预示神经系统受累，还预示更严重的临床症状。

PSS合并神经系统病变的发病机制尚未阐明，可能为炎症细胞浸润导致小血管炎和背根神经节损伤，也与抗神经元抗体有关。

二、干燥综合征中枢神经系统表现

PSS的中枢神经系统受累占2%~5%，可分为局灶性或多灶性脑脊髓病变和弥漫性脑脊髓病变。在80%的患者中，中枢神经系统症状可能比PSS的诊断早2年，并且与周围神经系统受累的患者相比预后更差。在病理学及免疫学方面，PSS的中枢神经病变被认为是因大量淋巴细胞浸润引起中枢神经系统小血管炎，以及髓鞘内补体系统的激活。有研究发现，PSS患者的脑白质容积减少。

（一）局灶性及多灶性脑脊髓病变

局灶性脑脊髓病变是PSS最常见的中枢神经系统受累表现，主要以运动或感觉障碍的卒中样症状为临床表现，包括偏瘫、失语症、构音障碍、运动障碍和小脑综合征。小脑综合征可分为中线结构和半球结构受损引起的症状。小脑中线结构对运动执行、眼球运动、四肢协调和前庭功能至关重要，而小脑半球主要负责运动计划和复杂任务的协调。步态障碍和构音障碍是小脑综合征最常见的临床表现。

PSS 相关的中枢神经系统血管炎更常影响小动脉而不是中动脉或大动脉，报道的大多数卒中是缺血性的，但也有一些蛛网膜下腔出血的报道。PSS 出现局灶性脑脊髓病变的机制可能是中性粒细胞或单核细胞浸润血管壁，内皮细胞和平滑肌细胞增生，免疫复合物沉积，最终导致血管闭塞或破裂。另外，PSS 合并局灶性脑脊髓病变还可出现的神经系统表现包括癫痫发作、舞蹈病、肌张力障碍性核间眼肌麻痹、眼球震颤、意向性震颤、左旋多巴抵抗性帕金森病、手足徐动症和痉挛性四肢瘫。

PSS 出现多灶性脑脊髓病变多为中枢神经系统脱髓鞘病变，常与视神经脊髓炎谱系疾病（NMOSD）有关，目前认为两种自身免疫性疾病并存。NMOSD 具有高度特异性抗水通道蛋白 -4（AQP4）IgG 抗体，主要表现为急性发作的双侧或快速相继的视神经炎（导致严重视力丧失）或横贯性脊髓炎（通常导致肢体无力、感觉丧失和膀胱功能障碍），并伴有典型的复发过程。研究发现，PSS 通过产生自身抗体或其他炎症机制破坏血脑屏障从而促进血液中 AQP4 IgG 抗体进入中枢神经系统致病。

除了 NMOSD，PSS 也可发展为多发性硬化样中枢神经系统受累，临床表现包括肢体轻瘫、核间眼肌麻痹、共济失调和失语症，其病程与多发性硬化（MS）相同，脑脊液可检出寡克隆带。PSS 所致的中枢神经脱髓鞘病变与 MS 可通过头颅 MRI、脑脊液检查鉴别。

（二）弥漫性中枢神经系统病变

PSS 的弥漫性中枢神经系统病变包括认知功能障碍、痴呆、精神异常和无菌性脑膜脑炎。

PSS 中的认知功能障碍是很常见的，其特征为记忆力、注意力和执行障碍。被称为“脑雾”的轻度认知障碍通常不被归类为 PSS 的中枢神经系统表现，因为认知缺陷可能由抑郁或焦虑引起。然而，认知和情感障碍也可能是免疫介导的脑功能障碍的结果，因此需要及时识别和治疗。有研究表明，80% 的 PSS 患者存在一定程度的认知障碍，其中一半为中度或重度。PSS 的认知障碍可由多种因素导致，包括疼痛、抑郁、免疫介导的血管内皮炎等。

痴呆在 PSS 中所占比例很小，因为大多数情况下认知障碍随着时间的推移保持稳定而不会发展为明显的痴呆。但是，PSS 患者患痴呆的风险增加 1.21

倍，65 岁以上老年 PSS 患者患痴呆的相对风险更高达 5.30 倍。痴呆可分为阿尔茨海默病、血管性痴呆、路易体痴呆或额颞叶痴呆。血管性脑受累被认为是 PSS 患者发生痴呆的最可能原因，如血管炎、自身抗体和免疫复合物沉积、血管阻塞，导致神经损伤、认知功能减退，作为一种神经退行性过程从而引发早期痴呆。

精神疾病如抑郁、焦虑和睡眠障碍在 PSS 中相当普遍。然而，鉴于慢性病患者患这些疾病的风险更高，尚不清楚 PSS 是否会增加精神疾病的独立风险。

无菌性脑膜炎及脑膜脑炎在 PSS 中较为常见，与脑膜血管炎症有关，临床特征包括头痛、脑膜刺激症状和流感样症状，并可能发展为局灶性神经症状如癫痫发作、颅神经麻痹或小脑综合征，而发热不一定存在。

三、 干燥综合征周围神经系统表现

周围神经系统病变在 PSS 中更为常见，占 5%~15%，包括远端轴突感觉性多发性神经病、感觉运动性多发性神经病、小纤维神经病、多发性单神经炎、感觉性共济失调神经病（也称感觉神经节病）、颅神经病变、运动神经元疾病和慢性炎性脱髓鞘性多发性神经病（CIDP），其中最常见的是轴突感觉性多发性神经病、感觉运动性多发性神经病和小纤维神经病。大多数（93%）患者的周围神经受累表现先于 PSS 症状或诊断。

不同类型的周围神经病变可在同一 PSS 患者中共存，但是发病机制各不相同，包括神经血管的血管炎、背根神经节淋巴细胞浸润、坏死性血管炎和抗神经元抗体。

轴突感觉性多发性神经病的特征是大神经纤维损伤导致神经传导异常，呈长度依赖性，表现为对称性远端感觉异常和缺损（包括轻度触摸、本体感觉和振动感觉），出现肢体远端“手套—袜套”样感觉障碍，主要影响下肢，并可能伴有足部灼痛感。

感觉运动性多发性神经病同时累及感觉和运动神经纤维，除了上述表现还出现运动无力，通常较轻，仅限于足趾或足部伸肌，但极少数严重病例可能影响行走，体格检查腱反射可能减弱或消失。研究发现，与轴突感觉性多发性神经病患者相比，感觉运动性多发性神经病更易出现 PSS 患者的腺外表现且程度更严重，常伴有明显的紫癜、低补体 C4 和冷球蛋白血症，并与淋巴瘤的发生有关。

小纤维神经病发生于传导伤害性刺激和温度的小直径有髓纤维（A δ 类纤维）和无髓纤维（C 类纤维）受损时，多具有非长度依赖性，表现为四肢、躯干或面部近端的烧灼感、麻木感、针刺样疼痛、放电样疼痛、异常疼痛、痛性发冷、瘙痒感、触觉迟钝、针刺觉迟钝，体格检查一般是正常的。小纤维神经病可独立出现，也可与大纤维神经病并存。有研究显示，小纤维神经病在男性 PSS 患者中更为常见，自身抗体和高丙种球蛋白血症较少。

多发性单神经炎是血管神经坏死性血管炎的结果，伴有 T 细胞和巨噬细胞浸润，导致缺血性神经损伤。体内最长的神经首先受到影响，因此足下垂是多发性单神经炎最常见的表现。这些 PSS 患者多有冷球蛋白血症，血管炎不限于神经，也存在于其他腺外部位，临床表现通常更复杂。

感觉神经节病的病变部位是背根神经节，可能是由于后根和脊神经节的淋巴细胞浸润所致，伴有或无大小纤维血管炎。首发症状为不对称性感觉异常，可出现步态不稳，并伴有振动感觉缺失、反射消失及假性手足徐动症。背根神经节炎也可能选择性地影响小神经元，出现不对称、斑片状、非长度依赖性分布的疼痛感觉障碍。

PSS 可出现颅神经病变，以三叉神经病变最为常见，其次是面神经和动眼神经受累。三叉神经功能障碍是由神经节损伤引起的，病变通常影响中（上颌）支，主要表现为单侧或双侧的单纯感觉神经炎。面神经是最常受累的运动脑神经，单侧病变更常见。动眼神经的选择性或混合性神经病导致复视。视神经受累已经在 NMOSD 中提及，其他颅神经受累罕见。

运动神经元疾病在 PSS 患者中很少发生，其特征为主要发生在肢体远端的轻瘫、萎缩和束颤，发病机制可能是单核细胞浸润引起的炎症反应，而无血管炎迹象。CIDP 在 PSS 患者中也很少见，主要表现是上肢和下肢近端和（或）远端肌肉的对称性无力，伴有感觉功能障碍和深部腱反射减弱或消失。

四、干燥综合征自主神经系统表现

研究报道，PSS 患者自主神经系统病变的患病率为 2%~50%，但由于定义和诊断方法不同，确切的患病率尚不清楚，尚未有研究报道 PSS 患者合并自主神经病变的患病率与普通人群相比存在差异。

PSS 中的自主神经病变被认为是神经节神经病和血管炎的共同作用。此外，在 PSS 患者中发现了抗 3 型毒蕈碱受体抗体、抗乙酰胆碱受体抗体，也可能参与致病。

临床上自主神经病变表现为直立性低血压、躯干和四肢少汗或无汗、胃肠运动活动障碍、膀胱功能障碍和艾迪瞳孔，以上临床表现可与其他感觉神经病变一起出现。研究表明，自主神经病变的症状与疲劳、PSS 疾病活动密切相关，但是自主神经病变的客观指标与 PSS 临床特征之间无明显关联。

五、干燥综合征神经系统病变的诊断

2016年ACR/EULAR分类标准建议，当出现EULAR PSS疾病活动指数（ESSDAI）定义的症状时，应考虑PSS诊断。对于有明显腺外症状的患者，应进行自身抗体筛查和唇腺活检。ESSDAI指数被用于评价PSS患者的疾病活动，可以更好地对每种症状的活动进行分类，它有助于确定神经系统受累的程度和治疗的结果。然而，需要注意的是一些中枢神经系统表现如认知障碍、痴呆、抑郁并没有纳入ESSDAI指数。由于PSS神经系统表现的异质性、隐匿性，不同神经系统病变缺乏统一的分类标准，使诊断变得复杂。除了仔细的体格检查，血清学（自身抗体、冷球蛋白）、脑脊液、神经电生理、影像学、神经及皮肤活检等检查也有助于诊断和鉴别PSS神经系统病变。

（一）中枢神经系统病变

头颅MRI提示非特异性T_2加权高信号出现在大多数局灶性中枢神经受累的PSS患者中，但是与年龄和脑血管疾病引起的类似异常难以区分。血清抗AQP4 IgG抗体阳性、MRI显示视神经及脊髓长病灶是诊断视神经脊髓炎（NMOSD）的重要依据。PSS脱髓鞘病变患者的头颅MRI可显示多发性弥漫性皮质下和脑室周围白质病变，较少出现神经功能的缺损，且脑脊液中寡克隆带较少（更常见的是1~2条），而活动性MS患者的中位数为5条带，不仅如此，有文献报道，PSS神经系统受累的患者脑脊液中很少出现炎症性表现，这也可以用来鉴别其他自身免疫性疾病和感染。

认知功能障碍的PSS患者中80%的头颅MRI正常，或在额顶叶区可见皮质下病灶，多在MRI T_2加权像出现白质多个高信号团，而大片集中的脑部损害却比较罕见，单光子发射计算机断层扫描（SPECT）可以显示额叶和颞叶的低灌注区。脑部MRI检查发现，PSS患者认知障碍的严重程度与脑白质病变程度相关。无菌性脑膜炎及脑膜脑炎的PSS患者头颅MRI可以是正常的，也可以显示脑白质和皮质或脑血管的高强度炎症表现。

由于中枢神经系统受累在PSS中少见，诊断之前应该仔细评估以排除共存风湿性疾病（如系统性红斑狼疮）的中枢神经系统表现、高血压或高脂血症引起的小血管疾病、中枢神经系统脱髓鞘疾病、感染及药物的不良反应等。

（二）周围神经系统病变

PSS的周围神经病变（小纤维神经病和颅神经病变除外）应通过神经电生理检查来证实，而且电生理检查对了解周围神经损伤程度及发现亚临床病例极为重要。周围神经病变的其他原因，如糖尿病、代谢性、毒性和遗传性原因，与 PSS 无关需要进行鉴别。

轴突感觉性多发性神经病和感觉运动性多发性神经病的神经传导检查揭示了感觉神经动作电位的幅度降低，不建议进行神经活检，除非怀疑存在血管炎。在小纤维神经病的 PSS 患者中，电生理检查通常是正常的，但可诱发轴突功能障碍，通过皮肤活检显示无髓神经的表皮内神经纤维密度降低、定量感觉测试等可帮助诊断，皮肤活检还有助于区分背根神经节和轴突损伤。其他的神经病变（如糖尿病）在体格检查和电生理检查中可诱发轴突功能障碍，在神经活检中可观察到非坏死性轴突变性。

多发性单神经炎的电生理检查主要表现为轴突损伤和对应于神经缺血区域的假阻滞，神经活检证实的血管炎大多数是多发性单神经炎和感觉运动性多发性神经病。感觉神经节病的电生理检查显示感觉神经动作电位和体感诱发电位降低或缺失，而运动神经传导多数情况下是正常的，脊髓 MRI 可见颈椎后柱（楔束和薄束）T_2 加权像呈高信号。运动神经元疾病的电生理检查可发现运动神经传导异常，并伴有急性去神经迹象。CIDP 的电生理检查显示远端运动潜伏期延长、传导速度减慢、时间离散异常或部分传导阻滞、F 波缺失或其潜伏期延长。

（三）自主神经系统病变

PSS 中自主神经系统病变的诊断缺乏统一的标准，常用的检测方法是反射试验（深呼吸、手指皮肤血流、立位挑战、Valsalva 动作等）和心率变异性。

六、干燥综合征神经系统病变的治疗

目前缺乏确凿的证据支持 PSS 患者腺体外表现的治疗决策，2019 年 EULAR 制订了 PSS 治疗管理指南，全身治疗（糖皮质激素、免疫抑制剂、静脉注射免疫球蛋白、生物制剂）主要基于专家意见和非对照研究，临床实践中宜采取个体化治疗。EULAR 指南针对 ESSDAI 指数涉及的 PSS 神经系统病变提出了诱导缓解策略，对于维持治疗方案没有达成共识，而未纳入 ESSDAI 指数的神经系统病变也需要一定的治疗。

（一）中枢神经系统病变

EULAR 指南推荐 PSS 的中枢神经系统血管炎和 NMOSD 首选糖皮质激素治疗（一般每日口服泼尼松 0.5~1 mg/kg，尽可能短疗程，病情严重者可采用甲泼尼龙静脉冲击），二线治疗使用环磷酰胺冲击（每次 0.5 g，每隔 15 天 1 次，最多 6 次）。如果治疗无效应选用利妥昔单抗（每次 1 g，每隔 15 天 1 次，共 2 次），出现危及生命的冷球蛋白血症性血管炎时需联合血浆置换，

对 AQP4 抗体阳性的 NMOSD 患者可加用依库珠单抗（末端补体抑制剂）。淋巴细胞性脑膜炎排除药物因素后首选对症治疗，若对症治疗失败或出现脑膜脑炎则与中枢神经系统血管炎的诱导缓解治疗相同。PSS 患者 MS 样中枢神经受累的治疗同 MS 的治疗。维持缓解治疗目前缺乏统一的标准，可使用硫唑嘌呤或吗替麦考酚酯。

PSS 神经精神表现，如认知障碍和痴呆，通常采用支持治疗，但是一些病例报道糖皮质激素治疗可显著改善患者症状。

（二）周围神经系统病变

根据 EULAR 的 PSS 治疗指南，冷球蛋白血症所致的多发性神经炎首选糖皮质激素治疗（一般每日口服泼尼松 0.5~1 mg/kg，尽可能短疗程，病情严重者可使用甲泼尼龙静脉冲击），二线治疗推荐口服免疫抑制剂（缺乏头对头比较）或利妥昔单抗（每次 1 g，每隔 15 天 1 次，共 2 次），对于危及生命的冷球蛋白血症性血管炎应使用环磷酰胺冲击（每次 0.5 g，每隔 15 天 1 次，最多 6 次），也可联合血浆置换。血管炎相关的轴突多发性神经病的治疗同冷球蛋白血症所致的多发性神经炎。对于非血管炎引起的多发性神经病，有神经性疼痛和心血管危险因素的感觉性神经病首选对症治疗，对症治疗无应答或存在运动性神经病需采用与感觉神经节病和 CIDP 相同的治疗。感觉神经节病和 CIDP 的一线治疗是静脉注射丙种球蛋白（每日 0.4~2 g/kg，共 5 天），二线治疗可考虑甲泼尼龙静脉冲击，如果治疗无效可选择环磷酰胺冲击。

PSS 小纤维神经病的治疗以缓解疼痛为目标。治疗药物首选加巴喷丁和普瑞巴林，如果疼痛控制不充分，可以使用 5- 羟色胺去甲肾上腺素再摄取抑制剂（例如度洛西汀或文拉法辛）。尽量避免使用三环类抗抑郁药（例如阿米替林和去甲替林）治疗神经病变，因为此类药物的抗胆碱能不良反应可能会导致干燥症状，并且可能无法达到治疗效果。另外，使用阿片类镇痛药也可控制疼痛，但阿片类药物有成瘾性，应谨慎使用。局部镇痛治疗（外用利多卡因贴）、经皮电刺激、针灸也可作为辅助治疗。小纤维神经病可能对糖皮质激素治疗无反应。

（三）自主神经系统病变

PSS 的自主神经病变可以通过支持治疗改善症状，也可选用醋酸氟氢可的松或米多君对症治疗。

（程昉）

参考文献

[1] Brito-Zerón P, Acar-Denizli N, Ng WF, et al. Epidemiological profile and north-south gradient driving baseline systemic involvement of primary Sjögren's syndrome[J]. Rheumatology (Oxford), 2020, 59(9): 2350-2359.

[2] Alunno A, Carubbi F, Bartoloni E, et al. The kaleidoscope of neurological manifestations in primary Sjögren's syndrome[J]. Clin Exp Rheumatol, 2019, 37 Suppl 118(3):192-198.

[3] Mekinian A, Tennenbaum J, Lahuna C, et al. Primary Sjögren's syndrome: central and peripheral nervous system involvements[J]. Clin Exp Rheumatol, 2020, 38 Suppl, 126(4):103-109.

[4] Davies K, Ng WF. Autonomic Nervous System Dysfunction in Primary Sjögren's Syndrome[J]. Front Immunol, 2021, 12:702505.

[5] 许砚秋，杨恩浩，朱丰林，等．原发性干燥综合征神经系统受累的诊治进展 [J]. 中国免疫学杂志，2022, 38(12):1516-1522.

[6] Ramos-Casals M, Brito-Zerón P, Bombardieri S, et al. EULAR recommendations for the management of Sjögren's syndrome with topical and systemic therapies[J]. Ann Rheum Dis, 2020, 79(1): 3-18.

第五节 干燥综合征消化系统表现和诊治

一、概述

据报道，10%~30% 的 PSS 患者有消化系统受累。来自西班牙的一项队列研究调查发现消化系统累及的患病率为 16.2%，主要以自身免疫性疾病的形式出现，如自身免疫性胃炎、原发性胆汁性胆管炎（PBC）或自身免疫性肝炎（AIH）等，半数患者在 SS 诊断同时或之后被诊断有消化系统累及。SS 患者合并消化系统受累的危险因素包括女性、确诊时年龄较大、C3 严重下降。

二、发病机制

与其他自身免疫性疾病类似，SS 的病因尚不清楚。迄今为止，人们普遍认为，易感个体暴露于特定的环境因素可能起着至关重要的作用，从而导致免疫系统失调和疾病的发生。更具体地说，先天免疫屏障紊乱通过涉及干扰素途径的机制在SS发病机制中起关键作用，特别是在疾病的早期阶段。适应性免疫系统在SS发展中也起着核心作用。事实上，持续的B细胞活化及Th1和Th17细胞的增殖有助于疾病的进展。

三、消化系统的临床表现和诊断

（一）口咽部

几乎所有患者因口咽部吞咽问题而生活质量受限，且与口干程度显著相关。患者的口腔干燥对口腔和咽部食物运输产生了重大影响，尤其是进食固体和半固体食物，因此可在患者咽部观察到食物残渣。SS患者的吞咽困难主要是吞咽效率受到影响，吞咽安全受到影响的程度较小。虽然没有危及生命的吞咽并发症，但吞咽问题大大降低了生活质量。患者通过努力清理喉咙，反复吞咽和（或）饮水来清洁咽部食物残渣，这会导致进餐时间延长，甚至产生严重的后果，例如营养不良和脱水。

因此，建议有口干和高口干值的患者接受进一步的吞咽诊断，例如可采用纤维喉内镜吞咽评估（fibreoptic endoscopic evaluation of swallowing，FEES）。通过FEES可了解鼻咽部、喉部的结构和黏膜改变，直接观察患者咽喉部的分泌物，评价咽喉部感觉，评估进食时食团运送和气道保护、声门闭合和食团清除等情况。吞咽检查的确切结果可用于根据疾病的病理机制开始适当的吞咽治疗，可以提高吞咽效率并改善生活质量。

（二）食管

SS患者的食管受累主要表现为食管动力受损，以及继发出现食管源性的吞咽困难和反流。早期研究表明，1/3或更多的患者存在食管蠕动功能缺陷。食管测压发现SS患者表现为食管下括约肌（LES)压力降低和LES松弛时间延长，食管体部蠕动速度减慢、收缩持续时间增加和体部同时收缩波的发生率增高。其中食管体部蠕动速度减慢是最常见的运动异常，这部分患者吞咽食物需要的液体量明显高于正常蠕动速度的患者。已有研究发现，许多不同的机制参与导致了系统性免疫性疾病患者的食管功能障碍。一项胃肠系统组织病理学检查显示，产生免疫球蛋白的淋巴细胞浸润、食管肌肉组织的炎性B细胞和T细胞活化和侵入并破坏目标器官，导致了食管运动协调障碍。食管动力紊乱使得食管排空能力下降，继而胃液易反流进入食管，可触发食管释放化学物质和炎症细胞因子加重动力障碍。

唾液对于中和反流入食管的胃酸、维持消化系统稳态起着至关重要的作用。正常情况下，当食管酸化会激活食管化学感受器，通过神经反射弧介导刺激唾液腺，即食管—唾液反射。SS 患者唾液分泌减少，干扰了食管—唾液反射的有效性。SS 患者因唾液分泌减少和食管动力受损，会降低食管廓清反流物的能力而导致胃食管反流病（GERD）。一项采用台湾地区居民健康保险研究数据库（2000—2011）的回顾性队列分析，调查了 SS 与 GERD 之间的关系，发现与对照队列中的患者相比，SS 与胃食管反流病的风险增加显著相关，在校正了年龄、性别和合并症等潜在混杂因素后，比值高达 2.41，表明 SS 患者一生中发生胃食管反流病的风险较高。虽然在 SS 患者中 GERD 的患病率很高，但这类患者的 GERD 症状中胃灼热和反酸较少，可能的原因是 SS 与慢性萎缩性胃炎相关的低胃酸状态相关。

对于 SS 患者合并食管性吞咽困难和反流，除了治疗原发疾病外，可给予促食管动力和抑酸剂控制症状。

(三) 胃

慢性萎缩性胃炎（包括 A 型和 B 型胃炎）是 SS 患者胃肠道受累的最常见表现。有研究报道，在有胃部症状的患者中，慢性萎缩性胃炎的发病率高达 36%，这与确诊时年龄较大、存在抗壁细胞和（或）内因子抗体相关。匈牙利 Pokorny 等通过胃镜下组织学检查证实，A 型胃炎占在 SS 患者中证实的慢性萎缩性胃炎患者的 29%，这个比例远高于普通人群。在意大利 SS 患者队列中，10% 的患者壁细胞抗体呈阳性，其中 5% 内镜证实为萎缩性胃炎。

A 型胃炎，也称为自身免疫性胃炎（autoimmnue gastritis, AIG)，是一种以胃底、胃体萎缩为特征的器官特异性自身免疫病。AIG 的特点是免疫介导的胃体壁细胞被破坏，胃酸分泌减少，进而影响维生素 B_{12} 和 Fe^{2+} 吸收，导致缺铁性贫血和恶性贫血，甚至因为维生素 B_{12} 缺乏可导致脊髓亚急性联合变性（SCD)。SS 患者发生 AIG 的潜在机制可能是唾液腺来源的表皮生长因子分泌减少，导致胃壁细胞损伤，使得免疫原性隐匿抗原暴露和免疫自我耐受性的丧失。此外，SS 和维生素 B_{12} 缺乏引起的神经病变具有相似的机制，与维生素 B_{12} 缺乏相关的 SS 患者更容易患神经系统病变。

AIG 的临床症状表现沉默或不典型，只有在患病 10~20 年后，当胃病进展为慢性萎缩性胃炎，表现为维生素 B_{12} 缺乏性恶性贫血或缺铁性贫血时，才会出现症状。对于诊断为自身免疫性疾病且表现为巨幼红细胞性贫血或缺铁性贫血的患者，应考虑进行 AIG 的筛查。目前暂无针对 AIG 疾病本身的治疗措施，临床治疗主要针对微量元素缺乏症和防治肿瘤并发症。

(四) 肠道

大多数 SS 患者存在功能性肠道疾病，例如肠易激综合征（IBS），但还与多种器质性肠道疾病有关。粪便钙卫蛋白（FC）是一种非侵入性生物标志物，已被建议用于区分器质性肠道疾病和功能障碍。一项横断面研究发现 55 例 SS 患者的 FC 水平高于健康对照组，进一步检查发现 14 例肠道器质性疾病，包括溃疡性结肠炎 1 例、显微镜下结肠炎 1 例、乳糜泻 2 例和胃肠道淋巴瘤 1 例。

乳糜泻在 SS 患者中的患病率是非 SS 人群的 10 倍，有调查发现 SS 患者中乳糜泻的患病为 4.5%~7%。乳糜泻的诊断通常先于 SS 的诊断，且与无乳糜泻的患者相比，合并乳糜泻的 SS 病患者确诊时的年龄较低，从而支持乳糜泻可能能够促进和加速 SS 发展的观点。在识别成人乳糜泻方面，血清学检测优于 FC。

虽然有 SS 患者合并炎症性肠病（IBD）的病例报道，但两者的关联仍存在争议。一项为期 6 年的随访研究发现，与对照组相比，IBD 患者的干燥症状并没有增加，表明 SS 和 IBD 之间缺乏关联。

虽然罕有 SS 合并淋巴细胞性结肠炎的报道，但最近西班牙的队列研究中发现了 3 例淋巴细胞性结肠炎（4.2%）。虽然这类结肠炎可能仅仅代表了全身性疾病 SS 影响胃肠道的结果，但也代表肠道微生物群的不平衡可能会导致遗传易感个体的外分泌腺炎症。

（五）肝脏

50% 的 SS 患者可以检测出肝功能异常。若探究其原因，首先需要排除感染性和药物性因素，其次需要检查是否同时存在自身免疫性肝病和非酒精性脂肪性肝炎。

羟氯喹和甲氨蝶呤被认为是治疗 SS 引起的炎性肌肉骨骼疼痛的一线和二线药物，长期使用有肝毒性的风险。据估计，转氨酶升高可发生在超过 20% 的甲氨蝶呤暴露患者中，并且似乎与治疗持续时间相关。最新的美国风湿病学会指南建议根据既往甲氨蝶呤暴露的持续时间调整血液检查的频率，范围在每 2~12 周之间。

SS 患者发生原发性胆汁性胆管炎（PBC）和自身免疫性肝炎（AIH）可高达 10% 的。有研究表明，SS 和 PBC 两种疾病可能具有共同的致病机制，代表相同的自身免疫介导的上皮炎的不同表达。这可以部分解释 SS 患者中 PBC 的较高患病率，尽管同一患者中多种自身免疫性疾病的关联是自身免疫性患者的一个众所周知的特征。一项来自希腊对 410 名 SS 患者的调研发现 PBC 的患病率为 6.6%。AIH 是与 SS 相关的第二大最常见的肝脏自身免疫性疾病，在几个系列研究中，AIH 在 SS 患者中的患病率为 1%~4%。这些研究发现合并 PBC 和 AIH 的患者会更频繁地使用糖皮质激素和改善病情药物治疗，这表明 SS 合并自身免疫性肝病史者病情更严重。建议对无症状 SS 患者每 6 个月进行一次肝脏生化检查（碱性磷酸酶、γ-谷氨酰转移酶和转氨酶），对有瘙痒和疲劳等症状的患者立即进行检查，包括自身免疫性肝病相关抗体分析。

（六）胰腺

由于胰腺和唾液腺在功能和组织上有许多相似之处，故 SS 可累及胰腺，表现为急性胰腺炎、慢性胰腺炎或胰腺占位性病变。来自西班牙的队列研究调查发现胰腺受累者占 9.8%，国内报道的数据为 1.51%。各研究报道数据不一致，是因为 SS 患者发生有症状的急性或慢性胰腺炎的风险较低，亚临床累及形式更为多见，约 25% 的患者可出现异常的血清淀粉酶水平。所以建议对有症状的 SS 患者进行淀粉酶和脂肪酶检测，特别是在存在其他胰腺炎危险因素（酗酒、胆石症、糖尿病和使用泼尼松大于 5mg /d）的情况下。并对有症状的患者进行外分泌胰功能不全筛查和影像学检查，如 USG、CT、MRI 或 ERCP。同时应重视与 IgG4 疾病与其他胰腺疾病的鉴别诊断。

急性胰腺炎在 SS 中的患病率据报道为 0.5%~3%。中国台湾地区一项包括近 9500 名 SS 患者的队列研究随访时间超过 4 年，发现 1.6% 的 SS 患者有胰腺受累，其中急性胰腺炎为 0.46%，与一项西班牙的相关报道接近。研究显示 SS 患者发生急性胰腺炎的风险是非 SS 患者的 1.48 倍，表明 SS 是急性胰腺炎的独立危险因素。此外，高龄（大于 65 岁）、糖尿病和胆结石增加了急性胰腺炎的风险，同时发现每日类固醇超过 5 mg 泼尼松龙当量和环磷酰胺使用是与急性胰腺炎相关的危险因素，而使用羟氯喹则降低了风险。

SS 并发胰腺受累的发病机制尚未完全清楚，研究表明自身免疫机制也参与其中。已有多项研究或病例报道提示 SS 可合并自身免疫性胰腺炎（AIP）。一些作者认为，这种联系部分是由于共同的胚胎起源。像碳酸酐酶Ⅱ和乳铁蛋白这样的共同抗原是唾液腺和胰腺中可能的抗原靶点。AIP 是由自身免疫介导、以胰腺肿大和胰管部规则狭窄为特征的一种特殊类型的慢性胰腺炎。大多数 AIP 病例的临床特征表现为：①腹部症状轻微或缺如，偶见梗阻性黄疸；②血清丙种球蛋白、IgG 或 IgG4 水平升高；③存在自身抗体；④胰腺弥漫性肿大；⑤内镜逆行胰胆管造影（ERCP）可见胰管不规则狭窄（硬化性胰腺炎）；⑥淋巴细胞和 IgG4 阳性浆细胞浸润在纤维化和闭塞性静脉炎中。激素和免疫抑制剂是有效的治疗方案。

四、管理和预后

SS 患者中消化系统的患病率较高，主要以其他自身免疫性疾病的形式出现。SS 患者在确诊消化道累及时多年龄较大，有更多的 C3 低补体血症，并且更频繁地使用糖皮质激素和免疫抑制剂治疗，这表明该疾病的表型更严重。鉴于消化系统累及的患病率相当高，建议对每个 SS 患者，特别是那些表现更严重的患者，都应该检查是否存在任何类型的消化系统疾病。目前 SS 本身的治疗并不专门针对胃肠道表现，但监测潜在的肝脏和胃肠道受累，对于预防严重并发症很重要。

（曹芝君）

参考文献

[1] Qin B, Wang J, Yang Z, et al. Epidemiology of primary Sjögren’s syndrome: a systematic review and meta-analysis[J]. Ann Rheum Dis, 2015, 74(11):1983-1989.

[2] Melchor S, Sánchez-Piedra C, Fernández Castro M, et al. Digestive involvement in primary Sjögren’s syndrome: analysis from the Sjögrenser registry[J]. Clin Exp Rheumatol, 2020, Suppl 126(4):110-115.

[3] Graf S, Kirschstein L, Knopf A, et al. Systematic evaluation of laryngeal impairment in Sjögren’s syndrome[J]. Eur Arch Otorhinolaryngol, 2021, 278(7): 2421-2428.

[4] Eyigör S, Sezgin B, Karabulut G, et al. Evaluation of Swallowing Functions in Patients with Sjögren’s Syndrome[J]. Dysphagia, 2017, 32(2): 271-278.

[5] Ruiz Allec LD, Hernández López X, Arreguín Porras JB, et al. Alterations in voice, speech and swallowing in patients with Sjögren’s syndrome[J]. Acta Otorrinolaringol Esp, 2011, 62(4): 255-264.

[6] Graf S, Keilmann A, Dazert S, et al. Training Curriculum for the Certificate “Diagnostics and Therapy of Oropharyngeal Dysphagia, including FEES”, of the German Society for Phoniatrics and Pedaudiology and the German Society for Otolaryngology, Head and Neck Surgery[J]. Laryngorhinootologie, 2019, 98(10): 695-700.

[7] Chang CS, Liao CH, Muo CH, et al. Increased risk of concurrent gastroesophageal reflux disease among patients with Sjögren’s syndrome: A

nationwide population-based study[J]. Eur J Intern Med, 2016, 31:73-78
[8] Wang YJ. Coexistence of Primary Sjögren's Syndrome and Autoimmune Gastritis With Pernicious Anemia and Subacute Combined Degeneration of the Spinal Cord: Case Report and Literature Review [J]. Front Immunol. 2022, 13: 908528.
[9] Koskenpato K, Ainola M, Przybyla B , et al.. Diminished salivary epidermal growth factor secretion: A link between Sjögren's syndrome and autoimmune gastritis [J]? Scand J Rheumatol, 2016, 45(2):118–121.
[10] Andréasson K, Ohlsson B, Mandl T. Elevated levels of faecal calprotectin in primary Sjögren's syndrome is common and associated with concomitant organic gastrointestinal disease [J]. Arthritis Res Ther. 2016, 18: 9.
[11] Bartoloni E, Bistoni O, Alunno A, et al. Celiac Disease Prevalence is Increased in Primary Sjögren's Syndrome and Diffuse Systemic Sclerosis: Lessons from a Large Multi-Center Study [J]. J Clin Med. 2019, 8(4):540.
[12] Singh JA, Saag KG, Bridges SL, et. al.2015 American College of Rheumatology guideline for the treatment of rheumatoid arthritis [J]. Arthritis Care Res (Hoboken) 2016; 68: 1-25
[13] Popov Y, Salomon-Escoto K. Gastrointestinal and Hepatic Disease in Sjögren Syndrome[J]. Rheum Dis Clin North Am, 2018, 44(1):143-151.
[14] Karp JK, Akpek EK, Anders RA. Autoimmune hepatitis in patients with primary Sjögren's syndrome: a series of two-hundred and two patients [J]. Int J Clin Exp Pathol. 2010, 25, 3(6): 582-586.
[15] Zeron PB, Retamozo S, Bové A,et al. Diagnosis of Liver Involvement in Primary Sjögren Syndrome [J]. J Clin Transl Hepatol. 2013, 1(2):94-102.
[16] Rakonczay Z Jr, Vág J, Földes A, et al. Chronic inflammation in the pancreas and salivary glands--lessons from similarities and differences in pathophysiology and treatment modalities [J]. Curr Pharm Des, 2014, 20(7): 1104-1120
[17] 杜志荣 , 罗璇 , 李霞 , 等 . 原发性干燥综合征并发胰腺受累患者的临床特征 [J]. 中华临床免疫和变态反应杂志 , 2018, 12(2): 164-168.
[18] Chang CC, Chang YS, Wang SH, et al. Primary Sjögren's syndrome and the risk of acute pancreatitis: a nationwide cohort study [J]. BMJ Open, 2017, 7(8): e014807.

第六节　干燥综合征内分泌系统表现和诊治

一、概述

人体内分泌系统主要由下丘脑 - 垂体 - 肾上腺（HPA）轴、下丘脑 - 垂体 - 性腺（HPG）轴、下丘脑 - 垂体 - 甲状腺（HPT）轴、生长激素 / 胰岛素生长因子 -1（GH/IGF-1）轴等构成。各根轴之间存在复杂的相互作用，参与人体绝大多数生理活动的调节，如自身免疫和慢性炎症的调节。研究发现 HPA 轴、HPG 轴、GH/IGF-1 轴和催乳素（PRL）分泌的改变，触发上皮细胞凋亡，继而导致器官特异性免疫反应，产生慢性炎症和自身抗体，导致内分泌腺体的损伤。SS 作为一种自身免疫病，不仅影响外分泌腺，也会因为内分泌腺体的累及而出现内分泌系统方面的临床表现。

二、发病机制

1. HPA 轴

SS 患者对应激反应下降，如促肾上腺皮质激素释放激素（CRH）和皮质醇水平低于正常对照组，硫酸脱氢表雄酮（DHEAS）分泌水平也下降，CRH 兴奋试验显示垂体分泌 ACTH 减少，导致肾上腺发育和功能障碍。此外，20% 的 PSS 患者中存在 21- 羟化酶 [21-（OH)] 抗体，可能诱导肾上腺自身免疫性反应。导致在应激状态下，皮质醇分泌不足。 在 PSS 组中，未发现肾上腺髓质功能受损。

2. HPG 轴

SS 女性发病率高于男性，且围绝经期好发，表明雌激素参与 SS 的发病。在正常唾液上皮细胞雌激素通过抑制 IFN-g 诱导的 ICAM-1 表达，发挥免疫调节作用，而雄激素对自身免疫反应具有保护作用。在 SS 中有 27% 的患者抗卵巢抗体阳性，提示 SS 患者存在卵巢功能下降的风险。

3. HPT 轴

SS 患者常合并自身免疫性甲状腺疾病（AITD），如存在高滴度的甲状腺髓过氧化物酶抗体（TPOAb）和甲状腺球蛋白抗体（TGAb），其中约 14% 的患者出现甲状腺功能减退。大约 10% 抗核抗体（ANA ）阳性的 AITD 患者符合原发性 SS 的诊断标准。AITD 和 SS 的发病具有相似的病理生理过程，如共同的 HLA 抗原、$CD4^+$ T 细胞的浸润和 B 细胞的激活。

4. GH/IGF–1 轴

GH/IGF-1 轴受损会导致唾液上皮细胞凋亡增加。IGF 通路在维持唾液腺细胞数量、细胞间连接和功能发挥重要作用。在 SS 患者的唾液腺活检标本中也发现 IGF-1 受体表达减少。

5. PRL 的作用

SS 患者存在 PRL 升高，与健康志愿者相比，原发性 SS 患者的血清中 PRL 水平升高（5%~50%）。白介素 6（IL-6）刺激和 T/B 淋巴细胞分泌的催乳素样蛋白，刺激淋巴细胞增殖，均可引起 PRL 升高。增加的 PRL 水平会发挥多种免疫调节作用，例如激活浆细胞样树突状细胞（plasmacytoid dendritic cell, pDC)、上调抗原提呈分子如 MHC Ⅱ、CD40、CD80 和 CD86 的表达，抑制自身反应性 B 细胞凋亡和 IFN γ 的生成。

三、临床表现

甲状腺方面，最常见的是慢性淋巴细胞性甲状腺炎，其中甲状腺肿型，即桥本甲状腺炎最常见。临床上可有颈部肿胀不适，体检触之甲状腺质韧硬。出现甲状腺功能减退时，患者可有怕冷、易疲劳、记忆力减退、反应迟钝等表现。

肾上腺方面，肾上腺皮质功能多正常，在应激时出现皮质醇分泌不足。如自身免疫性肾上腺炎导致肾上腺皮质毁损，出现肾上腺皮质减退时，患者可出现乏力、淡漠、易疲劳、食欲减退等症状。典型者由于垂体分泌 MSH 增加，可出现皮肤色素加深。

性腺方面，无论是性激素水平低下，或是 PRL、甲状腺激素和皮质醇分泌的变化，均可导致月经紊乱，甚至闭经。男性常有性功能障碍。严重者影响生育。

四、实验室检查

（1）甲状腺：甲状腺自身抗体 TPO-Ab、TG-Ab 滴度显著增高。如合并甲状腺功能减退，可见甲状腺激素（FT3、TT3、FT4、TT4）下降，促甲状腺素（TSH）升高。如果仅有 TSH 的升高，而甲状腺激素水平正常，为亚临床甲状腺功能减退。

（2）肾上腺：促肾上腺皮质激素（ACTH）、皮质醇测定。肾上腺皮质功能减退时，皮质醇下降，而 ACTH 升高。有条件的测肾上腺自身抗体，如 21 羟化酶抗体有助诊断。

（3）性激素的测定：黄体生成素（LH）、卵泡刺激素（FSH）、PRL、雌二醇（E2）、孕酮（P）和睾酮（T）的测定。

（4）GH 和 IGF-1 测定多无显著变化。

五、诊断和鉴别诊断

患者出现质硬的甲状腺肿，特别是锥体叶肿大，伴 TPO-Ab、TG-Ab 滴度显著增高，可诊断慢性淋巴细胞性甲状腺炎。甲状腺 B 超和穿刺病理有助于进一步确诊。根据甲状腺素和 TSH 的变化，判断甲状腺功能。患者出现 ACTH 升高，皮质醇下降可诊断肾上腺皮质功能减退。ACTH 兴奋试验显示肾上腺储备功能下降，具有重要的诊断价值。

六、治疗

除了针对原发病的治疗以外，有甲状腺功能减退的患者，首选左甲状腺素治疗，清晨空腹服用（餐前 30~60 分钟）。通常起始剂量为 25~50μg/d，每 2~3 周增加 12.5μg。4~6 周复查甲状腺功能，调整药物剂量，逐渐滴定至甲状腺功能正常。老年患者，尤其是合并心脏疾病的患者，起始剂量宜小（12.5~25μg/d），缓慢加量（每 4~6 周加 12.5μg/d），以免加重或诱发冠心病。有肾上腺皮质功能减退者，可补充糖皮质激素，以氢化可的松为佳，通常每日需要量为 20~30 mg，模拟激素分泌周期，清晨服用每日剂量的 2/3，16:00 服用余下的 1/3，根据血皮质醇和 24 小时尿游离皮质醇水平调整剂量。如同时合并甲减，宜先补充糖皮质激素后再补充甲状腺激素，以免诱发皮质危象。

（李胜贤）

参考文献

[1] Dai M, Wang J, Huang Q. Clinical Features and Laboratory Examination Results of Sjögren's Syndrome Complicated with Thyroid Disorders: A Retrospective Analysis[J]. J Healthc Eng, 2021, 2021: 2280070.

[2] Lazarus MN, Isenberg DA. Development of additional autoimmune diseases in a population of patients with primary Sjögren's syndrome[J]. Ann Rheum Dis, 2005, 64(7):1062-1064.

[3] Alfaris N, Curiel R, Tabbara S, Irwig MS. Autoimmune thyroid disease and Sjögren syndrome[J]. J Clin Rheumatol, 2010, 16(3):146-147.

[4] Mavragani CP, Schini M, Gravani F, et al. Brief report: adrenal autoimmunity in primary Sjögren's syndrome[J]. Arthritis Rheum. 2012, 64(12):4066-71.

[5] Imrich R, Nikolov NP, Bebris L, et al. Adrenomedullary response to glucagon in patients with primary Sjögren's syndrome[J]. Cell Mol Neurobiol, 2012,

32(5):903-6.
[6] Manoussakis MN, Tsinti M, Kapsogeorgou EK, et al. The salivary gland epithelial cells of patients with primary Sjögren's syndrome manifest significantly reduced responsiveness to 17β-estradiol[J]. J Autoimmun, 2012, 39(1-2):64-8.
[7] Jara LJ, Medina G, Saavedra MA, Vera-Lastra O, Navarro C. Prolactin and autoimmunity[J]. Clin Rev Allergy Immunol, 2011, 40(1): 50-59.
[8] Shelly S, Boaz M, Orbach H. Prolactin and autoimmunity[J]. Autoimmun Rev, 2012, 11(6-7): A465-470.

第七节　干燥综合征心血管系统表现和诊治

一、概述

SS 是一种以淋巴细胞增殖和进行性外分泌腺损伤为特征的慢性、系统性自身免疫性疾病。在成年人群中的患病率为 0.1%~0.6%，男女比例约为 1 ： 9，诊断时的平均年龄为 50 岁。不合并其他结缔组织病的 SS 称为原发性干燥综合征（PSS）。

在 SS 的发生发展过程中，除了涎腺、泪腺功能异常表现外，近 3/4 的 PSS 患者有腺体外疾病的症状或体征，包括疲劳、多发性关节炎、自主神经功能障碍、血管炎、肾受累和肺受累等，心血管系统也是腺外表现的主要区域之一。在既往研究中，107 例患者中发现 68 例（63.6%）出现二尖瓣、主动脉瓣或三尖瓣反流。SS 的活动性炎症会导致患者罹患心血管事件的风险增加，如动脉粥样硬化、静脉血栓栓塞、心肌梗死、高血压和高脂血症，其中高血压和高血脂的发病率是健康人群的两倍。一组研究 PSS 患者冠心病发生率的研究中，共纳入 365 名 PSS 患者和 1090 名对照者，结果 PSS 组的冠心病发病率是对照组的 1.36 倍。可见，SS 合并心脏受累的临床诊治有其必要性。

二、发病机制

SS 的发病机制与自身抗原免疫耐受的缺失及 B 细胞过度激活有关。自身免疫性上皮炎是一种主要的免疫病理机制，B 细胞过度激活导致的淋巴细胞浸润是关键致病过程。

首先，SS 的炎症反应会增加心血管系统受累风险，在 SS 病程中高表达的慢性炎症因子如TNF-a、IL-1、IL-6在导致内皮细胞功能障碍、氧化应激增加、脂质分布异常，以及动脉粥样硬化中具有已知的作用。同时炎症反应能导致α-SMA、骨桥蛋白和赖氨酰氧化酶的过表达，使心脏成纤维细胞转化为肌成纤维细胞。

其次，或与机体的损伤—修复机制功能减弱有关，SS患者的循环内皮微粒（EMP）、内皮祖细胞（EPC）、血管抑素数量增加。研究发现和内皮修复有关的EPC在疾病早期较高，而损伤标志物EMP在疾病晚期较高，提示修复机制在疾病早期保持功能并在后期减弱，有助于加速动脉粥样硬化发展。而原发病本身导致的肺血管炎、气道肺间质病变会造成肺血管痉挛、肺阻力增加、肺血管床储备减少、高凝状态、肺动脉血栓形成及免疫复合物沉积，最终也将导致动脉管腔狭窄、闭塞。

另外，SS的特异性抗体，抗Ro/SSA抗体可通过干扰钾、钙离子通道，对心室复极产生影响，导致心脏电生理传导异常。

三、临床表现

SS的心脏受累多隐匿起病，临床表现轻重不一。主要表现为心包积液（20.2%)、左心室舒张功能减低（13.7%）、肺动脉高压（12.9%)、瓣膜病变（20.9%）、左心室增大（2.4%)、左心室收缩功能减低（0.8%）。左心室舒张功能减低与心脏老化有关，可能与SS本身无关；而SS是否可直接累及心肌和瓣膜目前尚不明确。严重的并发症如急性心包炎和急性心肌炎较少见。

1. 传导功能障碍

（1）心律失常：成人PSS可表现为心律失常，如房颤、室性心动过速及心室颤动等。临床表现为心悸、乏力、出汗、头晕、低血压等症状，严重者可出现一过性昏迷、黑矇等。

（2）心脏传导阻滞：与抗Ro/SSA抗体阳性相关的先天性心脏传导阻滞是最常见的心脏并发症之一，抗Ro/SSA抗体阳性女性，其孕育的孩子有出现先天性传导阻滞（congenital conduction blockoge,CHB）的风险，据报道，抗SSA抗体阳性的女性其后代患CHB的风险为1%~2%。CHB是胎儿最严重的并发症之一，患儿会出现心动过缓、心律不齐、皮肤苍白或发绀。但其在成年人中少见。

2. 心包疾病

（1)心包积液：少量或缓慢积聚的心包积液患者可能不会出现明显症状，但当心包积液对心脏及局部组织产生压迫后，可出现呼吸困难，压迫气管或食管可出现声音嘶哑或吞咽困难。心包积液与CRP水平相关，提示CRP与

PSS 本身的病情活动具有相关性。

（2）心包炎：临床上大多数患者无相关症状，但实验室检查示相关炎症反应指标偏高，提示心包炎与免疫复合物沉积及随后的炎症反应的相关性。

3. 肺动脉高压

结缔组织相关的 PAH（CTD-PAH）占总 PAH 的 1/4，仅次于特发性 PAH。而 CTD-PAH 患者中，PSS-PAH 患者占 15.3%，仅次于系统性红斑狼疮（SLE）和系统性硬化病（SSc）。在亚洲地区，SLE 和 PSS 是最常见的 CTD-PAH 发病原因。肺动脉高压以心肺功能下降为主要症状，患者可出现胸闷、气喘、劳力性胸痛、下肢水肿等。

4. 心脏瓣膜病变

心脏瓣膜指心房与心室之间或心室与动脉间的瓣膜，包括主动脉瓣、肺动脉瓣、二尖瓣、三尖瓣。PSS 患者瓣膜受累主要累及二尖瓣与三尖瓣，且常为功能性障碍。国内研究显示，SS 患者出现的瓣膜病变中，二尖瓣反流占 4.8%，三尖瓣反流占 3.2%，二尖瓣脱垂 2.4%。

5. 缺血性心脏病

PSS 可能是冠心病的独立危险因素，也可诱发心肌梗死。因为 SS 患者有高血压和高胆固醇血症的倾向，与高心血管事件风险相关。

6. 心肌损害

如心肌炎、心肌纤维化、心肌缺血等。

7. 心功能不全

SS 患者可以出现左心室收缩及舒张功能障碍。

四、实验室检查

由于临床上大部分 SS 合并心脏受累患者早期心脏症状隐匿，一旦出现症状，病情多难以逆转，因此早期心脏系统筛查对患者治疗及预后十分重要。

1. 血清学标记物

（1）心肌损伤标志物：血清肌钙蛋白（Tn）、血清肌红蛋白（Myo）、血清肌酸激酶同工酶 MB（CK-MB）等。

（2）心力衰竭标志物：血清氨基末端 -B 型利钠肽前体（NT-proBNP）、血清 B 型利钠肽（BNP）。

2. 心电图及 24 小时心电图

可以帮助发现心脏传导功能的异常和缺血性病变。24 小时心电图较常规心电图具有更高的诊断价值，可以降低误诊和漏诊率。

3. 血管超声技术

常规血管超声常用以观察颈动脉斑块的大小、数量、性质、位置，但对亚临床动脉粥样硬化的检出敏感度较低，结合下列新技术能提高 SS 患者早期血管受累的检出率。

（1）颈部血管超声 IMT 值：IMT 即颈动脉内膜中层厚度，指颈动脉内膜管腔面与外膜分界面之间的距离。IMT≤1.0 mm 时，为正常；1.0 mm<IMT≤1.2 mm 为内膜增厚；1.2 mm<IMT≤1.4 mm 为斑块形成；IMT>1.4 mm 为颈动脉狭窄。

（2）脉搏波传导速度（pulse wave velocity, PWV）：PWV 指心脏每次搏动射血产生的沿大动脉壁传播的压力波传导速度，是评估动脉血管僵硬度便捷、有效、经济的非侵入性指标，可以早期反映动脉硬化。既往研究发现 PWV 与 CRP 水平呈正相关，提示 PWV 可能与患者的慢性炎症反应相关。

（3）超声射频数据处理技术（radio frequency-data technology, RF-data)：RF-data 是一项定量评价动脉血管壁结构及弹性功能的技术。Ozisler 等研究发现使用 RF-data 对照检测 PSS 患者及对照组血管弹性功能，发现系统性炎症会导致 PSS 患者动脉血管过早硬化。

（4）冠状动脉血流储备（coronary flow reserve, CFR)：CFR 反映心肌细胞氧需求量增加时氧气的最大输送能力，是判断冠状动脉疾病严重程度的指标之一。研究发现 SS 患者的 CRF 显著降低。

4. 超声心动图

一种方便快捷、准确高效、无放射性损伤的心血管影像学检查。常规经胸二维超声心动图最常用且无创、经济，能够实时观察患者心脏受累情况，但在疾病早期尚未出现 TTE 影像学改变时，协助其他超声新技术可以早期发现患者心脏血流动力学和心肌力学的改变，对减少 PSS 患者并发症发生、改善预后具有重大意义。

（1）常规经胸二维超声心动图 TTE：可以直接观察瓣膜反流程度、心包积液量、肺动脉压及计算左心室质量。可测量左右心室舒张末期内径（LVDd/RVDd）、主肺动脉内径（MPAD）等参数（图 3-3）。

（2）多普勒组织成像（Doppler tissue imaging,TDI)：通过测定心肌收缩和舒张的速度，反映心室的功能。Tei 指数即心肌做功指数，指心室等容收缩时间（ICT）与等容舒张时间（IRT）之和与射血时间（ET）的比值，心脏功能下降，Tei 指数增加。

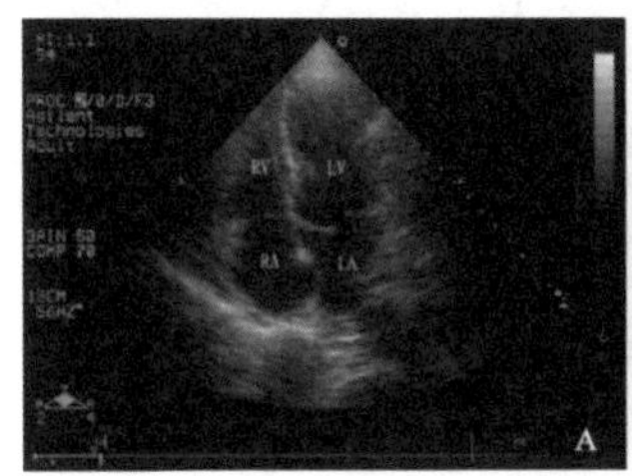

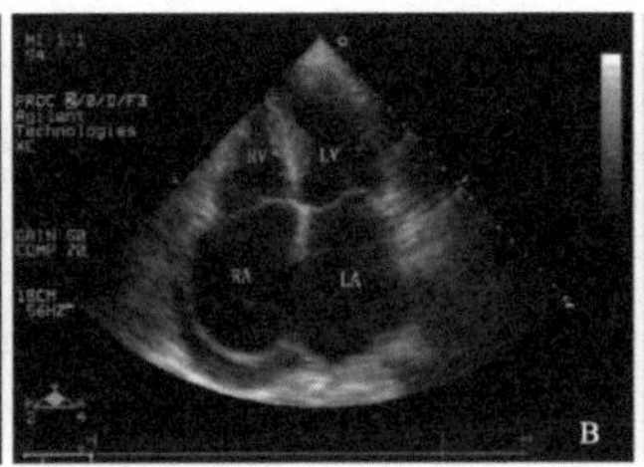

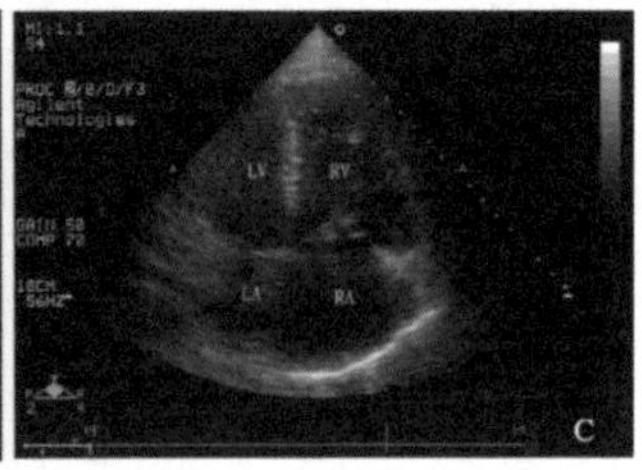

图 3-3 SS 合并 PH 患者心尖四腔超声表现

A. 轻度；B. 中度；C. 重度。

5. 心脏 CTA

心脏 CTA 是检查冠状动脉是否存在狭窄病变的无创检查手段，静脉注射造影剂，使冠状动脉血管得到显影，通过螺旋 CT 扫描和计算机处理，得到冠状动脉的影像。可以帮助了解冠状动脉狭窄的部位和狭窄的程度，还可以观察心房、心室的具体结构，有没有心肌缺血。

6. 心肌 MRI

常用于辅助诊断超声无法显示的，细微变化的急性心肌炎症及心肌纤维化等心肌受损表现。

五、诊断

符合 2016 年美国风湿病学会 / 欧洲风湿病学会干燥综合征分类标准的 SS 患者，结合临床和心脏相关检查明确心脏受累，并排除其他原因或心脏原发病，应该考虑为 SS 的心脏受累。

（1）传导功能障碍：诊断主要通过心电图观察 P-QRS-T 波，结合患者病史和一过性缺血的体征。

（2）心包疾病：X 线检查显示心影增大；超声心动图可以确诊有无心包积液并且判断积液含量，M 型超声在心前壁和心后壁之间均可见液性暗区，心包腔内液性暗区 <10 mm 为少量；液性暗区 10 ~ 20 mm 为中量；液性暗区 >20 mm 为大量。心包穿刺后行常规、生化检查有助于积液性质和病因的诊断。

（3）肺动脉高压：诊断的“金标准”为右心导管检查，诊断标准为：静息状态下右心导管测得平均肺动脉压力（mPAP）≥ 25 mmHg（1 mmHg=0.133 kPa），肺动脉楔压（PAWP）≤ 15 mmHg。但有创操作具有风险，且费用较高不便于随访复查。超声心动图用以测定肺动脉高压更方便快捷、无创、易重复。

PSS-PAH 的主要病理变化是肺动脉高压内膜呈同心圆样增厚、中层纤维增生以及丛状病变，血管壁有多重免疫复合物沉积，如 IgM、IgG、IgA 及相关补体。

（4）心脏瓣膜病变：相应的症状、体征（心脏听诊可闻及相应瓣膜听诊区杂音）结合实验室检查，TTE 可提示瓣膜僵硬钙化或直接观测到瓣膜关闭不全。BRIDGE 报道的 1 例 PSS 继发二尖瓣及主动脉瓣病变患者，术后瓣膜病理为纤维弹性组织，中央坏死的非原位肉芽肿性炎症表现。

六、鉴别诊断

1. 与其他病因所致的主动脉瓣狭窄鉴别

感染所致主动脉瓣狭窄，外科手术可见主动脉瓣呈纤维性，主要是钙化，不存在联合融合和非感染性疣状赘生物。与单纯动脉粥样硬化所致主动脉瓣狭窄在晚期很难鉴别，因为钙化是两种病理炎症过程的最终病变。

2. 与其他病因所致心包炎鉴别

心包积液生化及培养检查可明确积液性质及病因。SS 继发心包积液进行结核菌和其他微生物培养，结果均呈阴性；结核性心包炎多有心包外结核病史，主要表现为长期不规则发热、心前区疼痛、气促、肝大，抗结核抗体阳性，心包积液培养可发现结核杆菌。

七、治疗

一般的治疗原则为治疗 SS 的同时控制心血管病变，因为炎症反应是风湿性疾病和心血管事件的主要关联点，且对于所有的风湿性和肌肉骨骼疾病（RMDs）而言，控制疾病活动性可以降低心血管事件发生的风险，所以除常规的抗栓抗脂外，治疗重点应在于充分控制原发疾病和改善炎症。同时针对心脏受累情况开展多学科合作，积极治疗心脏病变。

1. 原发病控制

免疫抑制治疗能显著改善结缔组织病患者的症状，抑制甚至逆转多器官损害，是最基本的治疗策略。

（1）传统改善病情抗风湿药（disease-modifying anti-rheumatic drug，DMARD）：羟氯喹（HCQ）是治疗 SS 最常用的免疫调节剂。HCQ 可以降低 SS 的心血管风险，有心血管保护作用，能调节促炎细胞因子的产生、Toll 样受体的激活和白细胞活性氧的产生。还能有效改善血脂，如总胆固醇、甘油三酯、低密度脂蛋白胆固醇 LDL-C 的水平。但长期使用 HCQ，曾出现过限制性心肌病和传导异常的情况，所以应定期监测心脏功能及水平。其他常用免疫抑制剂包括甲氨蝶呤、来氟米特、吗替麦考酚酯、硫唑嘌呤、环磷酰胺、环孢素、艾拉莫德等。

（2）生物制剂：常规治疗效果不佳者，如伴严重关节炎、严重心肺表现（间质性肺炎、肺动脉高压和心肌炎）可以考虑使用RTX（利妥昔单抗）。RTX作为一种靶向CD20的单克隆抗体，能特异性地清除携带CD20的B细胞，诱导补体和抗体依赖性的细胞毒性及细胞凋亡。SS的病理特点是淋巴细胞的高度浸润，而RTX可有效减轻腺体内淋巴细胞的浸润。已有多项研究证明针对SS并发的血液系统、呼吸系统、神经系统及肾脏方面的损害均有改善功能。

在一项与静脉注射环磷酰胺（CYC）对照，治疗CTD合并间质性肺病患者的研究中，可以观察到RTX和CYC具有相同的改善肺功能和提升整体生活质量的功效，并且在48周的随访中RTX发生不良事件的水平更低，安全性更高。系统性硬化症继发的肺动脉高压表现为激活的自身免疫B细胞谱系和高抗体分泌细胞比例增加，而这项改变可以被RTX所逆转，使用RTX的24周后，患者RF、IL-12、IL-17呈现低水平。上述两项研究提示RTX在改善结缔组织病并发的肺动脉高压方面确有其疗效及优势。

（3）糖皮质激素：能调节致炎因子和血管活性物质如血栓素和内皮素-1，也可减少免疫球蛋白的产生，减少肺血管循环阻力。激素的使用原则是在有效控制病情的前提下，尽可能短疗程、低剂量的使用。严重心肺表现通常以大剂量糖皮质激素为主，常与吗替麦考酚酯或环磷酰胺联合使用。

（4）植物药：常用白芍总苷和雷公藤。

（5）免疫球蛋白：病变累及神经系统或出现血小板减少者，可静脉大剂量应用免疫球蛋白，必要时重复使用。

2. 先天性传导阻滞（CHB）的治疗

相比药物治疗，加强胎儿的心律监测与治疗对减少CHB有积极意义。Jaeggi等人在一项关于使用地塞米松和β-激动剂治疗完全房室传导阻滞胎儿的研究中指出，同时使用地塞米松和β-激动剂治疗的CHB胎儿的一年内生存率提高、发病率降低。

虽然激素有一定益处，但其使用对胎儿及孕妇均有一定风险，一方面可能出现胎儿中枢神经系统损伤，另一方面孕妇可能出现高血压、糖尿病、感染风险增加。因此需要在使用过程中严格就医、定期监测。推荐使用胎儿超声心动图这一无创手段进行监测，根据目前的护理标准，所有接受抗Ro妊娠的孕妇在易患CHB的窗口期（16~26周）内需每周行胎儿超声心动图。推荐对抗SSA/Ro抗体阳性孕妇使用HCQ进行二级预防。

3. 结缔组织相关心瓣膜病的治疗

绝大多数无明显症状的 CTD 相关心脏瓣膜病患者无需治疗，但应定期随访，预防风湿热及感染性心内膜炎的发生。对于已出现症状的慢性瓣膜反流患者，利尿剂、硝酸酯类药物及 ACEI 血管紧张素转换酶抑制剂已证实能降低其心室容积，缓解症状。对于严重 CTD 相关心脏瓣膜病患者，应在心室功能发生不可逆损害前行瓣膜置换术。在自身免疫病患者的瓣膜置换术中，人工瓣膜的选择十分重要。考虑到 SS 患者手术时的年龄可能较小，机械瓣膜在理论上比生物瓣膜更有优势，但机械瓣膜需要接受终生抗凝治疗，部分 SS 患者有血小板减少的倾向，在治疗过程中需要谨防出血。且由于 PSS 瓣膜置换术的病例较少且缺乏长期效果的观察性研究，其人工瓣膜选择标准尚未明确，需在术前进一步探讨。

4. CTD 相关肺动脉高压

除使用免疫抑制剂外控制原发病活动外，也应使用靶向降低肺动脉压药物控制 PAH，如内皮素受体拮抗剂、5- 磷酸二酯酶抑制剂、前列环素和鸟苷酸环化酶激动剂等，常用药物分别为波生坦、西地那非、前列地尔和贝前列素。

5. 心包炎 / 心包积液

心包穿刺置管引流可以解除心包压塞症状，常在超声引导下进行。

八、预后

未出现明显症状的心脏受累患者预后较好，例如，虽然无症状的心脏瓣膜病变在超声心动图上比较常见，但只有少数（在 68 例出现累及的患者中只有 3 例）患者需要手术干预。但若心脏受累出现典型症状往往提示原发病较严重，因此为了改善预后，SS 患者应定期评估心血管疾病危险因素（吸烟、高血压、高血脂和糖尿病），出现指征时及时接受治疗。对 SS 发病年龄早，抗 SSB 抗体和抗 u1RNP 抗体阳性的患者建议进行肺动脉高压常规筛查。

（吴文祎　陈盛）

参考文献

[1] Wang J, Li M, Wang Q, et al. Pulmonary arterial hypertension associated with primary Sjögren's syndrome: a multicentre cohort study from China[J]. Eur Respir J, 2020, 56(5): 1902157.

[2] Yang DH, Wang YH, Pan LF, Wei JC. Cardiovascular Protection of

Hydroxychloroquine in Patients with Sjögren's Syndrome [J]. J Clin Med, 2020, 9(11):3469.

[3] Qin L, Zhang Y, Yang X, Luo Q, Wang H. Cardiac involvement in primary Sjögren's syndrome [J]. Rheumatol Int, 2022, 42(2):179-189.

[4] Kono M, Aoyagi S, Okazaki T, Tayama K. Aortic Stenosis in a Patient With Sjögren's Syndrome [J]. Int Heart J. 2016, 57(2): 251-3.

[5] Wu XF, Huang JY, Chiou JY, Chen HH, Wei JC, Dong LL. Increased risk of coronary heart disease among patients with primary Sjögren's syndrome: a nationwide population-based cohort study [J]. Sci Rep, 2018, 8(1): 2209.

[6] Melissaropoulos K, Bogdanos D, Dimitroulas T, Sakkas LI, Kitas GD, Daoussis D. Primary Sjögren's Syndrome and Cardiovascular Disease [J]. Curr Vasc Pharmacol, 2020, 18(5): 447-454.

[7] 贾蝉忆，吴斌，张霞，等. 原发性干燥综合征继发心脏损害的研究进展 [J]. 风湿病与关节炎，2022, 11(03):68-72.

[8] 汪汉. 结缔组织疾病相关肺动脉高压 [J]. 心血管病学进展，2016, 37(06): 643-646.

[9] 吴斌. 原发性干燥综合征生物标志物的研究进展 [J]. 中国免疫学杂志，2022, 38(2): 249-252, 258.

[10] Wainwright B, Bhan R, Trad C, et al. Autoimmune-mediated congenital heart block [J]. Best Pract Res Clin Obstet Gynaecol, 2020 , 64:41-51.

[11] 罗素秋，尹立雪，雷菊. 原发性干燥综合征心血管系统损害超声研究进展 [J]. 实用医院临床杂志，2020, 17(06): 231-233.

[12] 张文，厉小梅，徐东，等. 原发性干燥综合征诊疗规范 [J]. 中华内科杂志，2020, 59(4): 269-276.

[13] 徐学萍，汪汉，蔡琳. 结缔组织病相关心脏瓣膜病 [J]. 心血管病学进展，2019, 40(09): 1267-1271.

[14] Ozisler C, Kaplanoglu H, Sandikci SC, et al. Evaluation of subclinical atherosclerosis by ultrasound radiofrequency data technology in patients with psoriatic arthritis [J]. Rev Assoc Med Bras (1992). 2022, 68(12):1645-1650.

[15] 庞家华，徐长松，万玮，等. 干燥综合征合并肺动脉高压的超声评价 [J]. 肿瘤影像学，2017, 26(05): 345-348.

[16] Drosos GC, Vedder D, Houben E, et al. EULAR recommendations for cardiovascular risk management in rheumatic and musculoskeletal diseases,

including systemic lupus erythematosus and antiphospholipid syndrome [J]. Ann Rheum Dis, 2022, 81(6):768-779.

[17] 洛如德西，马洪兵．利妥昔单抗在干燥综合征中的应用进展 [J]. 四川医学，2021, 42(06): 633-637.

[18] Lu W, Gong S, Li J, et al. Efficacy and safety of rituximab in the treatment of membranous nephropathy: A systematic review and meta-analysis. Medicine (Baltimore). 2020, 99(16):e19804.

[19] Maher TM, Tudor VA, Saunders P, et al. Rituximab versus intravenous cyclophosphamide in patients with connective tissue disease-associated interstitial lung disease in the UK (RECITAL): a double-blind, double-dummy, randomised, controlled, phase 2b trial [J]. Lancet Respir Med, 2023, 11(1):45-54.

[20] Izmirly P, Kim M, Friedman DM, et al. Hydroxychloroquine to Prevent Recurrent Congenital Heart Block in Fetuses of Anti-SSA/Ro-Positive Mothers [J]. J Am Coll Cardiol, 2020, 76(3): 292-302.

第四章

干燥综合征的中医认识

第一节 干燥综合征的中医病名

干燥综合征是一种由自身免疫介导的全身性慢性疾病，主要累及外分泌腺体，临床表现多为口干、眼干、猖獗性龋齿、腮腺肿大、鼻腔干燥、皮肤干燥、阴道干涩、关节肿痛、大便秘结等。病情发展可伴发其他脏器损害，如间质性肺炎、肾小管酸中毒、萎缩性胃炎、免疫性肝炎等。其血清中有多种自身抗体和高免疫球蛋白。

中医古籍文献中没有对应的病名记载，但根据其复杂多样的临床表现，可归属于中医学的“燥痹”“内燥”“干燥病”“燥证”“消渴”“阴虚血亏”“虚劳”等病范畴。中医学家路志正教授根据燥气致痹的特点，结合多年的临床经验，于20世纪80年代末首次提出并将干燥综合征命名为“燥痹”，后该病名被中华中医药学会风湿病分会纳入中医风湿病二级诊断病名，在全国推广，得到广泛认可。

与燥痹相关之论述溯源，最早见于《黄帝内经》。《素问·阴阳应象大论篇》提出：“西方生燥，燥生金，金生辛，辛生肺，肺生皮毛，皮毛生肾，肺主鼻。其在天为燥，在地为金，在体为皮毛，在脏为肺，在色为白，在音为商，在声为哭，在变动为咳，在窍为鼻，在味为辛，在志为忧。忧伤肺，喜胜忧；热伤皮毛，寒胜热；辛伤皮毛，苦胜辛。”指出本病涉及肺、肾、皮毛、鼻等脏腑器官。《素问·气交变大论篇》提出“岁金太过，燥气流行，肝木受邪。民病两胁下少腹痛，目赤痛眦疡，耳无所闻。肃杀而甚，则体重烦冤，胸痛引背，两胁满且痛引少腹。上应太白星。甚则喘咳逆气，肩背痛，尻阴股膝髀腨胻足皆痛，上应荧惑星。收气峻，生气下，草木敛，苍干雕陨，病反暴痛，胠胁不可反侧，咳逆甚而血溢，太冲绝者，死不治。上应太白星”，指出了人体内外环境的交互作用和疾病演变的一般规律。《素问·五常政大论篇》指出：“审平之纪，收而不争，杀而无犯，五化宣明，其气洁，其性刚，其用散落，其化坚敛，其类金，其政劲肃，其候清切，其令燥，其藏肺，肺其畏热，其主鼻，其谷稻，其果桃，其实壳，其应秋，其虫介，其畜鸡，其色白，其养皮毛，其病咳，其味辛，其音商，其物外坚，其数九。”强调了疾病应注意的药食禁忌。“治诸胜复，……燥者润之，……各安其气，必清必静，则病气衰去，归其所宗，此治之大体也。”提出根据天地主客胜复在“燥者濡之”的大法下区别对待。

隋代，《诸病源候论·口舌干焦候》提及：“手少阴，心之经也，其气通于舌；足太阴，脾之经也，其气通于口。脏腑虚热，气乘心脾。津液竭燥，故令口舌干焦也。”明确了口舌干焦的原因为虚热津燥。

金元时期，《素问玄机原病式》指出“诸涩枯涸，干劲皴揭，皆属于燥。”说明了燥的病机，又作了具体阐释。《黄帝素问宣明论方》指出：“燥干者，金肺之本。肺藏也，决血液而损，而面成风刺皴揭。风能胜湿，热能耗液，皆能成燥。故《经》云：风热火同阳也，寒湿燥同阴也。又燥湿亦异也，然金燥虽属秋阴，而其性异于寒湿，燥阴盛于风热火也，故风热甚而多，湿同于燥也。”对燥的属性做了分析总结。《丹溪摘玄》云：“唇者脾之所主。胃者脾之所合。其经干子鼻环于唇。其脉络于脾。脾胃受邪，则唇之为痛。盖风胜则动，寒胜则揭，燥胜则干，热胜则裂，气死则生疮，血少则濡而无色。治之之法，则当理其脾，外则当敷其药，无不动矣。”可见，丹溪对燥的认识已全面。

明清时期，《四圣心源》指出：“燥为寒热之中气，上燥则化火而为热，下燥则化水而为寒。反胃噎膈之家，便若羊矢，其胃则湿而肠则燥。湿为阴邪，阴性亲下，故根起于脾土而标见于膝踝，燥为阳邪，阳性亲上，故根起于大肠而标见于肘腕。所谓阴邪居下，阳邪居上一定之位也。然上之燥，亦因于下之湿。……使已土不湿，则木荣血畅，骨弱筋柔，风自何来！医家识燥湿之消长，则仲景堂奥可阶而升矣。”总结了上燥、下燥，并提出了治法，对后世医家颇具启发。《临证指南医案》提及：“燥为干涩不通之疾，内伤外感宜分。外感者由于天时风热过胜，或因深秋偏亢之邪，始必伤人上焦气分，其法以辛凉甘润肺胃为先，喻氏清燥救肺汤，及先生用玉竹、门冬、桑叶、薄荷、梨皮、甘草之类是也。内伤者，乃人之本病，精血下夺而成，或因偏饵燥剂所致，病从下焦阴分先起，其法以纯阴静药，柔养肝肾为宜，大补地黄丸、六味丸之类是也。要知是症大忌者苦涩，最喜者甘柔。若气分失治，则延及于血；下病失治，则槁及乎上。喘咳痿厥，三消噎膈之萌，总由此致。大凡津液结而为患者，必佐辛通之气味。精血竭而为患者，必借血肉之滋填。在表佐风药而成功，在腑以缓通为要务。古之滋燥养营汤、润肠丸、五仁汤、琼玉膏、一炁丹、牛羊乳汁等法，各有专司也。”叶天士从内伤外感进行论治，分别采用辛凉甘润肺胃和柔养肝肾的方法，令中医学对“燥”的认识更进一步。《张氏医通》指出：“夫金为阴之主，为水之源，而受燥气，寒水生化之源竭绝于上，而不能灌溉周身，荣养百骸，色干而无润泽皮肤者，……燥本火气之余，故以滋燥养营汤治外，大补地黄汤治内，润燥养阴为第一义。”

两千多年的发展，历代医家不断地认识“燥”，阐述“燥”，至路志正结合其发病特点，以津液、阴血亏耗导致筋脉失养、痰瘀相结，致气血不通、关节筋脉痹阻而疼痛的特点，提出“燥痹”，以此对应“干燥综合征”，获得了广泛认可。

（邓予新　茅建春）

参考文献

[1] 钱丹琪，姜泉，杜羽．路志正教授燥痹理论形成之古籍溯源 [J]. 风湿病与关节炎，2012, 1(05):48-52.

[2] 李满意，娄玉钤．燥痹的源流及临床意义 [J]. 风湿病与关节炎，2014, 3(05):57-63.

第二节　干燥综合征的中医病因病机

《素问·六元正纪大论》云：“燥胜则干”，王冰注曰：“干于外，则皮肤皴坼，干于内，则精血枯涸，干于气及津液，则肉干而皮著于骨也。”精辟阐述了燥证的病因病机及症状，为中医认识本病之肇始。谨察病机，详求病本，遣方用药才能取效，本病的病理机制错综复杂，常累及多脏，然而究其根本，不外乎燥、虚、瘀、毒四个方面。

“燥”可分为内燥与外燥，目前关于干燥综合征的病因病机大多以内燥立论，认为阴虚致燥。王生义认为燥邪根本在于肺肾津液亏虚。燥邪具有干燥、收敛的特性，燥性干涩，易伤阴液，肺为娇藏，喜润而恶燥，所在位置最高，易受燥邪侵袭，燥邪从皮毛或口鼻而入，进而伤肺，肺阴亏虚导致肺失宣发肃降，津液代谢失调，则表现出口干、皮肤干燥等症状。肾为先天之本，藏精，主水，肾在液为唾，若肾阴亏虚，津液无以化生，故五官七窍、四肢百骸无以濡养，表现出干燥症状。宋欣伟认为干燥综合征的基本病机是阴虚为本、燥热为标，日久并逐渐发展为虚、瘀、毒相互搏结，互为因果，病机虚实夹杂，症状复杂多变。

马燕渝则认为阳虚为干燥综合征重要致病因素，阴阳不同程度偏离“内阳外阴”本位，脾肾阳虚，阴乘阳位，终致脾肾生津乏源、推动温煦失职为其发病机制。范永升认为气属阳，津液属阴，津液的生成、输布、代谢有赖于气的推动作用和升降出入的运动。气化得行，则津液得布，官窍得养；气化不行，则津液不布，干燥之症丛生。若患者阳气不足，温煦推动之力减弱，易致寒邪内生，阻滞气血津液，郁久亦可化热，从而使燥热加重进一步耗伤津液。阳气亏虚、水饮内停是导致干燥综合征诸多症状的重要原因之一。

路志正认为干燥综合征外燥与内燥并存，其根本病机是气阴两虚，调护不当，感受外界邪气（六淫、疫病、饮食等）致燥为外燥，七情、诸虚、诸实等引起的脏腑经脉气血阴阳失调，或津液运化失常所致，为内燥。

就“燥”产生的相关脏腑而言，又各有不同的见解。顾军花认为，干燥综合征发病与肝失疏泄，五脏气化不利，津液精血运行不畅，筋膜失养有关。陶庆文认为干燥综合征发病是“内燥”所致，与心、肺、脾、肝、肾等脏腑功能失调相关。心失濡养则心火旺，致口舌生疮、小便赤涩；肺津不足则干咳少痰、皮肤干燥；脾津不足则无以濡养四肢，致肌肉瘦削；“津血同源”，津少则血枯，肝不藏血，血不养脉，血行涩滞，日久则酿脓；肾津不充则无以濡养齿、发，致齿松发落。王新昌认为干燥综合征的病因病机多为外感燥邪、气滞瘀阻而致津液失布，或是火毒之邪灼伤阴液，耗气伤津，久则累及肝肾之精血所致。徐蕾认为燥痹产生原因包括津液的生成不足及输布失常两方面，故多与肝、脾、胃密切相关。肝主疏泄而藏血，肝血及肝阴则常常不足。肝血亏虚，津血同源，故生津不足；肝疏泄失常，气机逆乱，津液的输布和运行障碍；脾胃功能衰弱，不能正常运化水谷转化为精微物质，导致气血亏虚，则生津乏源。凡此种种以致燥。王莘智认为燥痹之所以不仅表现为口干、眼干，还有乏力、发热、皮疹、关节肌肉疼痛及肺肾损害等全身系统性表现，是因为内在脾气亏虚、脾阳不足为根本病因，而外受湿热燥邪为疾病之标，脾虚湿热是其基本病机。而叶海军宗温病学三焦辨证理论认为，干燥综合征患者阴血亏虚，肝肾之藏精不足，内生燥邪，燥气化火，分入三焦，上燥在肺，中燥脾胃，下燥肝肾，燥邪侵犯三焦不同脏器，酿生燥证。也有医家强调脾阴的作用，认为脾阴既濡养自身，又对其他脏腑、四肢百骸、形体官窍有濡养作用，脾阴亏虚，后天阴液生化乏源，五脏四末及人体诸清窍不得阴津濡养，日久导致燥证发生，故此认为脾胃阴液不足应是干燥综合征发病的根本病机。“玄府”理论源于《黄帝内经》，近来有医家根据干燥综合征的临床表现，认为其基本病机为“燥毒”郁闭玄府，导致津液通道受阻所致。金芳梅基于《金匮方论衍义》“郁燥”理论基础，结合文献研究及临床，认为气郁、血郁、痰郁、火郁、湿郁、食郁、虚郁均能影响气机之调畅、津液之敷布而发为燥证。

“瘀”是疾病过程中的病理产物，作为有形之邪，常因其阻碍气机等病理作用参与疾病进程，在本病的发生发展中，“瘀”也起十分重要的作用。对于干燥综合征而言，“瘀”不仅是病理产物，也是病因病机，众多医家对此有诸多阐述。董振华认为，干燥综合征疾病过程中，瘀血的产生有三种原因：①因燥致瘀，即津液耗伤，血不载气，血液浓缩变稠，血行涩滞不畅，乃成瘀血；②因郁致瘀，乃情志郁结，气机不畅，可致气滞血瘀，或气郁肝火灼伤津液，形成津亏郁热血瘀；③因虚致瘀，即病久则邪气入络，由气及血，气虚无力鼓动血脉运行，瘀血停滞为患。宋丹认为，燥痹患者不仅存在阴液亏损表现，更以瘀血证为主要或首发临床表现。李泽光认为血瘀络损既是致病因素，又是必然的病理产物，以不同严重程度存在于干燥综合征的各期、各型。他总结归纳本病为阴虚津损失润，气虚不化不运，日久瘀血阻络，复生燥毒以致津液敷布障碍而生，故“虚毒瘀”为致病关键。张水艳从络病学说论治干燥综合征，认为气阴两虚是发病基础，气虚鼓动无力，无以行血，则血液易滞易瘀；津亏液少，又阴虚生燥热，耗津灼液，以致络脉涸涩，血液枯涩，血循不畅，瘀血内生；络脉也是营养代谢的处所，津血发挥滋润濡养作用之所在，络体结构细小迂曲，气血津液环流本就缓慢，瘀阻于络，津液益发不得流行于脏腑体窍，加重燥相，从而参与疾病进程。这些年，有学者认为，瘀血所致的“微型癥瘕”作为一种重要的致病因素和病理产物，贯穿干燥综合征的发病始终。

“毒”是近年来为学者所关注的病因病机，其内涵各家阐述不尽相同，还待更多的研究和临床实践。罗亚萍认为热毒内结是干燥综合征的主要中医发病机制，热结散则腺体功能恢复，津液得以输布。胡荫奇依据多年治疗干燥综合征的临床经验及其病理演变过程，认为其发病之本不在阴虚，而在先天禀赋不足，热毒为本病之始，痰瘀为燥痹之形，阴虚则为燥痹之终。朱跃兰认为“燥痹”并非单纯的阴虚津亏所致，同时具有邪毒的表现，为阴津亏虚为本，瘀毒内生为标，提出燥、瘀、毒邪是燥痹中三大关键致病因素的理论。

（邓予新　茅建春）

参考文献

[1] 李晓丽,莫日根,杨蕾,等.王生义教授从肺肾论治干燥综合征经验[J].中国中医药现代远程教育, 2023, 21(02):88-90.

[2] 关天容,宋欣伟.宋欣伟教授运用滋阴解郁安神法治疗干燥综合征经验[J].浙江中医药大学学报, 2019, 43(10):1181-1183+1194.

[3] 马燕渝,李婧,陈梓焜,等.基于扶阳思想探讨干燥综合征病机及治法[J].中华中医药杂志, 2021, 36(07):4097-4099.

[4] 刘棒,施卫民,李正富,等.范永升“通阳化饮法”治疗干燥综合征思路探析

[J].浙江中医杂志, 2022, 57(08):561-562.
[5] 张华东，边永君，路洁，等.路志正教授从气阴两虚论干燥综合征发病机制[J].中华中医药学刊, 2008, 26(9):1903.
[6] 顾军花.从肝论治干燥综合征[J].中医杂志, 2011, 52(4):28-29.
[7] 杜梦梦,罗静,周丽,等.基于“内燥”理论探讨原发性干燥综合征的病因病机及治疗[J].中华中医药杂志, 2021, 36(01):250-252.
[8] 冯波,陆定其,胡文秀,等.“散、润、清、补”四法辨治干燥综合征思路撷要[J].江苏中医药, 2021, 53(03):41-43.
[9] 徐媚媚,徐蕾.徐蕾酸甘化阴法治疗阴虚津亏型干燥综合征[J].实用中医内科杂志, 2022, 36(11):135-136.
[10] 熊小花,王莘智.王莘智从脾虚湿热论治干燥综合征经验[J].中医药导报, 2022, 28(10):123-125.
[11] 叶海军.从三焦论治干燥综合征[J].辽宁中医杂志, 2004, 31(6):477.
[12] 谢幼红.从脾论治干燥综合征的探讨[J].陕西中医, 2010, 31(6):710-712.
[13] 王皓,刘英,姜萍.基于“燥毒-玄府”理论辨治干燥综合征撷粹[J].江苏中医药, 2023, 55(01):52-54.
[14] 金芳梅,肖勇洪,杨会军,等.“郁燥”理论发微[J].中国中医基础医学杂志, 2022, 28(10):1586-1589.
[15] 董振华.活血化瘀法在干燥综合征中的应用[J].北京中医, 2001, 3(4):9-10.
[16] 宋丹,盛正和,刘芙蓉.从瘀血论治干燥综合征[J].中医研究, 2020, 33(03):51-53.
[17] 刘茜茜,李奇玮,李泽光,等.李泽光教授治疗干燥综合征经验[J].河北中医, 2022, 44(09):1425-1429.
[18] 张水艳.从络病学说论治原发性干燥综合征探析[J].辽宁中医杂志, 2008, 35(4):523 -524.
[19] 韦尼，徐江喜，李苏茜，等. 干燥综合征微观辨证初探［J］. 世界中西医结合杂志, 2019, 14(7):1033-1036.
[20] 郜晨静,侯小双,郝梦桃,等. 罗亚萍教授应用中医药治疗干燥综合征临床经验[J].河北中医, 2022, 44(09):1539-1542.
[21] 杜欣颖,白云静,申洪波. 胡荫奇从毒、瘀、虚论治原发性干燥综合征经验[J].中医杂志, 2020, 61(18):1594-1597.
[22] 杨帆,徐江喜,韦尼,等. 朱跃兰教授治疗干燥综合征经验撷菁[J].环球中医药, 2018, 11(10):1550-1553.

第三节　干燥综合征的中医内治

一、干燥综合征的辨证论治

干燥综合征的各医家辨证论治各有所长，多有论述的是脏腑辨证、卫气营血辨证、气血津液辨证、三焦辨证及六经辨证。

脏腑辨证常见从肺、脾、肝、肾辨证。徐蕾推崇“酸甘化阴以治燥”，并提出“治燥不可一味养阴，需养肝柔肝”“必先实脾”的理念。酸可敛阴生津，甘可滋阴益胃，酸甘配伍，一敛一滋，则能二济其阴，促使脾胃化生阴液，即酸得甘助而生阴，并在此基础上进一步辨证论治，代表方为三参饮。冯波等认为干燥综合征的病因病机多为外感燥邪、气滞瘀阻而致津液失布，或是火毒之邪灼伤阴液，耗气伤津，久则累及肝肾之精血，故以“散、润、清、补”四法为治疗大法。“散”涵盖散邪宣肺、理气活血；“润”即生津养液、濡润枯涸；“清”包含清热解毒、清营凉血；“补”为补脾助运、填补肝肾。王生义基于中医金水相生理论，认为治疗干燥综合征多从肺、肾二脏论治，治则以滋补肺肾之阴、润燥填津为主，自拟经验方麦味清燥汤治疗，取得满意效果。王莘智认为干燥综合征的基本病机为脾虚湿热，其中脾虚为本、湿热为标，将其分为三期辨证论治：初期脾虚湿盛，治宜运脾化湿，方用参苓白术散一类，以健脾渗湿药为主；中期热扰肝经，治宜清泻肝火，方用龙胆泻肝汤一类，以补土克木药为主；后期久病及肾，治宜培补肾阴，方用诸地黄汤一类，以补肾滋阴药为主；同时益气健脾宜贯穿全程。

卫气营血辨证是由清代医家叶天士创立的温病辨证方法，按其病位由浅至深分为卫分、气分、营分、血分四个过程。医家王新昌认为燥热之邪易侵袭机体，起初邪在卫分，致卫气被郁、开阖失司，从而燥热内生，而后热盛伤津，患者感口干、口渴、眼干。治疗上应以开通腠理、驱除邪气为主，予银翘散和增液汤化裁。卫气营血辨证，病在卫分在表，肺卫失宣，症见发热，微恶风寒，干咳少痰、口干，脉浮数，治以辛凉润燥，银翘散加减。病在气分，燥热入里，症见大热大汗、口干口渴，苔黄脉数，治以清泄热邪，白虎汤加减。病入营分，营阴受损，症见身热夜甚，口干眼干，口渴不欲饮或少饮，心烦不寐，舌绛脉细数，治以清营泄热，清营汤加减。病如血分伤阴，症见低热，五心烦热，口干神疲，心烦不寐，舌瘦小少津，脉细数，治以滋阴养血，加减复脉汤化裁。

气血津液辨证干燥综合征，多从气血不足、津液亏虚辨之。气虚不运致津液输布障碍，津液失布，聚为痰湿，津不上承则见燥象丛生。津血同源，津亏则血燥，血虚必津亏，日久化瘀成毒。朱跃兰认为津液输布代谢失常是燥痹发病的病理基础，而津液输布依赖于肺气通调，脾胃枢机运化正常，三焦通畅。阳气为生命活动之根本，阳气不足，卫阳不布，腠理不开，气液涩滞，津液不能上承，郁于下而发为水饮邪气。津液运行不利，不能布散，官窍皮肤失养，出现口干、眼干、皮肤干等症状。

三焦辨证是由清代吴鞠通创立的温病辨证方法，三焦即为上焦、中焦、下焦。赵言鹏等认为三焦通道不畅，气血、痰饮阻滞，津液运行道路受阻，及三焦气化功能减弱，气血津液布散代谢等功能失常，导致干燥综合征发生。从三焦辨证论治干燥综合征应分清主次，合而兼顾。燥邪易损上焦肺阴，常表现为口、鼻、咽、舌、皮肤皆干燥，伴有干咳。中焦不通，则精微不能上荣，全身失于营养，日久皮肤干燥， 口眼干涩。因脾胃的生理特性，中焦发病除了干燥表现外，常伴有纳差、嗳气、乏力等。下焦肝肾不足，津血亏虚，则易出现口干眼涩、气短、乏力、出血等症状。上焦主心肺之病，可选玄参、麦冬、知母、竹叶、芦根以清肺热，滋生阴液，培养肺阴，以润肺燥。中焦主脾胃之病，可选玄参、麦冬、生地以滋阴增液，黄芪、山药等补气之品，助益脾胃健运。下焦主肝肾之病，以滋养肝肾为主，可选封髓丹补益肝肾。

六经辨证是东汉张仲景创立的辨证方法，干燥综合征的辨证时常采用。如阳明经证以清解里热为主，治宜石膏汤加减，阳明腑证以清除燥实为主，治宜承气汤加减。金实认为干燥综合征的诸多证候均为血瘀络滞所致，血瘀阻于阳明经，可发为颐，甚则腮腺质硬如石。如若兼见脾寒津伤，治当和枢机、化气行水兼以散寒养津，柴胡桂枝干姜汤为宜，邪郁日久痰浊、瘀血等实邪愈遏，治当兼以行气、化瘀、除湿之法，以去内阻之实邪，方以柴胡加龙骨牡蛎汤加减，此乃少阳经证治也。又如杨玉兰认为干燥综合征初起仅表现为阴虚燥热；随病情发展表现为气血津液亏损、瘀血内阻；病久累及脏腑表现寒热错杂、上燥下寒。日久者，考虑其阴损及阳、寒热错杂的状态，从厥阴病阴阳错杂角度辨证施治，滋阴润燥同时重视温肾阳、固下元。杨氏针对干燥综合征久病累及脏腑者提出温肾滋阴法，以乌梅丸为主方，加减化裁。

二、病证结合治疗干燥综合征

有研究搜集 60 例符合原发性干燥综合征西医诊断标准和中医辨证为燥毒炽盛，气阴两虚证的患者，按 1 ∶ 1 比例随机分为中药组和西药组，中药组用辨病辨证结合方。辨病辨证组方：雷公藤 12g（先煎 30 分钟），沙参 30g，天冬 12g，黄芪 30g，赤芍 15g，白芍 15g，生甘草 12g；辨证加减：上焦为著者加葶苈子 30g，黄芩 12g，半夏 9g，瓜蒌 15g；中焦为著者加生石膏 30g，麦冬 30g，石斛 15g，生山楂 15g；下焦为著者加熟地 30g，山茱萸 15g，牡丹皮 12g，茯苓 15g。西药组用羟氯喹、泼尼松。12 周后对两组的中医症状量化积分、实验室检查指标、安全性指标及不良反应发生情况等进行分析，得出以病证结合思路治疗干燥综合征有确切的疗效和较好的安全性的结论，证明了病证结合思路治疗干燥综合征的合理性。该研究认为中医的辨病治疗，并不是一味地将西医的病名拿来加以运用，使得中医成了西医的辅助，在西医治疗基础上起到调理作用。而是在中医理论的指导之下，先辨病再辨证，可将病视为中医的整体观念，在整体之下的辨证就是此病当前的主要矛盾，或以病因，或以病机，或以症状，或以体征，其手段灵活广泛，既可以改善局部症状，又可以缓解病情。辨病与辨证均是中医临床诊疗疾病不可或缺的手段，病证结合，相辅相成。

焦东方认为中医学强调宏观和整体，重视人体各脏腑及功能之间联系，西医学重视微观和局部器质、功能的改变，加深对中西医结合的认识，有利于提高临床疗效。应因人制宜，以“辨体”为前提，“辨病”与“辨证”相结合，在西医诊断基础上辨证论治。对干燥综合征而言，辨病是确定外分泌腺出现形态、生理及功能病变的过程，借助腺体功能检测、抗体测定等理化手段明确诊断，能明确疾病转归、预后、疗效标准，防止误诊；辨证是中医临证的精髓，侧重于机体在发病某一阶段的病理状态，除了病变本身，还重视整体功能及邪正双方盛衰状况。从中西医结合的角度认识干燥综合征的辨病，既要明确西医诊断，还要辨析中医病名，从病因病机来辨识干燥综合征。干燥综合征的病机核心为本虚标实，阴津亏虚为本，燥毒瘀阻为标，基于此探讨中西医结合治疗干燥综合征思路，在西医辨病治疗基础上，重视中医辨证论治，在掌握疾病普遍治疗规律的同时，又着眼于患者某一阶段疾病表现和全身功能状态的差异性。

范永升经过长期的临床实践和探索，归纳和总结出西医辨病与中医辨证相结合的诊疗方法，先参照原发性干燥综合征西医标准进行诊断，评估病情，并根据不同的临床表现或系统受累进行分型，再根据中医四诊合参进行辨证论治。将干燥综合征分为 9 种类型：①乏力，证属气阴两虚证，自拟益气养阴祛瘀方加减。②外分泌腺受累为主（反复腮腺炎），证属燥热蕴毒证，银翘散、五味消毒饮加减；③皮肤受累为主（紫癜样皮疹），证属燥毒瘀结证，化斑汤、犀角地黄汤加减；④肺间质病变为主，证属燥热伤肺证，清燥救肺汤加减；⑤肾小管受累为主，证属肾气不固证，肾气丸加减；⑥肝脏受累为主，证属肝阴亏虚证，一贯煎加减；⑦周围神经系统受累为主，证属气（阴）

虚络瘀证，黄芪桂枝五物汤加减；⑧血液系统受累为主（白细胞减少），证属气血亏虚证，生脉散、八珍汤加减，⑨血液系统受累为主（血小板减少），证属阴虚热毒证，犀角地黄汤加减。范永升认为虽然辨证论治是中医诊治疾病的基本法则，但是目前在临床上应注意将现代医学的辨病和中医学四诊合参的辨证有机结合起来，做到中西医结合、中西医互参。

三、干燥综合征常见证型与选方

2024 年，中华中医药学会风湿病分会颁布的《干燥综合征病证结合诊疗指南》将燥痹分为以下五型，并提出燥痹可合并有五脏痹、五体痹的表现，出现系统损害时，需辨明标本缓急。推荐干燥综合征进行辨病治疗，白芍总苷和雷公藤制剂可用于干燥综合征的治疗或与其他治疗方案联合使用。

1. 阴虚津亏证

主症：①口干舌燥；②眼干无泪。

次症：①咽干；②鼻干；③皮肤干燥；④大便干或数日一行。

舌脉：舌红，少苔或无苔，或舌有裂纹，脉细、沉细或细弱。具备主症两条，或主症一条、次症两条，结合舌脉即可诊断。

治法以养阴增液、生津润燥为主，推荐方剂为沙参麦冬汤合六味地黄丸或增液汤加减。

2. 气阴两虚证

主症：①口眼干燥；②神疲乏力。

次症：①动则心悸；②气短懒言；③干咳少痰、咽干；④夜尿频；⑤便溏。

舌脉：舌红，苔少而干或有裂纹，脉细弱或细数。具备主症两条，或主症一条、次症两条，结合舌脉即可诊断。

治法以益气养阴、润燥通络为主，推荐方剂为生脉饮合沙参麦冬汤、四君子汤合益胃汤、陆氏润燥汤。

3. 阴虚内热证

主症：①口干咽痛、眼干目赤；②手足心热、盗汗或午后热甚。

次症：①烦渴多口角干裂；②鼻干鼻衄、干咳；③心烦失眠；④小便短赤、大便干结。

舌脉：舌红或红绛。有裂纹，舌苔干燥少津，或少苔，或无苔，脉细数。具备主症两条，或主症一条、次症两条，结合舌脉即可诊断。

治法以养阴清热、润燥生津为主，推荐方剂为一贯煎合青蒿鳖甲汤、清燥救肺汤等加减。

4. 燥瘀互结证

主症：①口干不欲饮、眼干少；②肌肤甲错或有瘀斑瘀点。

次症：①鼻、咽干；②关节肌肉疼痛；③肢端皮肤变白变紫；④颐肿不消或瘰疬。

舌脉：舌质暗或有瘀斑瘀点，或舌下脉络迂曲青紫，苔少且干，脉涩或细涩。具备主症两条，或主症一条、次症两条，结合舌脉即可诊断。

治法以滋阴润燥、活血通络为主，推荐方剂为活血润燥生津汤加减。

5. 燥湿互结证

主症：①口渴不欲饮、目涩多眵；②口中黏腻、脘痞腹胀。

次症：①肢体沉重、周身倦怠；②咳嗽、痰黏难出；③关节肿胀疼痛；④尿频、大便黏滞不爽。

舌脉：舌淡红，苔白腻，脉濡滑。具备主症两条，或主症一条、次症两条，结合舌脉即可诊断。

治法以润燥祛湿、行气散结为主，推荐方剂为甘露饮、乌梅丸、知柏地黄丸等加减。

（邓予新　茅建春）

参考文献

[1] 徐媚媚,徐蕾.徐蕾酸甘化阴法治疗阴虚津亏型干燥综合征[J].实用中医内科杂志, 2022, 36(11):135-136.

[2]冯波,陆定其,胡文秀,等.“散、润、清、补”四法辨治干燥综合征思路撷要[J].江苏中医药, 2021, 53(03):41-43.

[3]李晓丽,莫日根,杨蕾,等.王生义教授从肺肾论治干燥综合征经验[J].中国中医药现代远程教育, 2023, 21(02):88-90.

[4]熊小花,王莘智.王莘智从脾虚湿热论治干燥综合征经验[J].中医药导报, 2022, 28(10):123-125.

[5]王晓鹏,刘潇,朱星瑜,等.王新昌运用银翘散合增液汤化裁治疗早中期干燥综合征经验介绍[J].新中医, 2021, 53(08):30-33.

[6]徐江喜,沈正东,张赛,等.基于“杂合以治”理论论治干燥综合征[J].世界中医药, 2022,17(17):2472-2475+2480.

[7]赵言鹏,白健,王仁一,等.从三焦辨证论治干燥综合征[J].河南中医, 2021,41(05):679-683.

[8]陈剑梅,郭峰,金实.金实从络病辨治干燥综合征合并血管炎经验[J].中华中医药杂志, 2018, 33(09):3972-3974.
[9]王鹏飞,姜萍,刘英.从气化角度探讨干燥综合征的辨治[J].中华中医药杂志, 2019, 34(06):2532-2534.
[10]许丽璇,杨玉兰.从厥阴病论治干燥综合征[J].中华中医药杂志, 2020, 35(07):3478-3481.
[11]蔺亚东.病证结合治疗干燥综合征的临床观察[D].济南:山东中医药大学, 2013.
[12]孙晓泽,焦东方,刘爱华.中西医结合治疗干燥综合征思路探讨[J].中华中医药杂志, 2018, 33(07):2956-2959.
[13]陈慕芝,谢志敏,李霄鹏,等.原发性干燥综合征中西医病证结合诊疗体系构建探讨[J].浙江中医药大学学报, 2024, 48(08):942-947.
[14]姜泉,周新尧,唐晓颇,等.干燥综合征病证结合诊疗指南[J].中医杂志, 2024, 65(04):434-444.

第四节　干燥综合征的中医外治

现代医学尚未找到针对干燥综合征的根治疗法，目前主要采用对症治疗和替代治疗，当累及脏器时多使用免疫抑制剂和糖皮质激素。对仅有口眼干燥症状的患者，主要给予对症治疗。口服中药制剂往往疗程较长，中医外治法用于干燥综合征的治疗，对缓解症状常起到桴鼓之效。虽相关研究有限，但文献报道的疗效振奋人心，是治疗干燥综合征的新思路。中医外治法丰富多样，有针刺、艾灸、中药雾化、穴位注射、穴位埋线、穴位贴敷、定向透药、推拿、耳穴压豆、针刀疗法等。

徐波等用针刺联合滋阴生津方治疗干燥综合征，取廉泉、下关斜刺，大迎、睛明、承泣、上明直刺，三阴交直刺，金津及玉液点刺出血，5 次 / 周，临床研究发现针刺联合滋阴生津方治疗原发性干燥综合征患者能够显著改善口干、眼干症状，并降低免疫球蛋白 G 与血沉的水平，明显优于常规西药或单用中药或针刺治疗。张金焕等针刺取穴攒竹、丝竹空、颊车、承浆、廉泉、肝俞、肾俞、足三里、三阴交、太溪联合祛斑养阴颗粒治疗干燥综合征，临床观察结果显示针药组在 ESSPRI 评分、中医证候积分、唾液流率、IgG、ESR、CRP 改善方面明显优于其他组，差异有统计学意义 ($P < 0.05$)，并得出结论：

针刺和中药并用可以有效改善患者临床疗效及相关指标，提高患者生活质量，是原发性干燥综合征患者安全有效的治疗方法。邓予新等在临床实践中以腹针全息理论发现的腹部新穴——指风湿点和趾风湿点治疗风湿免疫病症的疗效，以与病症有关的腹部新穴为主、按腹针经络脏腑理论选择配穴并决定针刺深度。发现该方法对干燥综合征出现指间与足趾症状者都有满意疗效。

贺成功等采用督脉通脉温阳灸治疗干燥综合征，发现其能有效改善患者中医证候积分，降低血白细胞计数、红细胞沉降率、C 反应蛋白水平，提高患者生活质量。

李锐等观察中药（组方：生沙参、石膏、竹叶、知母、黄芩、党参、黄芪、乌梅、白芍、桑椹、芦根、白茅根、石斛、木瓜）雾化联合艾拉莫德对干燥综合征口干症状的影响，证实此法可明显缓解干燥综合征患者的口干症状，提高唾液流率，明显降低 ESR、CRP、血清免疫球蛋白 (IgG、IgM、IgA) 水平。朱跃兰等观察中药（组方：丹参、当归、鸡血藤、玄参、连翘、生地、麦冬、石斛、南沙参、北沙参、葛根）雾化吸入治疗干燥综合征，结果显示中药雾化治疗组在改善静态唾液流率和方糖试验等方面优于对照组（匹鲁卡品口服）。

马林等采用穴位注射（心俞、肝俞、脾俞、肾俞、三焦俞，临床随证加减，药物为清开灵或维生素 B_{12}、维生素 B_1，每穴注射 1 ～ 2 mL）联合针刺（以口舌干燥为主的患者取梁丘、足三里、血海、大都；以鼻部干涩为主的患者取鱼际、少商、温溜、曲池；以眼部干燥为主的患者取太冲、曲泉、光明、足临泣；以咽喉干涩为主的患者取然骨、三阴交、飞扬、京骨。再取风府直刺得气后不留针，承浆、廉泉等随证取穴。每日 1 次。关冲点刺放血 3 滴，隔日 1 次。30 天为 1 个疗程）治疗干燥综合征患者 35 例 1~2 疗程后，发现口干、眼干、舌干等症状主诉消失为治愈者计 19 例占 54.3%；症状基本消失，自我感觉较好为显效者计 10 例占 28.6%；症状减轻为有效者计 6 例占 17.1%。35 例观察对象全部有效。

朱俊岭取廉泉、曲池、肾俞、三阴交、太溪、太冲，燥毒胜者加合谷、腮腺肿大加颊车，以 0 号羊肠线埋入穴内肌层，15 ～ 20 天埋线 1 次，3 次为 1 个疗程治疗干燥综合征，30 例患者中，临床缓解 7 例，显效 13 例，有效 8 例，无效 2 例，总有效率为 93.3%。治疗次数最少 3 次，最长 2 个疗程。表明通过辨证取穴与循经取穴相结合，运用穴位埋线治疗干燥综合征可有效改善患者症状，操作简便，无毒副反应，患者依从性高。

采用中药联合吴茱萸粉温水调匀（3 克 / 穴）贴敷涌泉、太溪、三阴交，每天一次，夜间睡前贴上，次日凌晨起床时取下治疗干燥综合征，观察显示中医治疗组口干、眼干症状改善趋势显著于西药组（羟氯喹组），口腔溃疡好转及消失时间均显著早于西药组，治疗后中医组 RF、ESR 水平改善程度更显著于西药组，且不增加药物不良反应。朱跃兰等采用活血解毒汤联合振腹疗法治疗干燥综合征，观察显示此法可有效改善原发性干燥综合征患者干燥、疲劳等症状，优于单用中药治疗。

司晓文采用润燥退翳明目汤联合耳穴压豆（肝、脾、肺、肾、心、眼、内分泌，用王不留行籽贴压一侧耳穴，3 日一换，换另一侧耳穴）治疗口眼干燥综合征，临床观察结果显示治疗组 38 例，治愈 25 例，好转 10 例，未愈 3 例，总有效率为 92.1%，对照组（西药）20 例，治愈 6 例，好转 9 例，未愈 5 例，总有效率为 75%，经统计学处理差异有显著性。

王海东等以针刀松解术(枕外隆凸左右旁开 2cm 再向下 2~3 cm 的范围内，C2 棘突左右外侧骨缘，C3、C4 棘突间及左右旁开 1.5~3 cm 范围内，左右下颌角与乳突之间各定一点，每周 1 次，共 8 次）治疗干燥综合征；对照组予以口服硫酸羟氯喹，每次 0.2 g，每日 2 次，4 周为一疗程，共 2 个疗程。临床观察显示治疗组总有效率为 86.7%（26/30），优于对照组的 70.0%；两组患者治疗后唾液流率、泪液流量、血清 IgG 及中医证候积分均明显改善，且改善程度治疗组优于对照组，表明针刀松解术在改善原发性干燥综合征患者的口眼干燥症状、降低血清 IgG 含量方面优于西药硫酸羟氯喹。

中医外治法越来越被医患重视，外治法的联合应用也是发展趋势，灵活运用外治法治疗干燥综合征，是临床新思路，也亟待更多的研究和观察。

（邓予新　茅建春）

参考文献

[1] 徐大可,徐蕾,胡伟,等. 针刺联合“滋阴生津方”治疗阴虚津亏型原发性干燥综合征30例临床研究[J].江苏中医药, 2020, 52(09):59-62.

[2] 张金焕,张剑勇,谢静静. 针药并用治疗原发性干燥综合征临床观察[J].上海针灸杂志, 2018, 37(12): 1399-1404.

[3] 邓予新,孙鼎,茅建春.腹部新穴指(趾)风湿点为主治疗风湿免疫病症举隅：腹针全息理论的临床应用[J].四川中医, 2022, 40(01):23-26.

[4] 贺成功,吴兆梅,胡玲,等. 通脉温阳灸治疗原发性干燥综合征临床研究[J].河南中医, 2020, 40(09): 1407-1410.

[5] 李锐,陈庆平,刘丹,等.中药雾化吸入联合艾拉莫德对干燥综合征口干症状的

影响[J].中医学报, 2019, 34(07):1542-1545.
[6] 韦尼,陈自佳,翟瑶瑶,等.中药雾化吸入治疗干燥综合征口干燥症的临床研究[J].西部中医药, 2016, 29(05): 5-8.
[7] 马林,李坤英,赵秀敏,等.穴位注射加针刺治疗干燥综合征35例[J].中国针灸, 2004(09): 37-38.
[8] 朱俊岭,朱俊凤.穴位埋线治疗干燥综合征30例[J].上海针灸杂志, 2014, 33(08):759.
[9] 国生,崔霞,薛小娜,等.振腹疗法联合活血解毒方干预原发性干燥综合征的疗效观察[J].世界中医药, 2020, 15(23):3675-3679.
[10] 司晓文. 口服中药结合耳压治疗口眼干燥综合征38例临床观察[J]. 江苏中医药, 2005, (10): 39-40.
[11] 张娟,王海东,杨会军. 针刀治疗原发性干燥综合征口眼干燥症状疗效观察[J].中国针灸, 2019, 39(11): 1173-1176.

第五节　干燥综合征的膏方调理

膏方最早见于《黄帝内经》，又称膏滋、煎膏，是在中医学理论指导下，根据患者的体质、病证，按照“君、臣、佐、使”原则选药组方，通常以滋补强壮类药物为主，配伍攻疾祛邪之品组成，将中药饮片反复煎煮后去渣取汁，经蒸发浓缩加阿胶、蜂蜜等收膏，制成半流体状剂型。膏方药性温和，作用持久，具有滋补脏腑、补虚固本、预防疾病、增强体质的作用。诚如秦伯未所言：“膏方者，博雅润泽也。”顺应春生、夏长、秋收、冬藏的养生特点，虽非单纯之补药，乃包含救偏却病之义。

干燥综合征乃慢性疾病，病情缠绵难愈，致五脏俱虚，适宜进补膏方。苏励认为膏方调治干燥综合征的特点是强调“健脾益气”，以取“益气存阴、健脾化津”之意。基本方药：生黄芪 300g，生白术 120g，生薏苡仁 300g，白茯苓 120g，南沙参 300g，北沙参 300g，天冬 150g，麦冬 150g，生地 300g，山萸肉 90g，石斛 150g，青蒿 300g，玉竹 150g，制黄精 150g，百合 150g，白花蛇舌草 300g，芦根 300g，徐长卿 300g，金银花 300g，枸杞子 120g，杭白菊 90g，决明子 150g，鸡血藤 300g，生山楂 120g，乌梅 90g，白芍 150g，丹参 150g，佛手片 120g，谷芽 300g，麦芽 300g，陈香橼 120g，清甘草 90g。另加西洋参 60g、阿胶 300g、饴糖 250g、冰糖 250g，以黄酒为引收膏。此辨治有补中有清，阴阳互济；调畅中州，化生阴津的特点，取膏时提倡多用“素膏”，以防呆滞脾胃。

运用膏方的原则讲究有以下几点：

（1）辨证施治，个体化治疗：中医膏方是根据整体观念、辨证论治思想，研究滋补强身、纠偏祛病、益寿延年的特殊中医方剂，应做到一人一方一膏。开处膏方时强调两点：第一要全面了解患者的体质，只有这样才能根据其体质补虚泻实、调整阴阳。第二要辨清病邪的性质及其与体虚的主次矛盾，只有这样才能因人而异的辨证施治、扶正祛邪。开膏方最忌不顾患者体质、不管病邪性质，在治疗上不疏其实而一味补虚，往往愈补愈滞，反增病势，而猛攻其实，又易伤及正气，加重病情。

（2）调理脏腑功能，以平为期：慢性疾病的治疗当缓图之，膏方治疗时应注意三点：第一，要注重标本兼顾，许多慢性疾病都存在着本虚标实的特点，组方时要根据患者目前的病情和脏腑状态，合理配伍扶正药物和祛邪药物的比例。疾病和衰老不等于虚损，虚损不是致病或衰老的根本和唯一因素，运用中药辨证组方，使机体达到新的动态平衡。第二，要注意药性的寒温调配，不可过偏，以平为期，由于膏方服用时间较长，如果药性过温或过寒，都会对患者的病情和体质带来不利的影响。第三，要时时不忘顾护胃气，脾胃为气血生化之源，内服膏方的吸收利用也要依靠脾胃的运化功能。在临证中常用陈皮、木香、枳壳等理气消滞、健脾助运，谷芽、麦芽、生山楂等消食导滞、健脾开胃的药，以防止药量太多导致脾运失健、胃纳不佳的情况。

（3）膏方组方需体现君、臣、佐、使：膏方药味众多，多为 20 ~ 50 味，但也要体现君、臣、佐、使，层次分明。在辨证明确的前提下，先确定其基本治法，然后将某些具有相似功效的药物精选并归为一类，形成一组药，以组药的形式来构成君、臣、佐、使。如气虚者，当以补气药为君药，可选取一组均具有补气功效的药物作为君药组，如：黄芪、党参、太子参、白术、茯苓、山药。也可以在辨证基础上选用功效相近的成方为君药组，如气虚者可选用六君子汤合补中益气汤合参苓白术散作为君药组。而慢性疾病者多有许多兼变证，如气虚者兼有气滞、湿阻，则臣药组可以由行气化湿药物组成，如选用陈皮、木香、苍术、砂仁、蔻仁等。

干燥综合征病机为阴虚燥毒，其病本责之肺胃肝肾。肾阴亏虚，肝木失于涵养，双目干涩，肝肾阴虚，肝阳上亢，反灼肺金，肺失肾阴滋润，则鼻咽干燥，或伴干咯痰黏。脾胃为后天之本，脾胃的正常生理功能依赖于先天的支持，肾阴不足，脾胃失养，无法化生水谷精微，脾不能为胃行其津液，则津枯胃燥，而见口舌干燥。因此阴虚为本，燥毒为标是本病之病机特点。常用南沙参、北沙参、天麦冬、玉竹、黄精、石斛滋养肺胃之阴；白芍养血柔肝；生地、枸杞子、制首乌养肝肾之阴。收膏时多用龟板胶、鳖甲胶，并投以石斛、西洋参养阴润肺。若肺燥咳喘之间质性肺炎者可加芦根、石见穿、浙贝母、金荞麦等润肺化痰祛瘀之药；若合并肤干肠燥者可配用玉竹、火麻仁、蜂蜜等育阴润肠通便；若出现关节痹痛者常用当归、鸡血藤、牛膝等润燥止痹药；若出现夜尿频数，腰膝酸软者可加益智仁、金蝉花、杜仲、川续断等补肾壮腰之剂。

（邓予新　茅建春）

参考文献

[1] 曲环汝,苏励.苏励运用膏方治疗风湿病经验[J].上海中医药杂志，2011，45(10):9-11.

[2] 陈湘群,茅建春,顾军花.风湿名家陈湘君之干燥综合征证治精华[M].上海:上海世界图书出版公司, 2020.

第六节　干燥综合征的食疗

干燥综合征患者饮食调摄颇为重要，要养成喝水的好习惯，定时、缓缓饮水，不要口渴难忍时才去饮水。平素多吃养阴清热生津的瓜果蔬菜，比如丝瓜、番茄、黄瓜、莲藕、荸荠、冬瓜、梨、莲雾、猕猴桃等。避免进食辣椒、花椒、羊肉等热性食物，以防耗伤阴津。

干燥综合征患者饮食应以清润为主，不同体质应配合相应的饮食调摄。气虚体质者：给予性质平和而容易消化的食物，适当进补。避免食用过于滋腻、难消化、或生冷苦寒、辛辣燥热等寒热偏性明显的食物。湿热体质者：给予清淡饮食，多吃新鲜蔬果及甘寒、甘平的食物，多摄取有助于清热化湿的食物。适当饮用低脂牛奶、茶等。痰湿体质者：给予清淡的天然食物，多摄取能够健脾利湿、宣肺化痰的食物，遵守“五低一高”的原则（低热量、低糖、低盐、低脂、低蛋白、高纤维），可适当饮茶。避免油炸食物、动物内脏、糕点、可乐、冰淇淋、炒干货、巧克力、各种酱菜及腌制食品。瘀血体质者：给予甘平或甘温及有活血通脉作用的食物，葱、大蒜、生姜、茴香、桂皮、丁香、胡椒等辛温之品在烹饪时可以适量加入。阳虚体质者：给予易消化、富有营养、属温热性质的食物，以助温补脾肾。平日应避免性寒生冷、高脂肪的食物，尤其少吃生冷瓜果类食物及冷饮；限制浓茶、酒类和辛辣食物，产气食物等也应减少食用。阴虚体质者：给予清淡易消化、甘寒性凉、滋补肾阴的食物。皆应戒烟酒，远离肥腻厚味、燥烈辛辣之品。

平日家庭生活，可灵活安排食疗。

（1）雪花梨 1 个，百合 10g，麦门冬 10g，胖大海 5 枚。将梨洗净切块，与百合等三药同煮，待梨八成熟时放入适量冰糖。进食前可将梨挑出放在碗内，百合等药弃之。

（2）鲜竹叶 15g，生石膏 40g，麦冬 10g，粳米 100g，砂糖适量。先将生石膏、竹叶、麦门冬兑水煎煮，取药液 250mL，用药液煮粳米粥食用，食时可加砂糖。

（3）藕粉 2 匙，冰糖 5g，沙参 10g，麦冬 10g，桑叶 10g，生地 5g。先将沙参、麦冬等中药材煎煮 30 分钟，取过滤液 150mL，冷藏令其充分沉淀。数小时后取出，将澄清液倒入锅中，放糖，加热待水沸糖溶时，用沸液将藕粉冲调成稀糊状即可食用。

（4）枸杞子 5g，银耳 10g，杭白菊 3g，冰糖 100g，鸡蛋清少许。先将银耳泡发洗净，砂锅内放入清汤旺火烧沸，打入蛋清，放入冰糖，再放入银耳和枸杞子，稍炖后撒入杭白菊即可饮用。

茶饮也是干燥综合征食疗的佳选。百合、菊花、枸杞、决明子、山楂、麦冬、五味子、甘草等，均可日常泡茶饮用，择一味或数味泡茶，养阴生津、清肝明目。

（1）五汁饮：将梨、荸荠、山药、藕各 100g 洗净榨汁，再加入 30g 蜂蜜。生饮、温饮皆可，每日服 1 次。此汁有养阴生津、补虚润燥、消食通便、平补肝肾的功效。

（2）山楂乌梅饮：山楂 9g，乌梅 3 粒，百合 9g，冰糖适量，加水用大火煮开后转中小火约 5 分钟后关火，焖 5 分钟即可饮用，亦可加入冰糖，热饮或冷饮皆可。有酸甘生津，开胃止渴的功效。

（3）麦冬玉竹饮：麦冬、玉竹、生地各 500g，水煎浓缩，加冰糖收膏，每日数次，每次一匙，作饮料，能润泽五脏而解干涸。

（邓予新　茅建春）

参考文献

[1] 王菊梅,王英旭.中医整体护理在干燥综合征中的应用[J].湖南中医杂志,

2014, 30(04):115-117.
[2] 治干燥综合征良方[J].医学文选, 1991, 5:77.
[3] 陈湘君,茅建春，顾军花.风湿名家陈湘君之干燥综合征证治精华[M].上海:上海世界图书出版公司, 2020.

第七节　中医名家治疗干燥综合征的经验

现代诸多中医名家，对干燥综合征的治疗自成机杼。朱良春认为干燥综合征虽为阴津亏虚，燥热内生，但应本着阴中求阳、阳中求阴之观点，宜加入少许温阳之品，含阳生阴长之意，但忌或少用辛香燥烈之品。朱良春强调干燥综合征病因病机复杂，本虚标实，从其根本着手治疗方是治本之法。调补阴阳，二者不可偏颇，大热大辛之药不能长期应用，须适可而止，以免化燥伤阴，这是治疗必须注意的原则，对于阴阳偏虚之体，朱良春认为若仍用大剂温燥之品激发其体内残存之阳以温脏腑、肌表，因其没有物质基础，只能徒伤其阳，继而伤阴，终至阴阳俱败。因此，宜于温阳之剂中酌加补肾阴之品，阴阳并补，而使水火互济。如桂枝、补骨脂、淫羊藿、地黄、鹿角霜、生姜等皆是朱良春治疗阴阳并虚之痹的常用之品，乃张景岳："善补阳者，必于阴中求阳，则阳得阴助，生化无穷；善补阴者，当于阳中求阴，则阴得阳升，源泉不竭。"

路志正认为燥痹病机与李杲所论"阴火"内涵类似，遂从阴火的治疗中汲取思路并予以创新，形成了"持中健脾、顾护肾精，滋阴养血、生津润燥，行气通络、消瘀解毒"的治法。路志正长于培补中土以治疗燥痹，临床以健脾益肾为基础，滋阴生津为大法，行气通络为佐助。认为沉疴顽疾，非大补大泻所宜，当培补中焦，以资化源，平和之品润物于无声，方久久为功。在燥痹的不同阶段，用药亦有侧重点。疾病活动期，患者干燥症状明显，以生津养阴、消瘀解毒为主，是为"散阴火"，同时重视行气活血；病情稳定期，或患者正气不足时，以补脾益肾为主，润燥生津为辅，是为"补中土"。用药方面，治疗燥痹常以气润性柔之太子参缓补脾气，炒白术、白扁豆补脾益胃、以资化源，山药、黄精平补三焦、益脾充肾；麦冬、天冬同用，清金实土，利水之上源；墨旱莲、女贞子滋阴润燥、平补肝肾；石斛、南沙参益胃生津；生地、葛根凉血止渴；常用绿萼梅、玫瑰花疏肝行气，配伍益母草活血清热；金银花、忍冬藤相须使用，解毒化瘀；当归、玄参相伍，寓《温病条辨》增液汤之意，行气和血，清解燥毒。

沈丕安提出本病的发病一方面是由于肾水亏损，肾阴不足，津液不能上润所致口眼干燥，此为本；另一方面是由于风、寒、湿、热、瘀、痰、毒为患，导致经脉血脉瘀阻，津管液道堵塞，此为标。因此，本病主要是风、寒、湿、热、瘀、痰、毒加肾虚，形成“7+1”之病机。治疗本病应当综合治疗，以清热化瘀、通络解毒、滋肾养阴、生津润燥为主，决不能单纯地生津润燥，更不能以养胃生津为主。同时要注意兼证腮腺炎、白细胞减少、肾脏损害、上干下泻的治疗。

徐经世认为干燥综合征是以肝肾阴虚为本，肝失条达，肝郁脾虚，气血运行不畅，津液失于输布，不能上荣头面，脏腑筋脉失于滋养，而致发病。内燥是本病的基本致病因素，肝肾阴虚是病机关键，外感燥邪会进一步损伤人体津液，是诱发加重本病的重要诱因。治以滋养肝肾、养阴清热之法，临床常用二至丸合一贯煎加减治疗，徐经世临床常用组方：女贞子 15 g，北沙参 20 g，麦冬 15 g，炒白芍 20 g，石斛 15 g，酸枣仁 25 g，甘草 5 g。若口干喑哑，肺阴亏虚明显者，加贝母、鲜藕汁、芦根、丝瓜络等以滋肺阴，养肺络；伴低热不退，潮热盗汗，阴虚内热明显者，加地骨皮、青蒿、白薇以养肺阴，除虚热；口燥心悸，虚烦不寐等心阴亏虚明显者，可在酸枣仁宁心作用下，加五味子以敛心气；伴胃脘灼痛，心烦嘈杂，取黄连配五味子以苦通辛降；兼大便干结者，取石斛配生地而润下；若双目干涩，视物模糊，头晕耳鸣，腰膝酸软等肝肾阴虚明显者，可加枸杞子、龟甲滋阴补肾以收全功。同时强调患者饮食总体应甘凉滋润，多进食滋阴清热生津之品。

陈湘君认为本病的病机主要为气阴两虚、血瘀燥毒，首次提出“酸甘生津”法治疗干燥综合征，临床常立法以益气养阴、活血解毒为原则。具体治法包括甘寒凉润、生津润燥，佐用咸寒、滋补肝肾，益气健脾、气旺津生，酸甘相配、两济其阴，津血同源、活血养血，泄热救燥、以保胃津六大治法，并贯穿于疾病发展的各个阶段。初期特别注重甘寒养胃润肺以解燥热，而少用咸寒滋阴之品，以免碍脾滞胃。后期病变深入肝肾，佐以滋补肝肾之法，酌配咸寒滋肾潜阳之品。脾为后天之本，气血津液生化之源，十分重视健脾益气，所谓“气能生津，气旺津生”。酸能生津敛阴，甘能益胃滋阴，酸甘合用，一敛一滋，化阴生津；且酸甘两味具有“酸先入肝，甘先入脾”的特点，因此酸甘化阴之法既可养脾胃之津液，又能补肝阴之不足。血虚则津亏化燥，血瘀则津行受阻，瘀血是干燥综合征的病理因素之一，予养血活血、补通兼施。燥热与胃津势难两立，故常佐清热解毒之法，尤其是遇外感，更是重用此法。

胡荫奇认为本病当从毒、瘀、虚论治，以先天禀赋不足之本，热毒为之始，痰瘀为之形，阴虚为之终。本病分为三个阶段，初期热毒侵袭，予以清热解毒，常用药物如金银花、连翘、栀子、白花蛇舌草、蒲公英等清热解毒之品，或选用既可滋阴也可清热之品如天花粉、知母等，以防阴液亏耗更甚；进展期痰瘀内生，予以活血化瘀、清热散结，常用莪术、土贝母、丹参、山慈菇、天花粉、赤芍、牡丹皮等既能清热又能散结化瘀之品，临床疗效甚佳；终末期阴虚内燥，予以滋阴润燥，常用生地、玄参、麦冬、石斛等滋阴润燥之品治疗。

（邓予新　茅建春）

参考文献

[1] 于志谋,李响,崔冉,等.朱良春教授培补肾阳汤“阴阳并补”治疗干燥综合征经验介绍[J].世界中西医结合杂志, 2019, 14(03):340-343.

[2] 程增玉,徐浩东,庞枫韬,等.路志正从阴火论治干燥综合征经验[J].中医杂志, 2022, 63(06):516-520.

[3] 王不易,杨旭鸣,苏晓,等.沈丕安治疗原发性干燥综合征的经验[J].上海中医药杂志, 2022, 56(04):23-25.

[4] 汪元,梁红,徐经世.徐经世治疗干燥综合征经验[J].中医杂志, 2018, 59(14):1185-1188.

[5] 柳文,张庆华,郭圆.陈湘君运用补阴法治疗干燥综合征经验初探[J].上海中医药杂志, 2015, 49(09):1-2.

[6] 杜欣颖,白云静,申洪波.胡荫奇从毒、瘀、虚论治原发性干燥综合征经验[J].中医杂志, 2020, 61(18):1594-1597.

第五章

干燥综合征多学科诊疗病案集锦

案例 1
干燥综合征伴血三系下降、甲状腺功能减退症、横纹肌溶解症

【病史摘要】

女，37 岁，因“反复鼻出血 10 余年，加重 3 周”入院。

患者 10 余年前无明显诱因下出现鼻出血，于当地医院检查发现血中白细胞降低（具体数值不详），予止血治疗后好转。病程中时有鼻出血，对症止血后可缓解，自诉曾行骨穿检查未见明显异常。患者 3 周前再次出现鼻出血，伴有双侧膝关节和肘关节疼痛，有龋齿和牙齿发黑，部分牙齿脱落，伴有脱发，无口干眼干症状，无眼泪减少，无皮疹、无唾液腺肿痛，无眼炎，无明显腰背痛，20221014 于我院耳鼻喉科就诊，血化验结果示：白细胞（WBC）2.9×10^9/L、中性粒细胞（N）1.7×10^9/L、淋巴细胞（L）1.0×10^9/L、红细胞（RBC）2.04×10^{12}/L、血红蛋白（Hb）71.0 g/L、血小板（PLT）144×10^9/L；耳鼻喉科予止血治疗。患者当日就诊我院血液内科门诊，血化验结果示：ESR 31 mm/h；IFANA 抗核抗体 1 ∶ 3200，阳性（颗粒型）；SS-A/Ro60，阳性（+）；SS-A/Ro52，阳性（+）；SS-B/La，弱阳性（±）；为进一步诊治，拟“干燥综合征”收入我科病房。

病程中，患者神志清，精神软，胃纳差，偶有血尿、大便干结，月经 3 月未来潮，体重变化未监测。

【体格检查】

神志清，精神软，贫血貌。伸舌居中，舌面干燥，无舌苔，红绛舌，有龋齿和牙齿发黑，部分牙齿脱落，伴有脱发，双肺呼吸音粗，可闻及少许干湿性啰音，心率 75 次 / 分，律齐，未闻及心脏杂音，腹软，无压痛及反跳痛，双下肢轻度凹陷性水肿。

【入院实验室检查】

血常规：WBC 1.4×10^9/L，N 0.88×10^9/L，L 0.4×10^9/L，RBC 1.89×10^{12}/L，Hb 65.0 g/L，PLT 87×10^9/L，CRP 2.07mg/L。

尿常规：PH 6.5、蛋白（1+）、隐血（1+）、WBC 30~35/HP。

血生化：白蛋白 26g/L，球蛋白 56g/L，ALT16U/L、AST 142U/L、钠 111mmol/L，氯 81 mmol/L，钾 3.73 mmol/L、钙 1.76 mmol/L，肌酸激酶 2077U/L，肾功能正常。

甲状腺功能及抗体：T_3 0.17nmol/L，T_4 10.7.nmol/L，FT_3 < 0.3pmol/L，FT_4 < 1.3pmol/L，TSH > 150mU/mL，TG < 0.04 ng/mL，Anti-TGAb >

4000IU/mL，Anti-TPOAb ＞ 600 IU/mL，TRAB 1.824IU/L。

体液免疫：IgG 39.20 g/L，IgG4 0.185 g/L、IgM 1.14 g/L、IgA 6.37 g/L；IgE 60.1 IU/mL、补体 C3 0.39 g/L；补体 C4 0.12 g/L。

RF 66.9 IU/mL。

凝血功能：PT 15.2 秒；APTT 66.7 秒；INR 1.32；D- 二聚体 0.71 mg/L。

溶血试验：直接抗人球蛋白试验，阳性；间接抗人球蛋白试验，弱阳性。

粪常规、尿妊娠试验、尿培养、痰培养、红细胞沉降率、ANCA 四项、自免肝抗体、CCP 抗体、ds-DNA 抗体均阴性。

【入院影像学检查】

胸部 CT：肺气肿、肺大疱；两肺间质性改变伴散在渗出及实变；建议治疗后复查。两侧少量胸腔积液。心影饱满，心包少量积液。附示：脾脏低密度灶，建议进一步检查（图 5-1）。

腹部超声：①肝内实质结节，考虑血管瘤可能；②胆囊、胰腺、脾脏、双肾未见明显异常；③双侧输尿管未见扩张。

头颅 MRI：右侧额叶小缺血灶。筛窦慢性炎症；左侧鼻腔内异常信号，请结合临床。双侧乳突气房少许积液。

阴超：①子宫内膜质地不均匀；②宫颈囊肿；③双侧卵巢未见明显异常，双侧附件区显示不清；④盆腔积液。

甲状腺超声：①甲状腺弥漫性病变，请结合临床；②两侧甲状旁腺区未见明显异常；③两侧颈部淋巴结稍大。

腺体超声：双侧腮腺、颌下腺弥漫性病变。

唇腺活检：符合良性淋巴上皮病变。

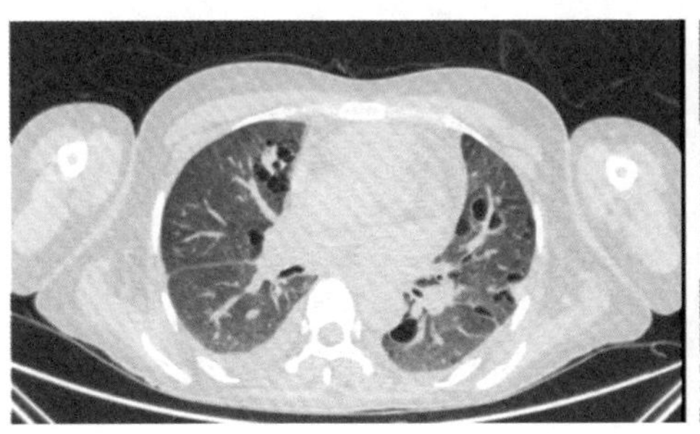
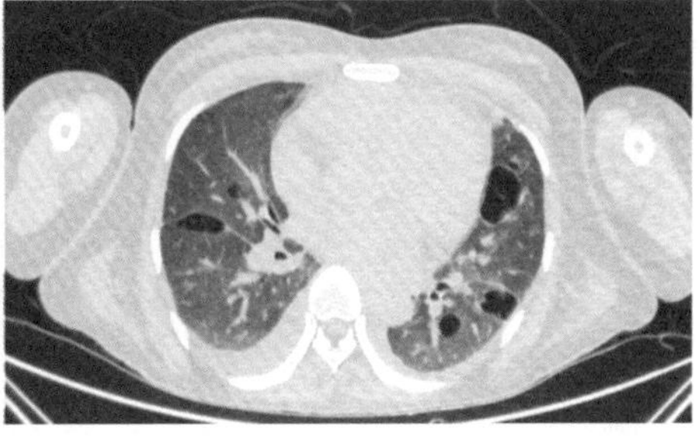

图 5-1 入院胸部 CT 平扫

【诊断】

干燥综合征，溶血性贫血，全血细胞减少，间质性肺炎，肺部感染，桥本甲状腺炎，甲状腺功能减退症，甲状腺功能减退性肌病，低蛋白血症，低钠血症，月经紊乱，便秘。

【治疗】

予以甲泼尼龙琥珀酸钠抑制炎症，硫酸羟氯喹、艾拉莫德免疫抑制，左甲状腺素片补充甲状腺激素，乙酰半胱氨酸抗肺纤维化，头孢西丁、左氧氟沙星抗感染，溴己新、祛痰灵化痰，人血白蛋白纠正低蛋白血症，10% 氯化钠纠正低钠血症，氨甲环酸止血，地屈孕酮调整月经，醋酸钙、骨化三醇补钙，艾普拉唑护胃，乳果糖、开塞露通便，雾化、吸氧、补充维生素等对症支持治疗（图 5-2）。

【转归】

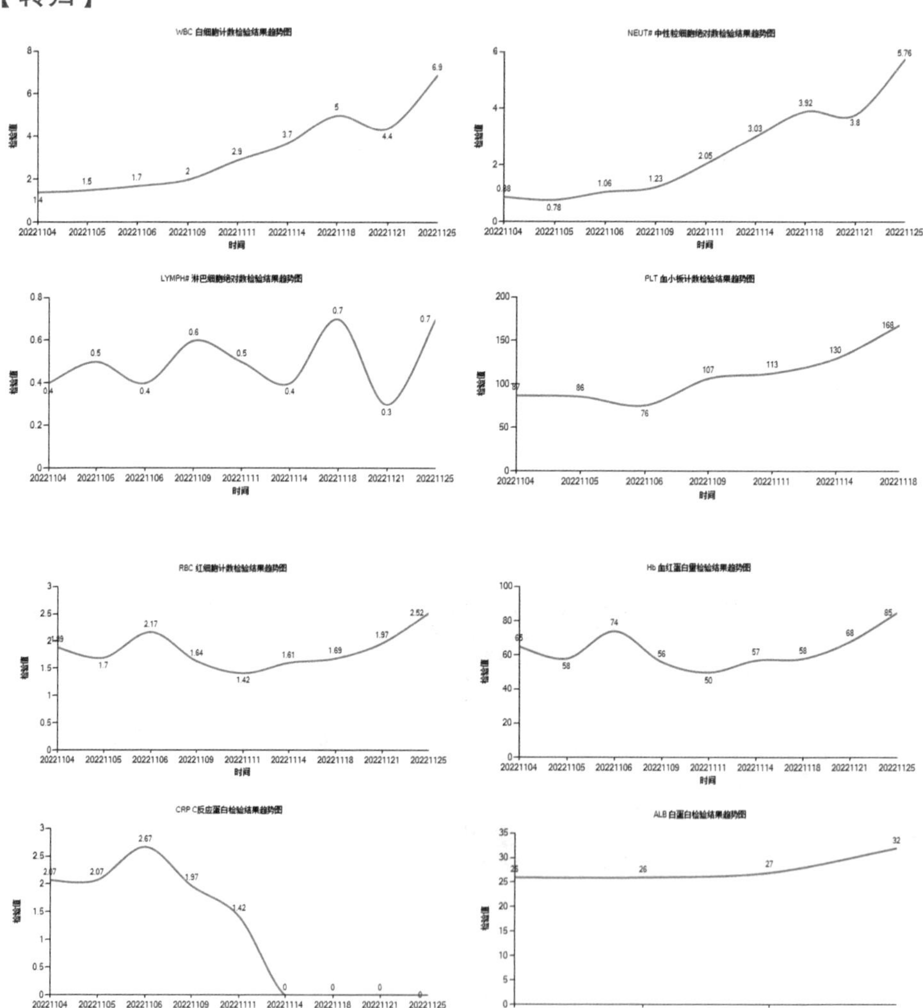

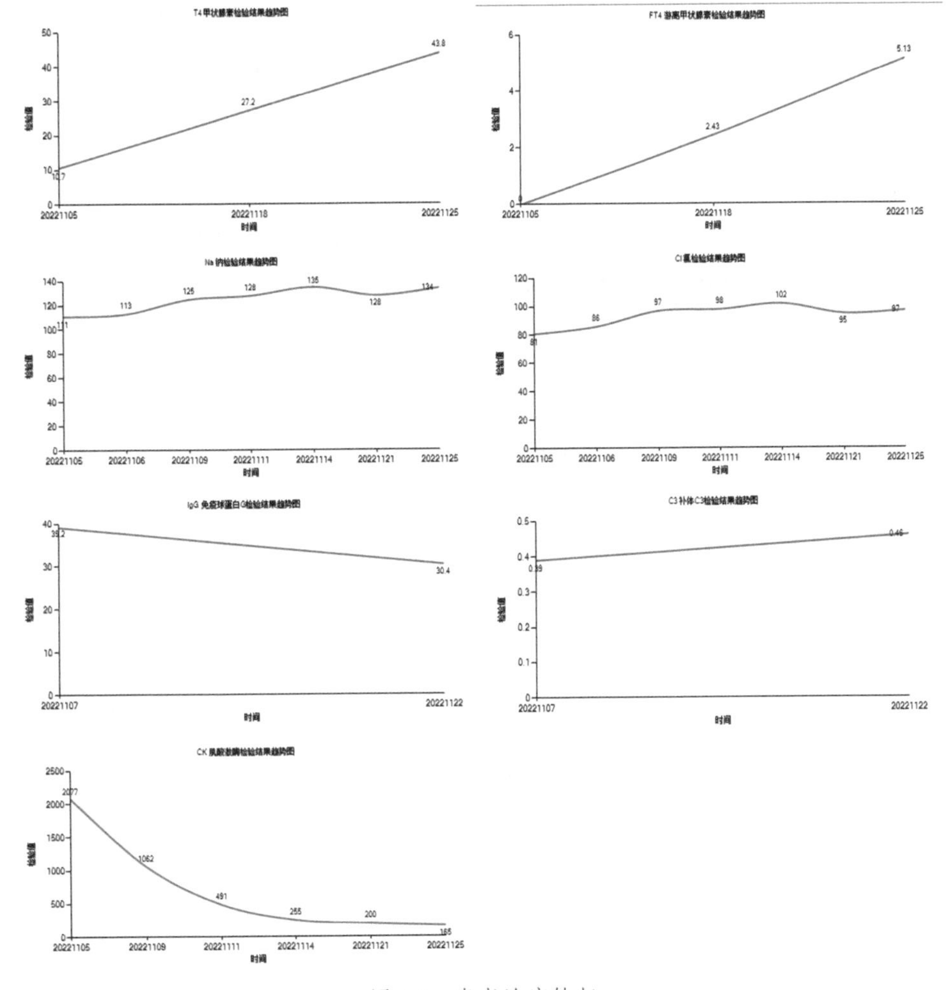

图 5-2 患者治疗转归

【讨论】

该患者干燥综合征诊断明确，伴有血液系统、呼吸系统、骨骼肌系统受累，同时合并桥本甲状腺炎、甲状腺功能减退症、甲状腺功能减退性肌病，病程中有反复鼻出血、月经不规律表现，需要风湿免疫科、内分泌科、血液内科、五官科、妇科多学科联合诊治。该患者病程中鼻出血时有发作，常规提示重度贫血，血小板、白细胞下降，需要有效方法止血及预防再出血，五官科建议短期鼻腔局部填塞，补充糖皮质激素及甲状腺激素，改善血三系下降情况；患者入院后检测血常规提示三系下降、肌酶升高，考虑甲状腺功能减退可诱发骨髓抑制导致血三系下降、肌酶升高，根据内分泌科会诊加用甲状腺激素治疗，同时患者原发干燥综合征亦有致血三系下降及肌肉破坏的可能，两者协调作用下使患者血三系在短期内明显下降、同时诱发横纹肌溶解；患者胸部 CT 提示双肺间质性病变伴有实变、感染，呼吸科阅片后考虑患者间质性肺炎以肺大疱及间质性渗出为主，治疗上需要中量糖皮质激素应用，同时积极治疗原发干燥综合征疾病，必要时应用；患者入院后查血钠 111 mmol/L，病因上需考虑摄入不足及严重甲减诱发的水钠潴留，严重低钠血症有诱发神经系统症状、呼吸衰竭甚至死亡的风险，补钠的同时需要监测血钠变化，预防补钠过快诱发的脱髓鞘病变；患者病程中出现月经紊乱表现，妇科会诊后建议地屈孕酮调整月经。

【专家点评】

临床上，干燥综合征合并桥本甲状腺炎的发病概率不低，严重的甲状腺功能减退均与干燥综合征病情活动均可诱发三系下降及横纹肌破坏，二者在病因鉴别上存在难度，但该患者存在高球蛋白血症与间质性肺炎改变，与干燥综合征病情活动相关，同时干燥综合征病情活动是否与甲状腺球蛋白抗体协调破坏患者甲状腺，这一点值得临床思考。

（朱振航　赵福涛）

案例 2
干燥综合征伴肝硬化、血小板减少、肾小管酸中毒

【病史摘要】

患者女性，55 岁，因“口干、眼干 20 年，加重伴牙龈出血 20 天”入院。

患者 20 年前无明显诱因下出现口干、眼干，伴四肢乏力，于我院行唇腺活检术，确诊为“干燥综合征”，出院后服用甲泼尼龙 8 mg bid、羟氯喹 0.2 g bid 控制病情。后口干、眼干加重，进食干性食物困难，牙齿脱落，2016-09-23 至江苏省中医院就诊，查免疫八项：免疫球蛋白 G 18.30 g/L，免疫球蛋白 M 5.94g/ L，补体 C3 0.73 g/ L，总 ANA 1:640，ANA 抗体谱 11 项：抗 SSA、抗 SSB、抗 Ro -52（+），出院后患者不规律服用甲泼尼龙 8 mg po bid + 羟氯喹片 0.2 g po bid 控制病情。2021 年 1 月因症状加重伴呼吸道感染入住江苏省中医院，住院期间予甲泼尼龙 40 mg ivd qd+ 羟氯喹片 0.2 g po bid 抑制免疫，出院后患者间断不规律服用泼尼松 + 羟氯喹治疗，并自行减少药量，病情控制不佳，20 天前因口干、眼干加重收入我科。

既往有“子宫肌瘤”手术史，个人史、月经婚育史、家族史均无特殊。

【体格检查】

体格检查：体温 36.4℃，脉搏 81 次 / 分，呼吸 15 次 / 分，血压 139/83 mmHg。有义齿，面部无红斑，脾大，平脐，脊柱正常，棘突无压痛，无叩痛，四肢关节无肿胀无压痛，肌张力正常，肌力 5 级，无可凹性水肿。双下肢近脚踝处可见色素沉着，内侧为著。

【实验室检查】

1. 常规生化检查

血常规 + 网织红细胞计数组套：RBC 4.91×10^{12}/L，WBC 6.92×10^{9}/L，平均红细胞体积 81.3fl ↓，平均血红蛋白含量 26.6pg ↓，红细胞分布宽度变异系数 17.1% ↑，血小板 45×10^{9}/L，网织红细胞百分比 1.99% ↑。

尿常规 + 沉渣定量组套：尿隐血 2+，尿亚硝酸盐 2+，尿白细胞酯酶 ±，尿蛋白 ±，红细胞 374 个 /μl ↑，细菌 4+。

2. 免疫学检查

抗核抗体（ANA）：斑点型，1 ∶ 1000。抗 ENA 抗体组套 17 项 抗干燥综合征 A/Ro52 抗体（A-SSA/Ro52）：阳性，抗干燥综合征 A/Ro60 抗体（A-SSA/Ro60）：阳性，抗干燥综合征 B 抗体（A-SSB）：阳性。风湿三项组套：类风湿因子 553IU/mL。红细胞沉降率（ESR）68mm/h。免疫五项组套（IgG+IgA+IgM+C3+C4）：免疫球蛋白 G25.7 ↑ g/L，免疫球蛋白 M7.53 ↑ g/L，补体 C3 0.668 ↓ g/L。

3. 其余检查

尿酸化功能组套：尿可滴定酸测定 8 mmol/L，尿铵测定 18 mmol/L。电解质测定（3 项）组套：钾 2.18 ↓ mmol/L，氯 110.6 ↑ mmol/L。

【辅助检查】

肝胆胰脾彩色多普勒：肝硬化，脾大（大小约 169 mm × 56 mm），门静脉高压。胆囊壁毛糙。肝脏弹性超声定量检测：肝区回声增粗不均匀，门静脉主干扩张。肝脏弹性（平均值 13.92 kPa，S3 级）。

【诊断】

临床诊断：①干燥综合征；②泌尿道感染；③肝硬化，门静脉高压，脾大；④血小板减少；⑤肾小管酸中毒；⑥低钾血症。

【治疗】

入院完善相关检查后，调整治疗方案为予甲泼尼龙 24mg qd+ 硫酸羟氯喹片 0.2 g 控制原发病，辅以补钾、保肝护胃、护肾、利胆、清热止咳等对症处理，请眼科会诊提示眼干，双眼泪河窄，角膜明，建议完善双眼 OCT 检查。调整为甲泼尼龙 16mg qd。尿培养提示大肠埃希菌，加用哌拉西林 / 他唑巴坦抗感染。患者入院血钾：2.18mmol/L，予补钾后复查。电解质测定（3项）组套：钾 3.23mmol/L。血常规测定：嗜酸性粒细胞计数 0.01 × 10^9/L，嗜酸性粒细胞百分比 0.2%，平均血红蛋白含量 26.4pg，红细胞分布宽度变异系数 16.6%，血小板 37 × 10^9/L。

【讨论】

干燥综合征是一个主要累及外分泌腺体的慢性炎症性自身免疫病。因免疫性炎症反应主要表现在外分泌腺体的上皮细胞，故又名自身免疫性外分泌腺体上皮细胞炎或自身免疫性外分泌病。临床除有涎腺和泪腺受损、功能下降而出现口干、眼干外，尚有其他外分泌腺及腺体外其他器官的受累而出现多系统损害的症状。

肾小管酸中毒（renal tubular acidosis, RTA）是由于肾小管泌氢或重吸收碳酸盐障碍引起的一组临床综合征。其主要临床表现为代谢性酸中毒伴高氯血症而阴离子间隙和肾小球滤过率正常，尿呈碱性，pH > 5.5。根据病变部位不同分为四型：Ⅰ型 RTA（经典远曲小管性 RTA）、Ⅱ型 RTA（近曲小管性 RTA）、Ⅲ型 RTA（混合性 RTA）、Ⅳ型 RTA（高血钾性 RTA），其中以Ⅰ型 RTA 最常见。Ⅰ型 RTA 按病因又可分为原发性和继发性。原发性多与遗传有关，继发性可见于多种疾病，干燥综合征是肾小管性酸中毒的重要病因之一。Ren 等报道大约有 73.1% 的干燥综合征患者并发肾小管性酸中毒。

原发性干燥综合征是最常见的伴有肾脏损害的自身免疫性疾病之一，其发生率已占自身免疫性疾病肾脏损害的第二位，仅次于系统性红斑狼疮，应引起临床重视。原发性干燥综合征肾损害临床表现差异很大，轻者可无症状，重者可表现为肾衰竭，其损伤部位以远端肾小管最多见且突出，占肾损伤的 90% 左右。在治疗上，目前原发性肾小管酸中毒主要是对症处理，包括纠正酸中毒和低钾血症，长期坚持口服枸橼酸钾或枸橼酸钠，必要时补充碳酸氢钠；对病因明确的继发性Ⅰ型 RTA 还应针对病因治疗。而对于 PSS 的治疗，目前也无根治方法，主要是采取措施改善症状，控制和延缓因免疫反应而引起的组织器官损害的进展以及继发性感染。因此，PSS 合并Ⅰ型 RTA 也以对症治疗为主。

（车楠）

【参考文献】

[1] Brito-Zerón P, Baldini C, Bootsma H, et al. Sjögren syndrome [J]. Nat Rev Dis Primers, 2016, 2: 16047.

[2] Bagga A, Sinha A. Renal Tubular Acidosis [J]. Indian J Pediatr, 2020, 87(9): 733-744.

[3] 汤绍芳, 卫红艳, 高桦, 等. 原发性甲状腺功能减退症合并原发性干燥综合征肾小管酸中毒及肾性骨病四例报道 [J].中华风湿病学杂志, 2004, 9: 539-542.

[4] Aiyegbusi O, McGregor L, McGeoch L, et al. Renal Disease in Primary Sjögren's Syndrome [J]. Rheumatol Ther, 2021, 8(1): 63-80.

案例 3
干燥综合征合并多发性骨髓瘤

【病史摘要】

女，73 岁，因“口干及眼干 2 月入院。

2021.05.06 患者因口干及眼干 2 月，来我院门诊就诊，查抗核抗体：弱阳性 1 ： 100，抗 ds-DNA 抗体：1 ： 10 阳性，抗 ssA 抗体：弱阳性，IgG 8.17g/L（参考值 7.0-16），IgA 15 g/L，IgM 0.64g/L，C3 0.79g/L，C4 0.24g/L，ESR 93 mm/h，ANCA（-），抗磷脂抗体（-），Coombs（-），CRP（-），RF（-）。5 年前，3 年前行白内障手术。既往史、个人史、月经婚育史、家族史均无特殊。查体：无特殊。

【辅助检查】

眼科检查：角膜上皮点状缺损，上皮荧光素染色（+）KP（-）。

BUT 时间：右眼 0s，左眼 0s。

Schirmer 试验：右眼 5 mm/min，左眼 3 mm/min。

镜下所见：送检唇腺活检组织，镜下腺叶分叶清晰，偶见腺泡萎缩，腺泡间中度散在淋巴细胞浸润，导管未见扩张（图 5-3）。

病理诊断：符合唇腺活检，Chisholm 分级 2 级。

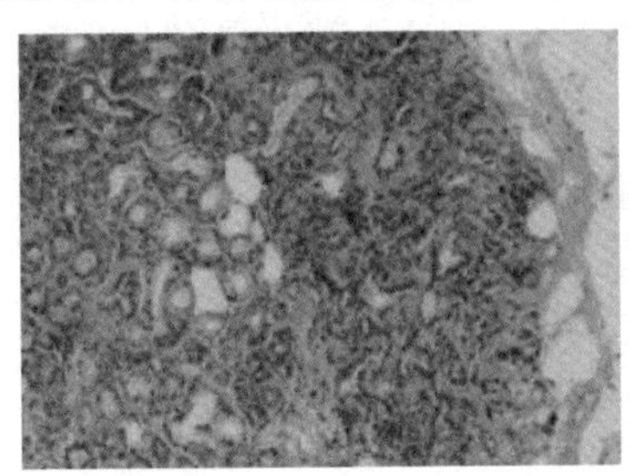
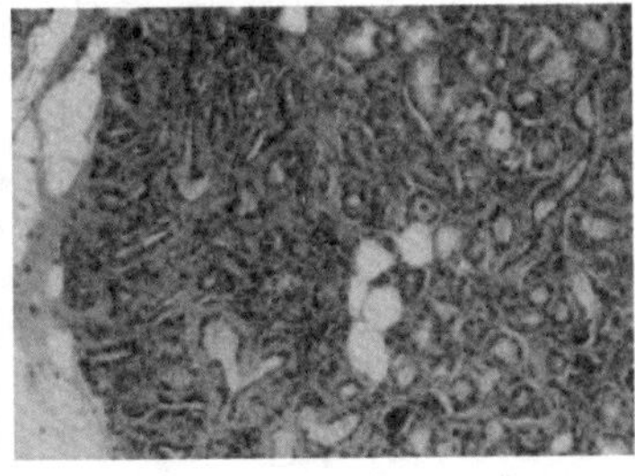

图 5-3　唇腺活检病理

【诊断】

干燥综合征。

【治疗】

羟氯喹 200 mg qd，泼尼松片 5 mg tid。

【随访】

2021.07.02 复查血 IgA 15.5 g/L, C3 0.86g/L, ESR 68mm/h。

2021.07.08 查血免疫固定电泳：符合 IgA λ 型单克隆免疫球蛋白血症图谱特征。轻链 KAP 1.51，轻链 LAM 4.54，KAP/LAM 0.33。

2021.09.12

IgA 13.5 g/L ↑，肝肾功能，血常规，电解质未见明显异常。

尿液免疫固定电泳：未见本周蛋白。

血免疫固定电泳：符合 IgA λ 型单克隆免疫球蛋白血症图谱特征。

心超、心电图、胸部 CT 检查未见明显异常，头颅、骨盆、脊柱 X 线片未见明显异常。

（1）骨穿：骨髓增生减低，粒红比正常，成熟血细胞比例增加，浆系细胞约占 5%，可见幼稚浆细胞，红细胞可见缗钱状排列，血小板较易见，巨核细胞少见，骨髓小粒及其他明显异常细胞未见，请结合流式及免疫固定电泳等检查，除外多发性骨髓瘤。

（2）多发性骨髓瘤相关基因异常荧光原位杂交（FISH）检测：提示送检标本尚未发现多发性骨髓瘤相关基因异常，请结合临床。

（3）流式细胞术检测结果显示 $CD38^+$，$CD138^+$，$CD56^+$，$CD19^-$ 细胞占有核细胞总数的 0.10%，其免疫表型为 CD117（-），CD38（+），CD138（+），CD56（+），CD27dim, CD19（-），CD81（-），cKappa（-），cLambda（+），cLambda:cKappa>10，单克隆限制性表达；请结合临床考虑。

（4）染色体正常。

【结果分析】

骨髓穿刺及骨髓活检予送细胞形态学、基因分型、染色体，结果示骨髓常规提示浆细胞 5%，染色体正常，FISH（-），流式浆细胞 0.10%，考虑意义未明的单克隆球蛋白血症，建议定期监测。

【随访】

2021.09.28 IgA 15.7g/L，轻链 KAP 1.52，轻链 LAM 5.89，KAP/LAM 0.26。

2021.10.15 予羟氯喹 200 mg qd，环孢素 75 mg qd。

2021.12 自行停药。

2022.01.17 IgA 11.16g/L，轻链 KAP 1.25，轻链 LAM 5.93，KAP/LAM 0.21。

2022.05 加回羟氯喹 200mg qd。

2022.08.18 IgA 21.7 g/L，抗核抗体谱：抗核抗体阴性，抗 ssA 抗体阳性。

2022.08.22

（1）骨穿：浆系细胞增多，约占 13%，为成熟及幼稚阶段。其胞体大小不一，胞体椭圆形；胞质量丰富、深蓝色、泡沫浆，可见核旁淡染区；核圆形偏位，偶见核不规则、少数染色质较细致、偶见核仁。提示多发性骨髓瘤骨髓象，请结合其他。

（2）多发性骨髓瘤相关基因异常荧光原位杂交（FISH）检测：提示送检标本部分细胞存在 1q21 扩增，RB1、D13S319 缺失，请结合临床。

（3）流式细胞术检测结果显示 $CD38^+$，$CD138^+$，$CD19^-$，$CD56^+$ 细胞占有核细胞总数的 3.40 %，其免疫表型为 CD117（-），CD38（+），CD138（+），CD56（+），CD27dim, CD19（-），CD81dim, cKappa（-），cLambda（+），cLambda: cKappa >10, 单克隆限制性表达；请结合临床考虑。

（4）染色体正常。

【修正诊断】

干燥综合征。

多发性骨髓瘤（IgA λ 型）。

【治疗】

2022.09.02 起予 PD 方案化疗（硼替佐米 2mg d1、4、8、11，地塞米松 20mg d1-4、8-11）。

2022.09.30 起予 VRD 方案化疗（硼替佐米 2mg d1、4、8、11+ 地塞米松 20mg d1-4、d8-11+ 来那度胺 25mg d1-21）。

2022.10.07 免疫固定电泳: 符合 IgA λ 型单克隆免疫球蛋白血症图谱特征。

2022.11.01 起予 VRD 方案化疗（硼替佐米 2mg d1、4、8、11+ 地塞米松 20mg d1-4、d8-11+ 来那度胺 25mg d1-21）。

2022.11.01 与 2022.10.07 结果相比较，仍可见明显的 IgA λ 单克隆条带。

2022.12.02 起予 VRD 方案化疗（硼替佐米 2mg d1、4、8、11+ 地塞米松 20mg d1-4、d8-11+ 来那度胺 25mg d1-21）。

2022.12.02 血免疫固定电泳：与 2022.11.01 结果相较，未见单克隆免疫球蛋白。

2022.12.02 尿免疫固定电泳：未见本周蛋白。

后因特殊原因暂停化疗。

【随访】

（图 5–4）

2023.03.16 尿免疫固定电泳：未见本周蛋白。

2023.03.16 血免疫固定电泳：未见单克隆免疫球蛋白。

2022.05.14 起继续予 VRD 方案化疗（硼替佐米 2mg d1、4、8、11+ 地塞米松 20mg d1-4、d8-11+ 来那度胺 25mg d1-21）。

2023.05.16 尿免疫固定电泳：未见本周蛋白。

2023.05.16 血免疫固定电泳：未见单克隆免疫球蛋白。

2022.07.09 起予继续 VRD 方案化疗（硼替佐米 2mg d1、4、8、11+ 地塞米松 20mg d1-4、d8-11+ 来那度胺 25mg d1-21）。

2023.07.09 IgA 1.47 g/L。

2023.07.10 尿免疫固定电泳：未见本周蛋白。

2023.07.10 血免疫固定电泳：未见单克隆免疫球蛋白。

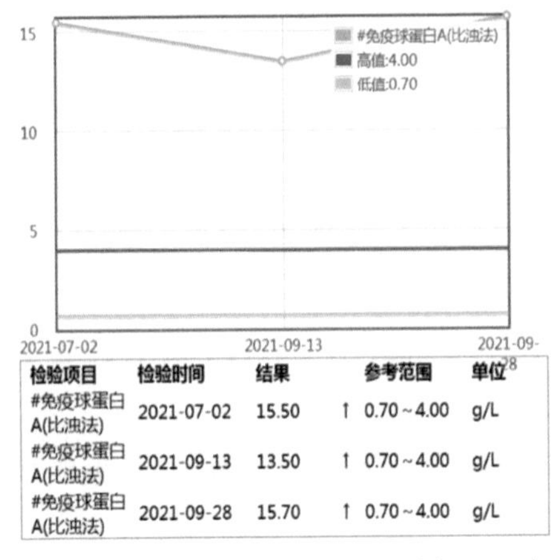

检验项目	检验时间	结果	参考范围	单位
#免疫球蛋白A(比浊法)	2021-07-02	15.50	↑ 0.70～4.00	g/L
#免疫球蛋白A(比浊法)	2021-09-13	13.50	↑ 0.70～4.00	g/L
#免疫球蛋白A(比浊法)	2021-09-28	15.70	↑ 0.70～4.00	g/L

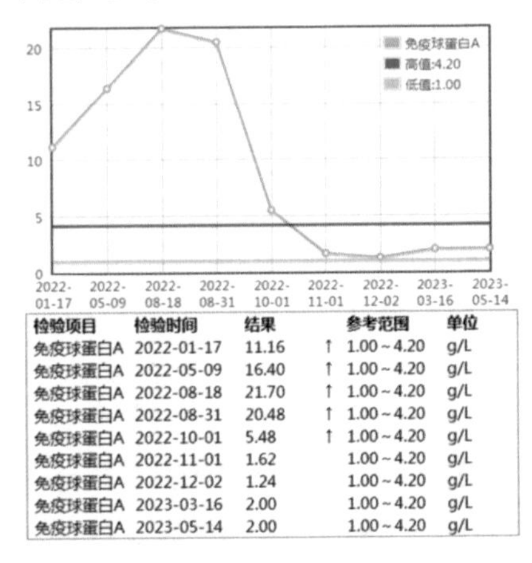

检验项目	检验时间	结果	参考范围	单位
免疫球蛋白A	2022-01-17	11.16	↑ 1.00～4.20	g/L
免疫球蛋白A	2022-05-09	16.40	↑ 1.00～4.20	g/L
免疫球蛋白A	2022-08-18	21.70	↑ 1.00～4.20	g/L
免疫球蛋白A	2022-08-31	20.48	↑ 1.00～4.20	g/L
免疫球蛋白A	2022-10-01	5.48	↑ 1.00～4.20	g/L
免疫球蛋白A	2022-11-01	1.62	1.00～4.20	g/L
免疫球蛋白A	2022-12-02	1.24	1.00～4.20	g/L
免疫球蛋白A	2023-03-16	2.00	1.00～4.20	g/L
免疫球蛋白A	2023-05-14	2.00	1.00～4.20	g/L

图 5-4　免疫固定电泳

【讨论】

原发性干燥综合征是一种慢性高免疫激活的自身炎症性疾病，约 90% 的患者伴有高球蛋白血症，其中以 IgG（免疫球蛋白 G）水平增高为主。免疫球蛋白来源于浆细胞的分泌，而浆细胞来源于 B 淋巴细胞转化。高丙种球蛋白血症提示 B 细胞过度活化、浆细胞过度分泌，当免疫细胞过于活跃、增殖，就会朝肿瘤细胞方向进化。所以干燥综合征与整体恶性肿瘤，血液系统恶性肿瘤（包括非霍奇金淋巴瘤、霍奇金淋巴瘤、多发性骨髓瘤、白血病和实体瘤），实体肿瘤（包括肺癌、甲状腺癌、非黑色素瘤皮肤癌、肾癌、尿路癌、肝癌和前列腺癌）风险增加有关。

多发性骨髓瘤是一种恶性浆细胞病，特征是单克隆浆细胞恶性增殖并分泌大量单克隆免疫球蛋白，从而引起广泛骨质破坏、反复感染、贫血、高钙血症、高黏滞综合征、肾功能不全等一系列临床表现并导致不良后果。干燥综合征继发血液系统疾病，其中以淋巴瘤最为常见，而多发性骨髓瘤较为罕见，容易漏诊。但也有研究表明出现多发性骨髓瘤的风险甚至高于淋巴瘤。因此干燥综合征患者需定期监测免疫球蛋白，尤其对于经过治疗不降的患者，尽早发现是否并发血液系统肿瘤。

【专家点评】

多发性骨髓瘤一线化疗方案是以硼替佐米为主的化疗方案，本例是一例罕见的干燥综合征并发多发性骨髓瘤（IgA λ 型），采用硼替佐米 + 地塞米松 + 来那度胺的化疗方案，最终以血免疫固定电泳未见单克隆免疫球蛋白，尿免疫固定电泳未见本周蛋白，IgA 降至正常水平为结局。后期还需继续进行密切随访。

（王慧英　罗盛　王晓冰）

【参考文献】

[1] Zhong H, Liu S, Wang Y, et al. Primary Sjögren's syndrome is associated with increased risk of malignancies besides lymphoma: A systematic review and meta-analysis [J]. Autoimmun Rev, 2022, 21(5): 103084.

[2] Röllig C, Knop S, Bornhäuser M. Multiple myeloma [J]. Lancet, 2015, 385(9983): 2197-2208.

[3] Tomi AL, Belkhir R, Nocturne G, et al. Brief report: monoclonal gammopathy and risk of lymphoma and multiple myeloma in patients with primary Sjögren's syndrome [J]. Arthritis Rheumatol, 2016, 68(5): 1245-1250.

案例 4
干燥综合征伴顽固血三系下降及自身免疫性肝炎

【病史摘要】

女，57 岁，因“口、眼干伴全血细胞较少 15 余年”入院。

患者 15 余年前无明显诱因下出现口、眼干不适，症状不剧，伴有全身多关节肿痛，就诊外院查血常规提示三系下降，诊断为干燥综合征，予口服药物治疗，具体不详。病程中，患者多次查血常规提示 WBC 维持在（2.5~3.0）$\times 10^9$/L、PLT 维持在 60 $\times 10^9$/L。今患者就诊我院查血常规：WBC 2.35 $\times 10^9$/L、N 42.6%、Hb 94g/L、PLT 36 $\times 10^9$/L。现患者为进一步诊治，拟“干燥综合征”

收入我科住院。追问病史，患者2年前于公立医院诊断为“自身免疫性肝炎”，长期口服熊去氧胆酸治疗；2019年7月因全血细胞减少伴淋巴结肿大就诊我院血液科，住院期间查骨髓细胞学涂片：骨髓增生活跃，粒红比偏高。粒系核右移，红系可见缗钱状凝集，巨系增生减少，血小板散在可见。骨髓活检：增生活跃的骨髓组织形态学。三系形态未见特征性异常，请结合其他检查综合分析。

病程中，患者神志清，精神可，二便正常，近期体重无明显变化。

【体格检查】

神清、气平。双小腿弥漫性紫癜样皮疹。伸舌居中，舌面略干，苔少，口腔可见多发龋齿。四肢关节无肿胀，无压痛。

【实验室检查】

血常规：WBC 2.55 × 10^9/L、N 1.07 × 10^9/L、L 0.8 × 10^9/L、RBC 3.03 × 10^9/L、Hb 97 g/L、PLT 39 × 10^9/L、CRP 2.01mg/L。

ESR：70 mm/h。

粪常规正常。

尿常规：NIT 阳性；WBC43.0/μL；余正常。

尿培养：大肠埃希菌。

肝功能：ALT 11U/L、AST 38U/L、ALB 30 g/L、Glo 74.9g/L、AKP 151U/L、γ-GT 52U/L；Cr 79 μmol/L；UA 411 μmol/L；CYC 2.15 mg/L；eGFR 71.83 mL/min；K 3.29 mmol/L；空腹血糖、血脂、肌酸激酶正常范围。

免疫球蛋白：IgG 64.8 g/L、IgA、IgM、IgG4 均正常。

补体系列：C3 0.69 g/L； C4 正常范围，ASO 正常。

血 KAP 免疫球蛋白 K 轻链，14.7 g/L；血 LAM 免疫球蛋白 L 轻链，6.73 g/L； κ / λ 比值 2.18。

RF：49.10 IU/mL； 抗 CCP 抗体阴性，GPI 阴性。

自身抗体系列：ANA 颗粒型 >1:1000，M，抗 SSA /Ro60 抗体阳性，抗 SSA /Ro52 抗体阳性，抗 SSB 弱阳性，dsDN 弱阳，余阴性。

HLA-B7-/B27+ 阴性。

ANCA（-）、自免肝抗体（-）、抗磷脂抗体（-）。

细胞因子：IL-1，22.5 pg/mL；IL-2，1550 U/mL；IL-6，5.62 pg/mL；IL-8，26.5 pg/mL；肿瘤坏死因子，66.4 pg/mL，IL-10，15.9 pg/mL。

TB 检测、HIV、RPR、肝炎系列：（-）。

肿瘤标志物：CA72-4 10.60 U/mL；CYFRA21-1 4.89 ng/mL；AFP、CEA、CA125、CA153、CA199、NSE、SCC、CA50、CA242 均正常范围。

甲状腺功能及抗体：T_3 2.23 nmol/L；T_4 103.10 nmol/L；FT_3 5.12 pmol/L；FT_4 10.96 pmol/L；TSH 2.14 μIU/mL；甲状腺抗体正常。

铁蛋白，141.15 ng/mL；叶酸，6.04 ng/mL；维生素 B_{12}，375.36 pg/m；铁，14.86 μmol/L 未饱和铁结合力，32.72 μmol/L；总铁结合力，47.6 μmol/L，铁饱和度，31.22 %；促红细胞生成素，19.79 mIU/mL，内因子抗体，0.99（阴性）AU/mL；可溶性转铁蛋白受体，17.31 nmol/L。

【影像学检查】

胸部 CT：两肺上叶少许渗出，请结合临床，建议治疗后复查。右肺上叶小结节，右肺下叶钙化灶，建议随访。主动脉及冠脉管壁钙化。前上纵隔结节，较前片（2019.07.11）相仿，建议增强复查。

腹部超声：①胆囊壁毛糙、增厚，胆囊息肉（数个）；②第一肝门处低回声结节，考虑肿大淋巴结可能；③脾肿大、脾门血管增宽；④脾门下方实质结节，考虑副脾可能；⑤肝脏、胰腺、双肾未见明显异常；⑥双侧输尿管未见扩张；⑦附见：腹主动脉旁结节，考虑肿大淋巴结可能。

甲状腺超声：①甲状腺两侧叶结节，TI-RADS 3 类；②两侧甲状旁腺区未见明显异常；③两侧颈部未见明显肿大淋巴结。

腺体超声：①两侧腮腺实质回声减低、增粗、欠均匀，请结合临床；②两侧颌下腺增粗、欠均匀；③两侧颈部未见明显肿大淋巴结。

唾液腺 ECT：①两侧腮腺摄取分泌功能减低；②两侧颌下腺摄取分泌功能明显减低。

【专科检查】

唇腺组织学检查：淋巴细胞灶为 2 灶 /4mm^2。

Schirmer 试验：右 2mm/5min；左 1mm/5min。

唾液流率：1.0 mL/15min。

【诊断】

干燥综合征，血三系下降，自身免疫性肝炎，泌尿道感染。

【治疗】

患者入院后完善相关检查，予以甲泼尼龙琥珀酸钠 40 mg qd 抑制炎症，艾拉莫德、硫酸羟氯喹免疫抑制，熊去氧胆酸保肝降酶，醋酸钙、骨化三醇、唑来膦酸抗骨质疏松，氯化钾补钾，头孢地尼抗感染以及营养支持等对症支持治疗。

【转归】

该患者 2020 年 6 月就诊，随访半年，患者激素逐渐减少剂量，2020 年底复查血三系恢复正常，球蛋白正常，肝功能恢复，停用激素，以艾拉莫德、熊去氧胆酸维持治疗；2021年3月复查血常规：WBC 3.7 × 10^9/L、N 2.03 × 10^9/L、L 0.6 × 10^9/L、RBC 3.62 × 10^9/L、Hb 114 g/L、PLT 86 × 10^9/L；5月出现乏力症状，6月查血常规：WBC 2.0 × 10^9/L、N 1.17 × 10^9/L、L 0.6 × 10^9/L、RBC 2.98 × 10^9/L、Hb 91 g/L、PLT 97 × 10^9/L；再次予泼尼松20mg qd抑制炎症，艾拉莫德、硫酸羟氯喹免疫抑制治疗，后复查症状好转。以泼尼松5mg qd、艾拉莫德、硫酸羟氯喹维持，复查血常规基本正常。

【讨论】

该例患者干燥综合征自身免疫性肝炎，球蛋白明显升高，伴有血三系下降，激素及免疫抑制剂治疗效果可，但病程中药物减量后出现病情反复，最终以小剂量激素及免疫抑制维持病情目前随访稳定。病程中反复出现白细胞、血小板下降，需要考虑是否存在抗白细胞抗体及抗血小板抗体的存在，贫血需要考虑是否存在溶血性贫血的可能，高球蛋白血症需要警惕合并淋巴瘤的可能。病程中患者白细胞下降伴反复尿路感染，需注意检测患者淋巴细胞计数情况，有研究表明淋巴细胞减少与死亡风险密切相关。该干燥综合征患者病程中出现肝酶升高，自免肝抗体阴性，因患者拒绝未行肝穿明确诊，长期口服熊去氧胆酸治疗，病程中病程活动伴随着AKP、γ-GT升高，考虑两者相关，可根据肝酶情况调整熊去氧胆酸剂量。临床上SS患者伴肝损患者，血三系下降情况更多见，该类患者需要考虑是否合并自身免疫性肝病。

【专家点评】

干燥综合征继发血小板减少相关的研究在国内外并不少，但大多数研究者并未将血小板减少按照病因区分开来进行研究。而干燥综合征患者继发血小板减少原因众多，可能为继发性ITP、血栓性血小板减少、抗磷脂综合征、药物不良反应、血液疾病、自身免疫性溶血、原因不明的血小板减少等。临床上，干燥综合征患者血小板减少可与全血细胞减少同时存在，也可孤立存在，但危及生命的严重血小板减少却不常见。淋巴结肿大、免疫球蛋白G水平升高、补体3水平下降常与血小板减少同时存在，且与疾病活动度相关，随访过程中应关注淋巴瘤发生可能。

（朱振航　赵福涛）

【参考文献】

[1] Risselada AP, Kruize AA, Goldschmeding R, et al. The prognostic value of routinely performed minor salivary gland assessments in primary Sjögren's syndrome[J].Ann Rheum Dis, 2014,73: 1537-1540.

[2] 邓雪蓉，张卓莉．干燥综合征的血液系统表现及治疗 [J]. 中国实用内科杂志 , 2017, 37(6): 492-495.

[3] Quartuccio L, Isola M, Baldini C, et al. Biomarkers of lymphoma in Sjögren's syndrome and evaluation of the lymphoma risk in prelymphomatous conditions: results of a multicenter study[J]. J Autoimmun, 2014, 51: 75-80.

案例 5
干燥综合征、肾小管酸中毒合并骨软化症

【病史摘要】

女，52 岁，因“口干乏力 10 余年，四肢疼痛 3 月”入院。

10 年前，患者无明显诱因下出现口干，进干食需用水送服，伴乏力、龋齿，当地医院就诊，查“唇腺活检提示干燥综合征”（具体报告未见），诊断为“干燥综合征、肾小管酸中毒、低钾血症”，予硫酸羟氯喹片、白芍总苷、枸橼酸钾治疗，1 年前患者自行停用硫酸羟氯喹片及白芍总苷。

3 月前，患者出现四肢疼痛，口干、眼干明显，伴站立困难，需辅助才能缓慢行走不足 50 m。2023.3 外院血常规、CRP、肝肾功能、尿常规（-），IgG 20.42，ANA、SSA、SSB、RF+，腰椎 MRI：腰椎退变，L_5/S_1 椎间盘稍膨出，$T_9/_{10}$、T_{10}/T_{11} 层面黄韧带增厚继发 T_{10}/T_{11} 层面椎管变窄，胸腰椎压缩变扁，多与骨质疏松相关；心脏超声未见明显异常；肌电图：所查双下肢肌肉均未见明显失神经电位，双侧 L_2-S_1 脊髓支配肌肉可见慢性神经再支配现象。

2023.4 患者于我院门诊就诊，予以“泼尼松 6 片 qd、枸橼酸钾、补钙抗骨质疏松”治疗，现为进一步诊治收入院。

患者自起病以来，精神可，胃纳可，大小便如常，睡眠尚可，饮食未见异常，体重无明显变化。

【体格检查】

神清，气平，满口义齿，残根发黑。两肺呼吸音粗，未闻及明显干湿性啰音，心率 76 次 / 分，心律齐，各瓣膜区未及病理性杂音。腹软，无压痛、反跳痛。双下肢无水肿。下肢远端肌力Ⅳ级，近端肌力Ⅴ级，上肢肌力Ⅴ级。病理征（-）。

【实验室检查】

【血常规 + 网织红细胞分析】WBC 11.39×10^9/L，中性粒细胞百分比 92.1%，淋巴细胞百分比 5.6%，单核细胞百分比 1.9%，嗜酸性粒细胞百分比 0.2%，嗜碱性粒细胞百分比 0.2%，中性粒细胞绝对值 10.49×10^9/L，淋巴

细胞绝对值 0.64 × 10^9/L，单核细胞绝对值 0.22 × 10^9/L，嗜酸性粒细胞绝对值 0.02 × 10^9/L，嗜碱性粒细胞绝对值 0.02 × 10^9/L，Hb 115 g/L，血小板计数 208 × 10^9/L，网织红细胞计数 0.126 × 10^{12}/L，网织红细胞比率 3.23%。

【尿常规 + 镜检（10A)】尿比重 1.007，尿酸碱度 7.5，尿白细胞酯酶 neg，尿亚硝酸盐 neg，尿蛋白质 neg，尿胆原 normal，尿胆红素 neg，尿酮体 neg，尿葡萄糖 normal，尿潜血 neg，镜检红细胞 未查见 /HP，镜检白细胞 未查见 /HP。

【24 小时尿蛋白检测】24 小时尿微量白蛋白 158.40 mg/24h，24 小时尿总蛋白 1260.9 mg/24h，微量总蛋白 382.10 mg/L，尿微量白蛋白 48.00 μg/mL，尿量 3300 mL。

【粪便常规 + 粪隐血筛查】红细胞 未查见 /HP，白细胞 未查见 /HP，粪隐血试验 阴性，粪转铁蛋白 阴性。

【生化】

【血气分析】pH 7.269，标准碱剩余 -6.2 mmol/L，实际碱剩余 -6.1 mmol/L，标准碳酸氢根浓度 18.9 mmol/L，碳酸氢根浓度 20.7 mmol/L，钾（全血）3.3 mmol/L，钠（全血）146 mmol/L，氯（全血）117.0 mmol/L，钙（全血）1.16 mmol/L，乳酸（全血）1.9 mmol/L。

【尿电解质】24 小时尿钾 99.9 mmol/24h，24 小时尿钠 268.4 mmol/24h，24 小时尿氯 228.8 mmol/24h，24 小时尿钙 1.89 mmol/24h，24 小时尿磷 15.44 mmol/24h，尿量 4400 mL。

【生化】总胆红素 4.3μmol/L，ALT 10U/L，AST 10U/L，碱性磷酸酶 178U/L，γ 谷氨酰转肽酶 21U/L，总蛋白 77.6g/L，白蛋白 39.9g/L，球蛋白 37.7g/L，乳酸脱氢酶 125U/L，尿素 7.55 mmol/L，肌酐 78.0 μmol/L，尿酸 327.00 μmol/L，eGFR-EPI Cr 76，eGFR-MDRD 67，肌酸激酶 21U/L，总胆固醇 3.67 mmol/L，甘油三酯 2.06 mmol/L，葡萄糖 6.88 mmol/L，钙 2.00 mmol/L，磷 0.76 mmol/L，镁 1.09 mmol/L，钾 3.30 mmol/L，钠 141.00 mmol/L，氯 115.00 mmol/L。

【PTH+ 铁蛋白】甲状旁腺素 90.3 pg/mL，铁蛋白 44.40 μg/L。

【骨代谢相关】25- 羟基维生素 D（VITD） 15.49 ng/mL，β - 胶原特殊序列（β -CTX） 137.30 pg/mL，骨钙素（GGS） 18.35 ng/mL，总 I 型胶原氨基端延长肽（P1NP） 90.46 ng/mL。

心梗标志物、BNP、出凝血、狼疮抗凝物质检查组合、甲状腺功能、肿瘤标志物、降钙素原、隐球菌乳胶凝集试验、 TRUST+ 梅毒确诊试验、乙肝

+ 梅毒 +HIV、HBV-DNA、T-SPOT、EBV-DNA、CMV-DNA、GM 试验 + 内毒素鲎试验 +（1,3）- β -D- 葡聚糖均为（-）。

【炎症指标及自身抗体】

红细胞沉降率：30 mm/h ↑。

C 反应蛋白：<0.5mg/L。

【自身抗体】ANA：核型 1 核颗粒型，滴度 1 1：1280，抗 Ro52 抗体 118，抗 SSA-Ro60 抗体 99，抗 SSB/La 抗体 77，类风湿因子 IgG 型 123.6 U/mL，类风湿因子 IgA 型 >300.0 U/mL，类风湿因子 IgM 型 >300.0IU/mL。

【补体 + 血液免疫球蛋白】免疫球蛋白 G 17.30 g/L，免疫球蛋白 A 8.27g/L，免疫球蛋白 M 1.27g/L，免疫球蛋白 IgG4 0.105 g/L，总补体活性 CH50 47.30U/mL，C1 抑制物 0.35 g/L，补体 C1Q 210.40mg/L，补体 C3 0.997g/L，补体 C4 0.235 g/L。

【淋巴细胞亚群绝对值】B 淋巴细胞（$CD3^-$，$CD19^+$）20.1%，T 淋巴细胞（$CD3^+$）69.4%，Th 淋巴细胞（$CD3^+$，$CD4^+$）19.8%，Ts 淋巴细胞（$CD3^+$，$CD8^+$）48.6%，CD4/CD8 比值 0.41，自然杀伤细胞（$CD3^-$，$CD16^+$，$CD56^+$）11.8%，淋巴细胞绝对值（$CD45^+$）0.65×10^9/L，B 淋巴细胞绝对值 130.7cells/μL，T 淋巴细胞绝对值 451.1cells/μL，Th 淋巴细胞绝对值 128.7cells/μL ↓，Ts 淋巴细胞绝对值 315.9cells/μL，自然杀伤细胞绝对值 76.7cells/μL。

【特殊辅助检查】

心电图：正常心电图。

胸部 HRCT：双肺少许间质性改变并条索灶；两肺下叶肺气囊；右侧多发肋骨骨皮质扭曲。

肝胆胰脾 + 泌尿系统超声：膀胱壁毛糙；双肾损害图像，右肾囊肿；肝脏，胆囊，胰腺，脾脏，双侧输尿管未见明显异常。

浅表淋巴结 + 甲状腺 + 乳腺超声：双侧乳房小叶增生；甲状腺右叶实性结节（TI-RADS 3 类）；双侧甲状旁腺区未见明显异常；颏下，双侧腋下，双侧颈部，双侧颌下区，双侧锁骨上区，双侧腹股沟区未见明显肿大淋巴结；双侧颈部、双侧腋下未见明显包块图像。

经阴式子宫 + 双附件超声：子宫前位，厚度：22mm，长度：30mm，宽度：34mm，内膜厚度：1.1mm（单层）。宫腔分离：1.0mm，宫颈长：23mm 子宫肌层回声欠均匀左卵巢大小：15mm × 10mm × 13mm，轮廓欠清右卵巢大小：13mm × 9mm × 12mm，轮廓欠清子宫直肠窝未见明显无回声区。

双下肢动静脉超声：双侧下肢动脉内膜面毛糙；双侧下肢深静脉管腔通畅。

心超：LVEF63%。轻度二尖瓣、三尖瓣反流。

肌电图：EMC: 静息下被检肌未见正尖波、纤颤波，轻收缩被检肌未见宽大 MUP 波、窄小 MUP 波或不规则波，大力收缩被检肌募集相干扰相。NCV：双侧胫神经 H 反射未引出；余被检感觉和运动神经传导速度和波幅正常范围。提示：符合腰骶部 L_5-S_1 神经根损害肌电特征。

双侧大腿 MR 平扫：双侧股骨上段骨折或骨质破坏可能伴周围骨髓水肿。

双侧小腿 CT 平扫：双侧腓骨多处骨皮质局灶性环状增厚，陈旧性骨折。

骨扫描：全身骨多处显像剂异常浓聚灶，考虑骨质疏松、代谢性骨病所致，多发椎体压缩性改变。

【诊断】

干燥综合征，肾小管酸中毒，骨软化症，蛋白尿，乳腺增生。

甲状腺结节（TI-RADS3 类）。

【治疗】

泼尼松	5mg	qd
吗替麦考酚酯	0.25g	bid
羟氯喹	0.1g	bid
白芍总苷	0.6g	bid
枸橼酸钾	30mL	tid
碳酸钙	1.5g	qd
骨化三醇	0.5μg	qd

【讨论】

原发性干燥综合征（PSS）在中国人群患病率为 0.29%~0.77%，男女之比为 1 ∶ 9，好发年龄 30~50 岁，是一种以外分泌腺淋巴细胞灶性浸润、高球蛋白血症性小血管炎为特征，以口干、眼干为突出表现的系统性自身免疫病。临床上除了唾液腺和泪腺受损分泌功能下降以外，尚可出现皮肤黏膜、关节肌肉、肺、肾、肝、血液、甲状腺、神经损害的系统性表现。

SS 患者中，30%~50% 的患者有肾损害，最常见的肾病类型是小管间质性肾炎，20% 的患者表现为肾小管酸中毒，除此之外，患者还可出现电解质和酸碱失衡，如低钾性周期性麻痹、尿崩症和范可尼综合征等。由于尿磷酸盐丢失，血清钙、磷降低，导致骨软化症，发病率为 0.3%~0.7%，表现为多发性骨痛、严重的骨质疏松，甚至骨折。小部分患者的肾小球损害较明显，出现大量蛋白尿，低白蛋白血症甚至肾功能不全。

本病目前尚无根治的办法。治疗目的是改善症状，预防因口、眼干燥造成局部损伤，积极防治因免疫反应引起的脏器损害。

合并肾小管酸中毒低血钾者，需给予补钾，初采用静脉补钾为主，平稳后改口服钾盐片、枸橼酸钾合剂，有的患者需终身服用，以防低血钾再次发生。

合并神经系统损害、肝肾损害、间质性肺炎、白细胞低下、血小板减少、肌炎、血管炎等，可使用大剂量皮质激素和免疫抑制剂，如羟氯喹、来氟米特、沙利度胺、硫唑嘌呤、环磷酰胺、环孢素、他克莫司等治疗。

本病发展相对缓慢，内脏损害中出现进行性肺纤维化，易继发呼吸道反复感染甚至呼吸衰竭，有中枢神经病变、肾小球受损伴肾功能不全、重症血小板减少、反复肝损者易出现器官衰竭，合并恶性淋巴瘤者预后差。

【专家点评】

SS 目前发病机制尚不明确，是一种以外分泌腺淋巴细胞浸润为特征的、以口干眼干为突出症状的系统性自身免疫病，临床上呈多系统受累，可表现为唾液腺和泪腺受损分泌功能下降，以及血管、肺、肾、肝、血液、神经损害的系统性表现。SS 最常见的肾脏受累为肾小管间质性肾炎，可表现为电解质和酸碱失衡如低钾性周期性麻痹、肾小管酸中毒、尿崩症和范可尼综合征。SS 的临床表现分散、病程迁延漫长，以替代治疗、对症治疗、有器官免疫损害时的免疫抑制治疗为主。

（陈盛）

【参考文献】

[1] Budd R C. Kelley and Firestein’s Textbook of Rheumatology[J]. 2017, 1973-1982.

[2] Bardana EJ Jr, Montanaro A. Sjögren’s syndrome: a rheumatic disorder with prominent respiratory manifestations[J]. Ann Allergy, 1990, 64:3-10.

[3] Boussetta N, Hamdi M, Metoui L, et al. Osteomalacia revealing primary Sjögren’s syndrome in a Tunisian woman with distal renal tubular acidosis[J]. Egypt Rheumatologist, 2017, 39:131-3.

[4] Quigley R, Wolf M. Renal tubular acidosis[M]. Pediatric Nephrology 7th edition. Avner, Harmon, Niaudet, Yoshikawa, Emma, Goldstein (ed): Springer, New York; 2016.

[5] Furqan S, Banu S, Ram N. Osteoporosis Complicating Renal Tubular Acidosis in Association With Sjögren’s Syndrome[J]. Cureus, 2021, 13(9): e18373.

案例 6
干燥综合征合并肾小管间质肾炎

【病史摘要】

男，50 岁，因“泡沫尿半年”入院。

患者半年前无明显诱因下出现泡沫尿，久置不退，至当地医院查尿常规示：“尿隐血（+），尿蛋白（-）”，当时未予重视，未诊治。后上述症状反复发作，性质同前。1 月前体检查尿常规示：“尿隐血（++），尿蛋白（++）”，遂至温州医科大学附属第一医院门诊就诊，复查尿常规示：“尿蛋白（+++），红细胞 9/μL”，考虑“蛋白尿待查：肾炎？”予肾炎康复片、肾炎舒胶囊、贝那普利片（患者未服用）等治疗。半月前复查尿常规示：“尿隐血（++），尿蛋白（++），红细胞 1/μl”，予贝那普利片（10mg qd）、肾炎康复片治疗，为明确诊断，收入病房进一步诊治。

患者否认既往其他病史，个人史及家族史无殊。

【体格检查】

体温 36.9℃，脉搏 84 次 / 分，血压 118/82mmHg，呼吸 18 次 / 分。皮肤、巩膜无黄染，结膜无充血。全身各处浅表淋巴结未触及。颈软，咽无充血，两侧扁桃体无肿大。听诊两肺呼吸音清，未闻及干、湿啰音。心音正常，心律齐，各瓣膜区未闻及杂音，未闻及心包摩擦音。腹软，无压痛及反跳痛，未触及肿块，肝脾肋下未触及。肾区叩击痛（-），移动性浊音（-），双下肢无水肿。神经系统无异常。

【实验室检查】

1. 常规生化检查

血常规、肝功能、电解质、出凝血等未见明显异常。

2. 尿液检查

尿常规：尿蛋白 +++，红细胞 9/μl。尿蛋白 / 肌酐比值 0.084mg/μmol，尿总蛋白浓度 126.70 mg/dl。尿轻链 KAP 7.4 mg/dl，尿轻链 LAM <5.00 mg/dl。24h 尿蛋白量 0.31g/24h；肌酐清除率 132%。尿免疫球蛋白 G 33.52mg/L，尿白蛋白 68.57 mg/L，α 1- 微球蛋白 19.17 mg/L。

3. 抗体系列及炎症指标检查

抗核抗体 1 ： 3200 阳性，抗 ssA 抗体 阳性，抗 ssB 抗体 阳性，抗 Ro52 抗体 阳性。HLA-B27 阴性。红细胞沉降率 21mm/h。补体 C3 0.94g/L，补体 C4 0.11g/L。C 反应蛋白 1.54mg/L，类风湿因子 173IU/mL。轻链 KAP 16.50 g/

L，轻链 LAM 7.08g/L。

4. 蛋白电泳及血液免疫球蛋白检查

血清蛋白电泳：γ 球蛋白 26.6，电泳白球比值 1.1。免疫球蛋白 G 16.60 g/L，免疫球蛋白 A 3.59g/L，免疫球蛋白 M 0.98g/L。

5. 眼科检查

KCS：双眼干（-），BUT：右 8’，左 10’，角膜荧光染色：右 10 mm，左 12 mm。

【辅助检查】

超声检查：胆囊小息肉；两侧肾动脉无明显异常发现。

【病理结果】

（1）唇腺病理：送检唇腺活检组织镜下见腺叶结构清晰，小叶内导管扩张，灶区腺泡萎缩，间质可见 2 个以上淋巴细胞浸润灶（每灶 >50 个），符合唇腺活检 Chisholm 分级 IV 级（图 5-5）。

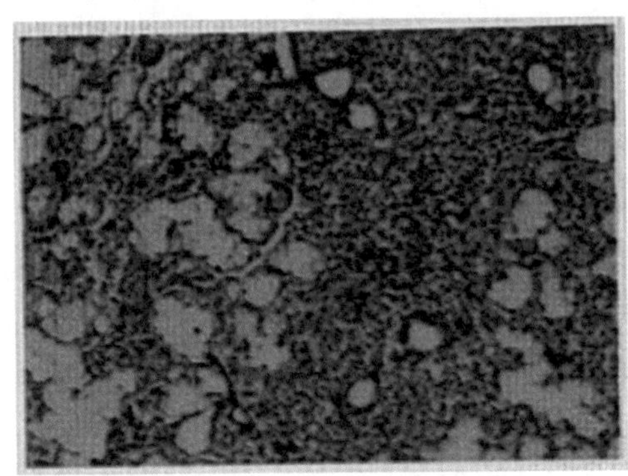

图 5-5　唇腺活检病理

（2）肾脏病理：肾穿刺组织 1 条，为少许肾皮质和多数肾髓质组织，共见 1 个肾小球。所见肾小球体积增大，毛细血管袢略僵硬，系膜细胞无明显增生，系膜基质无明显增多。部分肾小管上皮细胞浊肿、空泡变性，部分肾小管腔内见蛋白管型（图 5-6）。

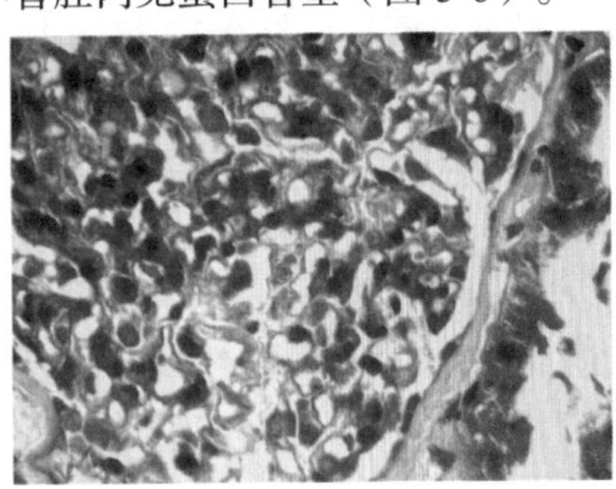

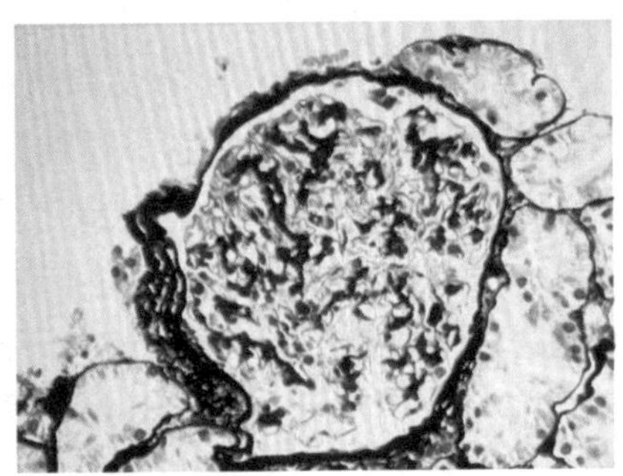

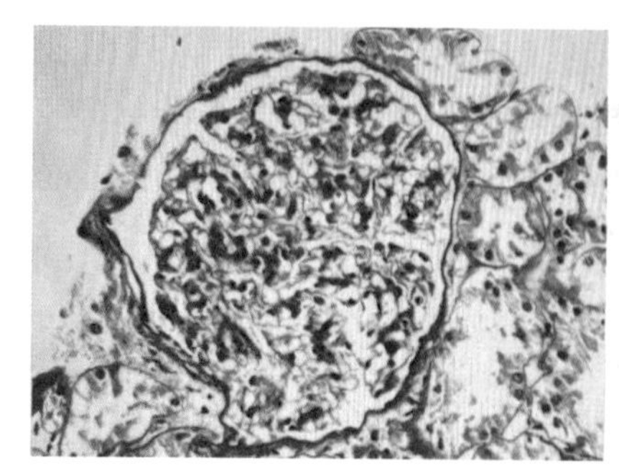 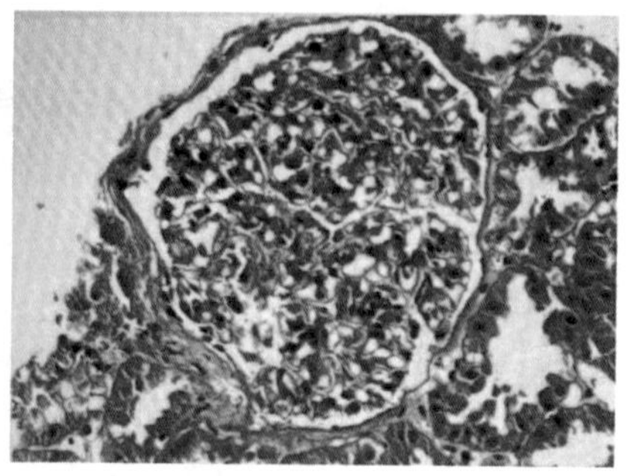

图 5-6　肾脏病理

【诊断】

干燥综合征性，肾小管间质肾炎。

【治疗】

入院暂予贝那普利片降尿蛋白、芦丁片保护肾血管等对症支持治疗。病理结果明确诊断后，开始予羟氯喹片 100mg po tid 调节免疫，贝那普利 10mg po qd、氯沙坦钾片 50mg po qd 降尿蛋白治疗。

【随访】

患者出院后门诊规律随访，期间仍解泡沫尿，性质同前，监测尿蛋白可转阴。于 2018.03.14 因“转氨酶升高”再次住院，查尿常规示：尿蛋白阴性；红细胞 3/μL；白细胞 0/μL”，24h 尿蛋白示：0.19g/24h，肝功能示：ALT 82U/L，AST 75 g/L，抗体系列示：抗核抗体 1 ∶ 320 阳性；抗 ssA 抗体 强阳性；抗 ssB 抗体 强阳性；抗 Ro52 抗体 强阳性。予羟氯喹片 200mg bid 调节免疫，氯沙坦钾片 100mg qd 护肾降尿蛋白，利加隆片、易善复、五酯软胶囊护肝等治疗后，转氨酶正常，尿蛋白转阴。

【讨论】

干燥综合征是一种以淋巴细胞增殖和进行性外分泌腺体（包括涎腺、泪腺）损伤的慢性、系统性、炎症性自身免疫病。当干燥综合征不合并其他结缔组织病时，称为原发性干燥综合征（PSS）。我国 PSS 的患病率为 0.33%~0.77%，中年女性多见，是中老年人最常见的自身免疫性结缔组织病。PSS 临床表现轻重不一，部分仅有口眼干的局部症状，而部分则以重要脏器损害为首发症状，如肾脏损害。肾脏损害多在 PSS 诊断明确后 2 ~ 7 年出现，临床表现差异很大，可从无症状到严重的肾功能衰竭，其中最常见的是肾小管间质肾炎（TIN）或膜增生性肾小球肾炎（MPGN，可伴冷球蛋白血症）。与肾损害表现为肾小球肾炎（GN）者相比，抗 SSA 抗体及抗 SSB 抗体在 PSS TIN 患者中更常见，且往往提示肾脏预后较差。

本例患者以蛋白尿起病，抗 ssA 抗体、抗 ssB 抗体、抗核抗体、抗 Ro52 抗体均显示阳性，唇腺活检病理证实为干燥综合征，肾脏病理提示肾小管受损。因此，诊断为干燥综合征性肾小管间质肾炎。

约 2/3 PSS 并发肾功能不全的患者经肾活检结果证实为 TIN。肾间质病变者临床可表现为肾小管性酸中毒（RTA，最常见的是远端 RTA）、肾性尿崩（表现为多饮、多尿）、范可尼综合征、肾钙化或结石等，部分因低钾血症而出现周期性瘫痪，少数发生肾小球肾炎及间质性膀胱炎，其他有继发性 IgA 肾病等。TIN 通常起病比较隐匿，除了电解质紊乱、血肌酐升高和轻度蛋白尿外，患者少有临床症状，但晚期 TIN（慢性肾脏病 4 或 5 期）的患者常出现高血压。因此，对于 PSS 患者，应每年至少进行 2 次适当的筛查，筛查的内容包括尿蛋白、尿 pH、尿渗透压、血清肌酐、估测肾小球滤过率及电解质，在随访过程中可使用 ESSDAI 评分评估肾疾病活动度。慢性 TIN 的肾脏受累同样很难诊断，必要时应尽快进行肾活检明确。

TIN 没有特异的组织学表现，主要是小管间质炎性细胞浸润，呈灶性或弥漫浸润，很少形成淋巴滤泡。浸润的细胞以 $CD4^{+}$T 淋巴细胞为主，70%的病例可见浆细胞浸润，偶见多形核白细胞，嗜酸性粒细胞浸润罕见。除此之外，还可见肾小管扩张、管腔内蛋白管型、上皮细胞萎缩、灶性小管基膜增厚、间质增宽及纤维化。TIN 可合并肾小球病变和肾间质血管纤维素样坏死，后期可出现小管萎缩和间质纤维化。

对于 PSS 肾损害的治疗，目前并没有严格的共识或者指南。临床上大多对症治疗，或根据病变性质及严重程度酌情选用激素和（或）免疫抑制剂。针对肾小管酸中毒，应维持电解质及酸碱平衡。纠正酸中毒可给予碳酸氢钠或 Shohl 合剂，肾功能不全患者由于尿液中枸橼酸排出减少，建议使用碳酸氢钠纠正酸中毒，补钾一般主张用枸橼酸钾，或将枸橼酸合剂中的枸橼酸钠改为枸橼酸钾。针对肾钙化和肾结石，肾内结石一般无需手术清除或碎石，除非引起梗阻、感染或严重出血，若患者条件允许，可增加饮水量，使每日尿量在 2000~2500 mL。对于 TIN，应根据间质病变的性质和程度决定是否加用免疫抑制剂，轻度以对症治疗为主，存在明显间质浸润或伴高冷球蛋白血症、急性肾功能衰竭、肾病综合征、GN 时建议大剂量激素冲击并联合细胞毒药物治疗，如环磷酰胺、雷公藤多苷或硫唑嘌呤。本例患者确诊后开始口服羟氯喹治疗，后尿蛋白可转阴，治疗取得了良好效果。

PSS 肾损害大多数临床进展缓慢，远期预后较好，影响预后的主要因素为肾间质慢性化程度、是否合并高球蛋白血症、高 IgG 及贫血。TIN 的预后和临床结局较好，但需要注意的是由于 TIN 在疾病早期症状轻微，临床上往往重视不够，而发展到晚期时，由于肾间质纤维化及肾小管萎缩，出现慢性肾功能不全，反而比肾小球疾病患者预后要差。因此重视 PSS 肾损害，强调早期诊断，评估和治疗显得尤为重要。

【专家点评】

本病例是一例隐匿起病的干燥综合征性肾小管间质肾炎，使用免疫抑制剂达到了较好的疗效。PSS 肾损害可以无症状或仅表现为电解质紊乱，且大多数预后良好，因此临床上往往对其重视不够。由于临床上并没有统一的 PSS 肾损害诊断标准，对于那些症状轻微或无症状的患者，有可能造成漏诊。而少数患者在就诊时就已经出现肾衰竭，因此，早期诊断显得尤为重要。

（王晓冰）

【参考文献】

[1] 中国医师协会风湿免疫科医师分会干燥综合征学组. 原发性干燥综合征诊疗规范[J]. 中华内科杂志, 2020, 59(04): 269-276.

[2] François H, Mariette X. Renal involvement in primary Sjögren syndrome[J]. Nat Rev Nephrol, 2016, 12(2):82-93.

[3] Jasiek M, Karras A, Le Guern V, et al. A multicentre study of 95 biopsy-proven cases of renal disease in primar y Sjögren’s syndrome[J].Rheumatology, 2017, 56 (3):362-370.

[4] Bossini N, Savoldi S, Franceschini F, et al. Clinical and morphological features of kidney involvement in primary Sjögren’s syndrome[J].Nephrol Dial Transplant, 2001, 16 (12): 2328-2336.

[5] Hu DC, Cathro HP, Okusa MD.Polymorphoneutrophilic infiltration in acute interstitial nephritis of Sjögren’s syndrome[J].Am J Med Sci, 2004, 327(5):278-280.

[6] 陈惠萍.干燥综合征肾损害[J].肾脏病与透析肾移植杂志, 2006, 15(2):192-195.

[7] 赵岩,张奉春.原发性干燥综合征的治疗[J].中华全科医师杂志, 2006, 5(4):203-205.

[8] 王慧,鲁芙爱,王永福.原发性干燥综合征并肾钙化或肾结石临床分析[J].包头医学院学报, 2014(5):39-41.

[9] 张卓莉,王燕,董怡.原发性干燥综合征并发肾小管酸中毒的预后与治疗[J].中华风湿病学杂志, 2001, 5(2):80-83.

[10] 刘正钊,胡伟新,章海涛,等.原发性干燥综合征肾损害的临床病理特征及预

后[J].肾脏病与透析肾移植杂志, 2010, 19 (3):225-229.
[11] 袁发焕.要重视特殊表现的干燥综合征肾损害的诊治[J].中国中西医结合肾病杂志, 2016, 17 (9):753-756.

案例 7
干燥综合征合并原发性胆汁性胆管炎一例

【病史摘要】

女，40 岁。因“双耳后肿痛 2 年，再发 10 余天”入院。

患者 2 年前出现阵发性双耳后肿大伴中度疼痛，伴口干，吞咽痛，尿色发黄、气味难闻，于当地医院予消炎药（具体不详）治疗后可好转，2 年来上述症状反复发作。半年前出现双眼干涩少泪。2 月余前出现全身皮肤瘙痒。10 余天前再发双耳后肿大疼痛，至当地医院就诊，查血示“总胆红素 35.2 μmol/L；直接胆红素 31.7 μmol/L；抗 U1nRNP 抗体阳性；抗核抗体 核颗粒型（1 ∶ 320），胞浆颗粒（1 ∶ 320）；抗 SSB 抗体 阳性；B 超提示两侧腮腺回声改变；左侧腮腺内混合回声结节；两侧颈部淋巴结可及”。5 天前住院期间自觉眼白、皮肤发黄。现患者为进一步就诊，门诊拟“干燥综合征，黄疸待查”收住入院。

既往机器碾压致右手截断 12 年余。否认其他病史、手术史、过敏史、家族史。

【体格检查】

体温 36.4℃，血压 134/92 mmHg，脉搏 85 次 / 分，呼吸 20 次 / 分，SpO_2 99%，皮肤、巩膜黄染。两侧颈部淋巴结可触及。右手第 2 至 5 指截断状态。神志清、精神可，两肺呼吸音清，心律齐，心率 85 次 / 分，未闻及病理性杂音。腹平软，肝脾未及，无压痛、反跳痛。双下肢无水肿，四肢肌力、肌张力正常。

【实验室检查】

1. 常规检查

（1）总胆红素 52μmol/L；直接胆红素 29μmol/L；间接胆红素 23μmol/L；白蛋白 34.8g/L；ALT95U/L；AST156U/L；碱性磷酸酶 479U/L；γ 谷氨酰转肽酶 623U/L；尿酸 400μmol/L；总胆固醇 16.67 mmol/L；甘油三酯 4.73mmol/L；HDL- 胆固醇 1.28mmol/L；LDL- 胆固醇 9.41 mmol/L；肌酸激酶 20U/L。

（2）透明质酸 193.57ng/mL；三型前胶原 N 端肽 18.84 ng/mL；四型胶原 116.96 ng/mL；层粘连蛋白 117.31ng/mL；糖类抗原 125 55.1 U/mL。

（3）尿蛋白（+），粪便隐血 弱阳性。

（4）其余甲状腺功能、凝血功能、炎症指标、其余肿瘤标志物基本正常。

2. 免疫相关检查

（1）抗核抗体 阳性；核颗粒型 1 ：3200；抗 U1-RNP 抗体 阳性；抗 Ro52 抗体 IgG 型 阳性；抗线粒体 M2 抗体 IgG 型 阳性。Coomb’s 试验阴性；ACNA 系列阴性。

（2）IgG 19.49g/L；IgA 3.03g/L；IgM 4.66g/L；C3 1.40 g/L；C4 0.35 g/L；RF 25IU/mL；抗“O”<100IU/mL。红细胞沉降率 58 mm/h。

【影像学检查】

（1）B 超示：两侧腮腺回声改变，请结合临床；左侧腮腺内混合回声结节，建议复查；两侧颈部淋巴结可及。肝脏回声改变，脾肿大。

（2）CT 示：两肺散在少许炎性纤维灶、硬结钙化灶；两侧腋下淋巴结显示；提示气管憩室；左肝钙化灶；脾大（图 5-7）。

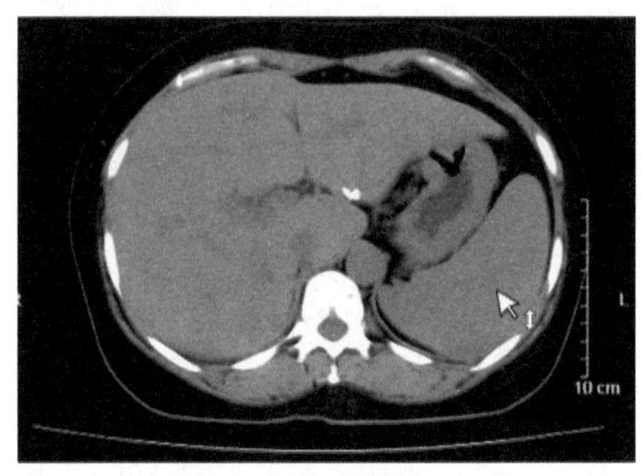

图 5-7 CT 提示脾大

（3）病理示：符合唇腺活检 Chisholm 分级 4 级（图 5-8）。

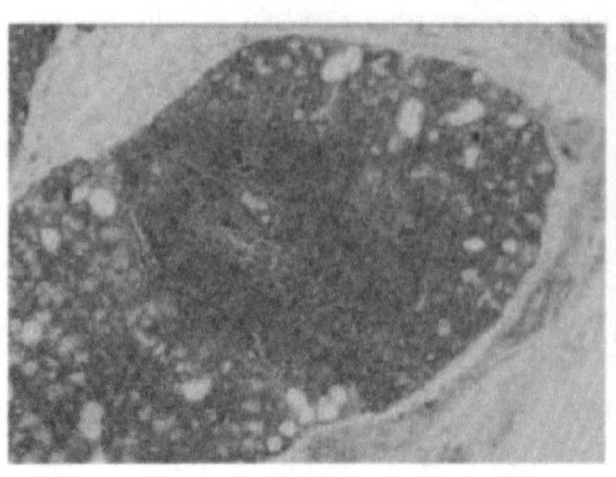
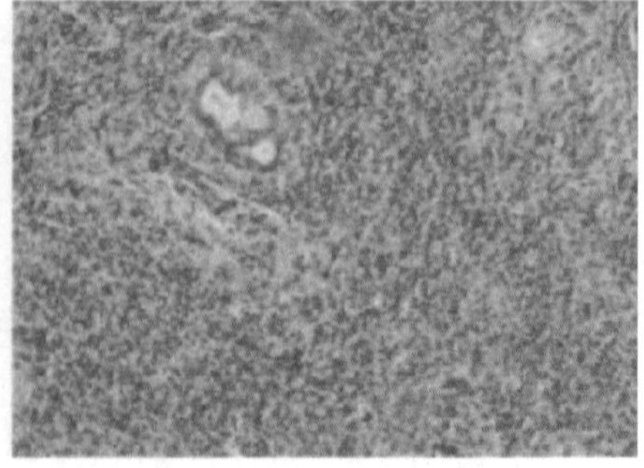

图 5-8 唇腺病理

（4）MR 示：胆囊小结石，脾大，肝门区、后腹膜多发淋巴结增大（图 5-9）。

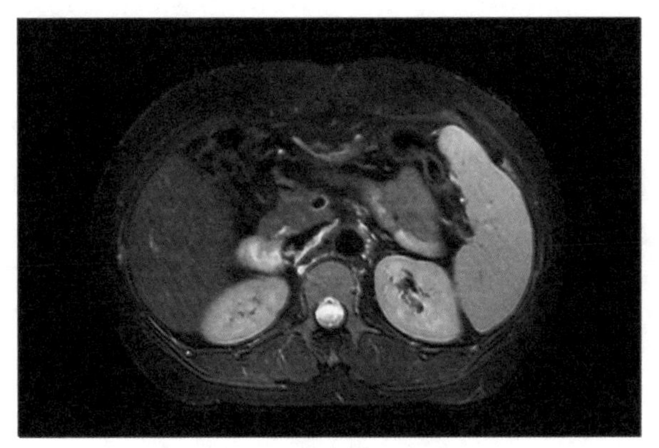

图 5-9 腹部 MR 表现

【诊断】

干燥综合征，原发性胆汁性胆管炎。

【治疗】

入院后予羟氯喹、甲泼尼龙针 40mg qd、吗替麦考酚酯片 0.5 g bid 调节免疫；先后予复方甘草酸苷、异甘草酸镁、双环醇片护肝，丁二磺酸腺苷蛋氨酸、熊去氧胆酸退黄，瑞舒伐他汀降脂等治疗。患者诉咽痛、痰中带血，查体双扁桃体 I 度肿大，考虑急性咽炎，予头孢克肟 bid 抗感染。患者多次复查肝功能，转氨酶下降缓慢，停吗替麦考酚酯片、瑞舒伐他汀。其余止咳化痰、护胃、补液等对症治疗，情况好转后，带药出院。

【随访】

服用甲泼尼龙片 28mg qd，羟氯喹 200mg bid，双环醇片 25mg tid，熊去氧胆酸 250mg tid，复方甘草酸苷片 tid，雷贝拉唑护胃，钙尔奇 D 补钙。

出院后定期门诊复查，规律用药，随访至 2022.9.28，结果示：总胆红素 21μmol/L；直接胆红素 9μmol/L；间接胆红素 12μmol/L；白蛋白 38.3g/L；ALT43U/L；AST87U/L；碱性磷酸酶 455U/L；γ 谷氨酰转肽酶 662U/L；尿酸 368μmol/L；总胆固醇 11.5mmol/L；甘油三酯 2.98mmol/L；HDL- 胆固醇 2.07mmol/L；LDL- 胆固醇 7.47mmol/L；肌酸激酶 17U/L；红细胞沉降率 37mm/h；WBC 11.93 × 10^9/L；IgG 12.17g/L；IgA 2.210 g/L；IgM 2.33g/L。

之后未在我院复查，2023.5.3 再次来我院就诊，查血。

总胆红素 46μmol/L；直接胆红素 23μmol/L；间接胆红素 23μmol/L；白蛋白 39g/L；ALT109U/L；AST175U/L；碱性磷酸酶 627U/L；γ 谷氨酰转肽

酶 627U/L；尿酸 442μmol/L；红细胞沉降率 55mm/h；血脂、免疫球蛋白未查，血常规、CRP、免疫固定电泳未见异常。

【再次入院】

B 超示：肝脏回声改变；脾肿大。两侧腮腺回声改变。

血液检查示：血氨 80 μmol/L；CA125 37.0 U/mL；铁蛋白 220.88 ng/mL；抗核抗体 阳性；1 ∶ 1000；抗 ds-DNA 抗体 102.42 IU/mL 阳性；抗 U1-RNP 抗体 IgG 型 1.92 AI 阳性；抗 SSA 抗体 IgG 型 2.47 AI 阳性；抗 SSB 抗体 IgG 型 2.49 AI 阳性；抗 Ro52 抗体 IgG 型 3.54 AI 阳性；抗线粒体 M2 抗体 IgG 型 1.98 AI 阳性。

予甲泼尼龙针 20mg ivgtt qd 抗炎，羟氯喹 200mg qd 免疫调节，熊去氧胆酸、天兴针保肝，护胃，补钙等对症治疗。

出院后，服用甲泼尼龙 20mg qd，羟氯喹 200mg qd，熊去氧胆酸 250mg tid，雷贝拉唑护胃，钙尔奇 D、阿法迪三补钙补维生素 D。出院后 18 天甲泼尼龙片减量至 16mg qd。

出院后 2 个月甲泼尼龙减量至 12mg qd，加用双环醇 25mg tid，甘草酸二铵 100mg tid。

出院后 3 个月我院复诊，检查示：总胆红素 40μmol/L ↑；直接胆红素 23μmol/L ↑；间接胆红素 17μmol/L；白蛋白 40.6g/L ↓；ALT97U/L ↑；AST199U/L ↑；碱性磷酸酶 412U/L ↑；γ 谷氨酰转肽酶 609U/L ↑；尿酸 436μmol/L；红细胞沉降率 26mm/h ↑；CRP 10.4mg/L。IgG 15.39g/L；IgA 2.95 g/L；IgM 3.36g/L ↑（图 5-10）。

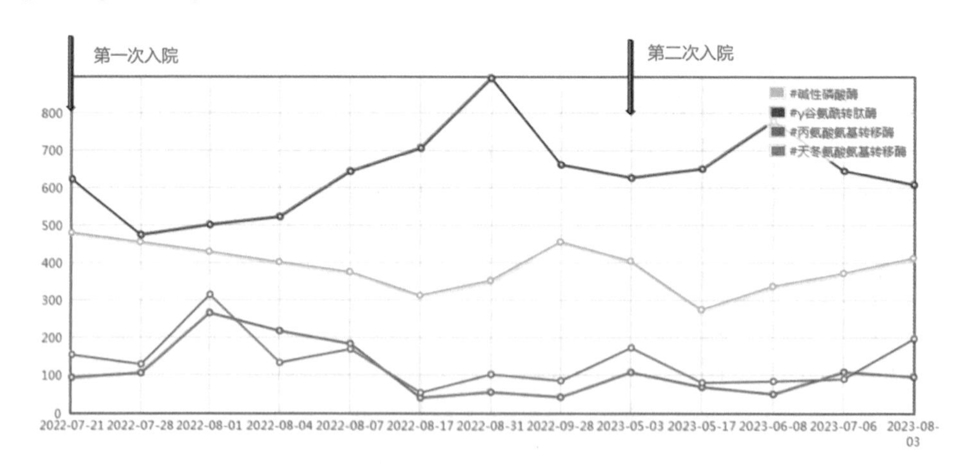

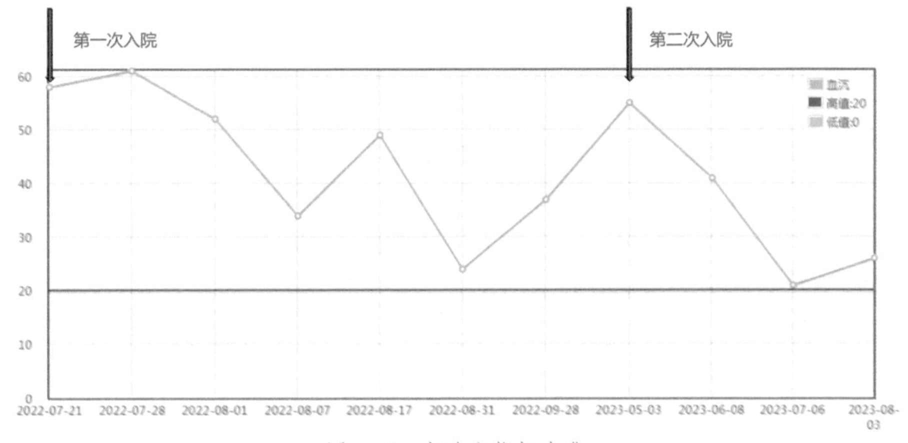

图 5-10 实验室指标变化

【讨论】

干燥综合征是一种以淋巴细胞增殖及外分泌腺体进行性损伤为特征的慢性炎症性自身免疫病。临床除有唾液腺、泪腺功能受损外，亦可出现多系统多脏器受累。这种疾病主要影响中年妇女，但也可在儿童、男性和老年人中观察到。常导致口干、眼干、疲劳和关节肌肉疼痛，还常见乏力、发热、体重减轻、胃食管反流等，严重影响患者生活质量。其主要的发病机制是外分泌腺上皮的破坏，这是 B 淋巴细胞和 T 淋巴细胞对自身抗原 Ro/SSA 和 La/SSB 等异常反应的结果。

原发性胆汁性胆管炎（primary biliary cholangitis, PBC）曾被称为原发性胆汁性肝硬化（primary biliary cirrhosis, PBC），是以肝脏为主要靶器官的一种慢性进展性自身免疫性胆汁淤积性疾病，其主要病理改变为肝内小胆管非化脓性炎症，最终导致肝纤维化甚至肝硬化。PBC 的主要发病人群为中老年女性，临床特点包括血清中高滴度抗线粒体抗体（AMA）、胆酶升高及特征性的肝脏病理变化。PBC 最常见的症状为疲劳和瘙痒，同时也可伴有口眼干的表现。

研究发现 PBC 患者 SS 的患病率为 3.5%~73%，PBC 与 SS 有许多共同特点，容易合并出现。两种疾病均常见于中老年女性，发病高峰均在 50 岁左右。临床表现上两者同时有相似的疲劳和瘙痒症状。两者均为自身免疫性上皮细胞炎症，在 PBC 和 SS 的发病机制中，上皮细胞凋亡均是重要一环。此外，在这两种疾病中，越来越多的证据支持 B 细胞、T 细胞毒性细胞和 T 辅助细胞参与慢性炎症的观点，可能是通过改变促炎细胞因子的表达。同时 PBC 和 SS 有多种共同的基因关联：如 HLA-DR2/DR3、STAT4、IRF5、IL12A 及

DNA 甲基化等，因此两者常合并发生。

【专家点评】

原发性胆汁性胆管炎与干燥综合征都属于慢性自身免疫上皮细胞炎症，均好发于老年女性，目前 SS 合并 PBC 的患者常以肝脏受累为主要表现，治疗上以治疗 PBC 为主，熊去氧胆酸（UDCA）是 PBC 的一线治疗药物，推荐剂量为 1~15 mg/（kg·d），治疗 1 年后评估生化反应。本案例中可见患者 UDCA 治疗后肝功能明显好转。对于有重要脏器受累的患者，还可使用糖皮质激素治疗，对于病情进展迅速者可合用免疫抑制剂，如甲氨蝶呤、硫唑嘌呤、环孢素、环磷酰胺等。

（吴嫣栀　张挺　王晓冰）

【参考文献】

[1] 张文,陈竹,厉小梅,等. 原发性干燥综合征诊疗规范[J]. 中华内科杂志, 2023, 62(9): 1059-1067.

[2] Brito-Zerón P, Baldini C, Bootsma H, et al. Sjögren syndrome[J]. Nat Rev Dis Primers, 2016, 2:16047.

[3] 中华医学会肝病学分会. 原发性胆汁性胆管炎的诊断和治疗指南(2021)[J]. 临床肝胆病杂志, 2022, 38(1): 35-41.

[4] Gulamhusein AF, Hirschfield GM. Primary biliary cholangitis: pathogenesis and therapeutic opportunities[J]. Nat Rev Gastroenterol Hepatol, 2020,17(2):93-110.

[5] Deng X, Li J, Hou S, et al. Prevalence and impact of Sjögren's syndrome in primary biliary cholangitis: a systematic review and meta-analysis[J]. Ann Hepatol, 2022, 27(6):100746.

[6] Sun Y, Zhang W, Li B, et al. The coexistence of Sjögren's syndrome and primary biliary cirrhosis: a comprehensive review[J]. Clin Rev Allergy Immunol, 2015, 48(2-3):301-315.

[7] Brito-Zerón P, Baldini C, Bootsma H, et al. Sjögren syndrome[J]. Nat Rev Dis Primers, 2016, 2: 16048.

案例 8
干燥综合征继发肺动脉高压

【病史摘要】

女，34 岁，因“活动时呼吸困难 1 年余，全身水肿半月余”入院。

患者1年余前出现活动时呼吸困难，表现为爬2楼即感呼吸费力，伴轻微胸痛，位于胸前区，程度不剧，遂至医院查心超提示：“右房室及肺动脉增大伴右室收缩功能减退；三尖瓣中度反流，估测肺动脉收缩压67mmHg。”肺动脉CTA未见明显异常。抗核抗体谱提示：“ANA 1 ：320(+)，抗SSA抗体（+++），抗Ro52抗体（+++），抗SSB抗体（+）”。当地医院予地高辛0.125mg qd、呋塞米20mg bid、螺内酯20mg bid和安立生坦5mg qd治疗。期间上述症状仍有反复出现。半月余前患者出现全身水肿，伴呼吸费力症状加重，伴恶心呕吐，伴视物模糊，遂至我院就诊。现为求进一步诊疗，拟“肺动脉高压”收住心内科。

患者既往体健，个人史及家族史无特殊。

【体格检查】

体温37.1℃，脉搏94次/分，呼吸20次/分，血压92/67mmHg。无颈静脉怒张，两肺呼吸音清，未闻及干、湿啰音，腹软，无压痛。专科查体：心前区无隆起，未见异常搏动。触诊心尖搏动位于左第5肋间，锁骨中线内0.5cm，力量强，无摩擦感及震颤。心相对浊音界大小正常。心律齐，各瓣膜区未闻及杂音，未闻及心包摩擦音。颜面部、双下肢水肿，足背动脉搏动可。

【实验室检查】

血常规、粪常规、甲状腺功能、术前四项均未见明显异常。

尿常规：白细胞酯酶（++），潜血（+++），镜下红细胞63/μL，镜下白细胞117/μL。

凝血功能：凝血酶原时间15.6s，INR 1.24。

生化指标：白蛋白31.2 g/L，AST41 U/L，γ谷氨酰转肽酶74U/L，肌酐92μmol/L， eGFR 70.2，乳酸脱氢酶298U/L，同型半胱氨酸16 μmol/L。

炎症指标：超敏C反应蛋白4.19mg/L，红细胞沉降率10mm/h，铁蛋白26.82ng/mL。

动脉血气：pH 7.419，O_2分压35.6mmHg ↓，SpO_2 63.1%，肺泡-动脉氧分压差213.3mmHg，FiO_2 41，乳酸1mmol/L。

心功能指标：NT-proBNP 4315ng/L，hs-TNT 7.9ng/L。

抗核抗体：ANA 1 ：1000核颗粒型，抗ds-DNA抗体(-)，抗SSA抗体1.91阳性，抗SSB抗体1.11阳性，抗Ro52抗体3.45阳性，其余抗体（-）。

免疫指标：IgG 20.29g/L，IgA 7.52 g/L，IgM 1.05 g/L，C3 1.41g/L，C4 0.16g/L，RF 60IU/mL。

狼疮抗凝物比值1.08。

肿瘤指标：CA125 132.1U/mL。

【特殊检查】

心电图：①窦性心律；② ST-T 改变；③电轴右偏，V1:“qRs”提示右心室大；④ Q-T 期延长（511s）（图 5-11）。

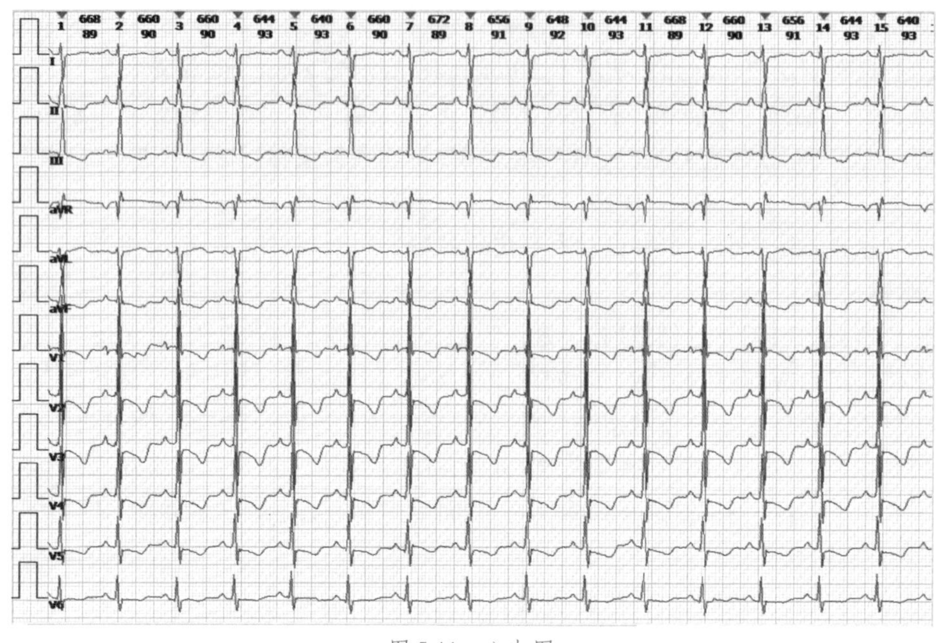

图 5-11　心电图

（1）心超：①右房、右室增大，右室收缩活动减弱；②重度肺动脉高压伴中重度三尖瓣反流；③左室偏小；④轻度主动脉瓣反流；⑤心包积液（图 5-12）。

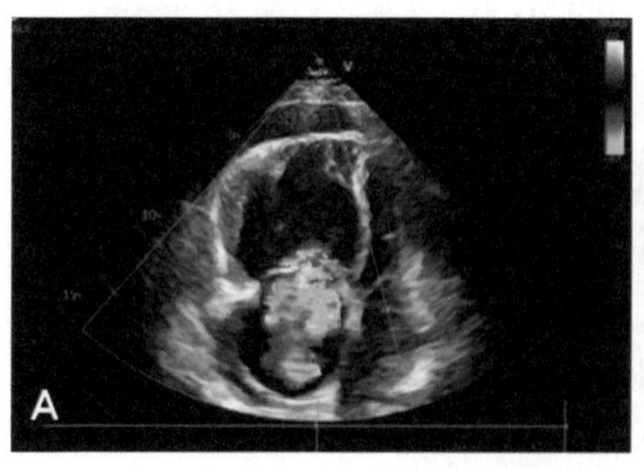

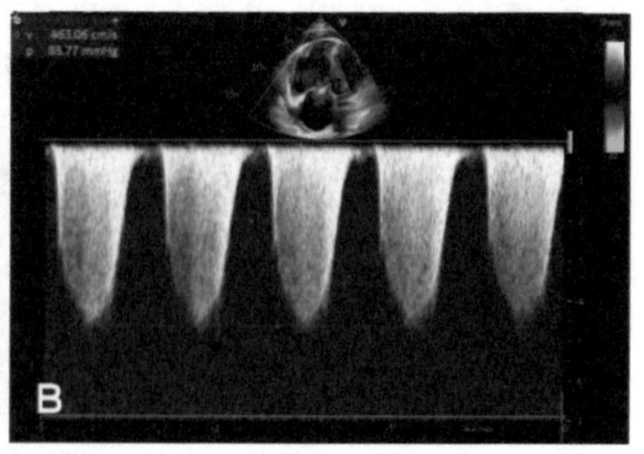

图 5-12　心　超

三尖瓣不厚，开放活动不受限，CFI 示中重度三尖瓣反流，CW 据三尖瓣反流估测肺动脉收缩压 96mmHg（图 5-12）。

（2）漂浮导管测定结果提示：肺动脉压98/45mmHg（平均压64mmHg），CO 3.17L/min，CI 2.03L/（min·m²），外周血管阻力1766dyn·s/cm^5，肺血管阻力1236dyn·s·cm^{-5}。

【诊断】

原发性干燥综合征，重度肺动脉高压（WHO Ⅲ级）。

【治疗】

患者入院时予安立生坦5mg qd联合他达拉非5mg qd降低肺动脉压，呋塞米联合螺内酯利尿。漂浮导管测定后将他达拉非增至10mg qd。追问病史，患者诉有口干、眼干，结合化验结果，考虑患者肺动脉高压可能由干燥综合征引起，请风湿免疫科会诊后加用羟氯喹200mg qd调节免疫。患者呼吸困难症状较前好转后出院。出院带药为马昔腾坦10mg qd联合他达拉非10mg qd降低肺动脉压，羟氯喹200mg qd调节免疫，呋塞米联合螺内酯利尿，头孢克洛抗感染，乙酰半胱氨酸化痰。

【随访】

出院后患者规律风湿免疫科门诊随访。出院后20天第一次至风湿免疫科门诊就诊后加用泼尼松25mg qd抗炎，吗替麦考酚酯0.5 g bid免疫抑制，其余继续予马昔腾坦10mg qd联合他达拉非10mg qd舒张肺动脉，补钙、护胃等对症治疗。半年内多次复查免疫指标，免疫球蛋白已降至正常，心超提示肺动脉高压从96mmHg降至49mmHg。后激素逐渐减量，半年后已减至泼尼松5mg qd，其余药物同前。患者呼吸困难症状明显，可正常进行中等量体力活动。

【讨论】

肺动脉高压（pulmonary hypertension, PH）的定义是静止状态下的平均肺动脉压（mPAP）> 20 mmHg。根据病因和机制可将患者分为5型。1型为动脉性肺动脉高压（pulmonary arterial hypertension, PAH），有多种病因，例如遗传、药物和结缔组织病（connective tissue disease, CTD）等；2型与左心疾病有关；3型与慢性肺疾病或低氧血症有关；4型病因为肺动脉阻塞；5型为不明机制所致。结合本例患者病史和辅检，首先考虑是CTD相关PAH中干燥综合征继发的肺动脉高压。

明确诊断后先对干燥综合征相关PAH进行全面评估，包括针对原发病以及PAH两方面的评估。首先，针对干燥综合征进行疾病活动度及脏器损伤指数评估，该患者原发病轻度活动。其次，对肺动脉高压进行评估，目前采取的是多维度分层，根据指南推荐主要根据右心衰体征、临床症状进展、晕厥、

WHO 心功能分级、6 min 步行距离、心肺运动试验、血生化标志物、右心结构和血流动力学等多个指标决定 PAH 患者的危险分层。该患者属于中危组。风险评估后采取“双重达标”策略，即原发病和肺动脉高压的双重达标。

对于 CTD 发生早期和病情活动的患者，考虑强化免疫抑制治疗，以及联合大量糖皮质激素治疗，使患者原发病缓解。免疫抑制剂可考虑环磷酰胺、吗替麦考酚酯、钙调蛋白抑制剂等作用较强的药物，可使患者早期实现治疗达标，同时改善长期生存。对长病程、CTD 病情稳定的患者，建议维持缓解期的免疫抑制治疗，即小剂量激素及能够长期应用的免疫抑制剂，如吗替麦考酚酯、硫唑嘌呤、甲氨蝶呤或羟氯喹等药物。在 PAH 治疗方面，采取的治疗策略与特发性肺动脉高压一致。风险分层评估后对于中低组患者，考虑起始单药或者起始联合，高危患者考虑初始联合，其中包括静脉泵入前列环素治疗，治疗目标是达到低危组状态。PAH 的现有治疗主要是血管扩张剂，靶向药物包括前列环素类似物、前列环素受体激动剂、内皮素受体拮抗剂、磷酸二酯酶 -5 型抑制剂、鸟苷酸环化酶激动剂。此外，还有研究探索 CTD-PAH 的抗增生和抗纤维化治疗。

在随访过程当中，还要进行两个方面评估，及时调整治疗方案。

【专家点评】

本病例是一例较少见的干燥综合征继发肺动脉高压。PAH 起病隐匿，临床表现缺乏特异性，早期诊断困难，治疗效果不佳，且仍是干燥综合征患者死亡的重要因素之一。干燥综合征患者群体较多，因而不容忽视此类疾病。本病例对干燥综合征采用激素联合免疫抑制剂治疗，PAH 采用马昔腾坦联合他达拉非联合降压，根据随访结果，患者得到了很好的治疗效果。

（王佳佳　王晓冰）

【参考文献】

[1] Humbert M, Kovacs G, Hoeper MM, et al. 2022 ESC/ERS Guidelines for the diagnosis and treatment of pulmonary hypertension[J]. G Ital Cardiol, 2023, 24(4): 1e-116e.

[2] 中华医学会呼吸病学分会肺栓塞与肺血管病学组, 中国医师协会呼吸医师分会肺栓塞与肺血管病工作委员会, 全国肺栓塞与肺血管病防治协作组, 等. 中国肺动脉高压诊断与治疗指南（2021版）[J].中华医学杂志, 2021, 101(1): 11-51.

[3] Zhao J, Wang Q, Deng X, et al. The treatment strategy of connective tissue disease associated pulmonary arterial hypertension: Evolving into the future[J].

Pharmacol Ther, 2022, 21(239): 108192.
[4] 张晓, 赵久良, 丁峰, 等. 结缔组织病相关肺动脉高压诊疗规范 [J]. 中华内科杂志, 2022, 61(11): 1206-1216.

案例 9
干燥综合征合并多浆膜腔积液

【病史摘要】

女性，42 岁，因“口干眼干、双下肢水肿 2 年，胸闷腹胀半月余”入院。

患者 2 年前因“颜面部水肿 1 年，肌肉酸痛 3 月”，出现面部肿胀，眼干口干，皮肤瘙痒，肌肉酸痛，全身疼痛乏力、躯干四肢、水肿性红斑症状，查：C 反应蛋白 7.0mg/L，类风湿因子：22IU/mL，红细胞沉降率：56mm/h，白蛋白：20.6g/L, 补体 3：0.68g/L，补体 4：0.14g/L，免疫球蛋白 M：9.82 g/L，抗核抗体滴度 1 ：1000，抗 Ro-52 抗体（+），抗 β2- 糖蛋白 1 抗体（+），抗心磷脂抗体（+），抗中性粒细胞抗体：核周型（+），唇腺活检：（唇腺）涎腺组织中见一灶淋巴细胞数量大于 50 个细胞的淋巴细胞灶。诊断为“干燥综合征”，出院后予以醋酸泼尼松 2 bid+ 帕夫林 2 bid，定期门诊复查。3 月前复查调整药物醋酸泼尼松 1.5 bid+ 帕夫林 1 bid。半月前出现胸闷腹胀、双下肢水肿的症状，于消化科就诊，诊断为“急性胰腺炎、低蛋白血症”，予静脉输注白蛋白、抑酸护胃、补液补钾后腹胀痛症状好转，出院后予以奥美拉唑肠溶胶囊治疗，治疗效果不佳。

近日因胸闷腹胀症状加重至我院急诊就诊，予以补充白蛋白 + 托拉塞米利尿治疗。查：WBC 9.81×10^9/L，RBC 5.34×10^{12}/L。C 反应蛋白，9.33mg/L。免疫球蛋白 G，2.38g/L，免疫球蛋白 M，13.3g/L，补体 C3，0.546g/L，补体 C4，0.0983g/L。CT 胸部：两侧胸腔积液伴右肺膨胀不全、两侧腋窝多发淋巴结、肝周脾周积液、左侧第 5 后肋骨皮质不连续伴局部骨痂形成，考虑骨折愈合期。并行 CT 导引下右侧胸腔积液穿刺引流术，缓解胸闷、呼吸困难的症状。现患者为求进一步诊治，遂来我科就诊。

既往有焦虑症病史 5 年；梅毒病史 1 年，现予以长效青霉素治疗；有手术史乳腺纤维瘤切除术 19 年；阑尾切除术 19 年；剖宫产 18 年。月经婚育史，家族史无特殊。

【体格检查】

体温 36.0℃，脉搏 98 次 / 分，呼吸 20 次 / 分，血压 120/86 mmHg。面

部无红斑、有水肿，口腔无溃疡，无猖獗齿。脊柱正常，棘突无压痛，无叩痛，四肢关节无肿胀无压痛，肌张力正常，肌力 5 级，双侧下肢有可凹性水肿。无杵状指（趾）。生理反射正常，病理反射未引出，脑膜刺激征阴性。

【实验室检查】

1. 常规实验室检查

（1）血常规测定：中性粒细胞计数 6.45×10^9/L，嗜酸性粒细胞计数 0×10^9/L，淋巴细胞百分比 14.6%，中性粒细胞百分比 81.1%，嗜酸性粒细胞百分比 0%，红细胞 5.49×10^{12}/L，血细胞比容 46.8%，平均血红蛋白含量 26.8pg，平均血红蛋白浓度 314g/L，血小板压积 0.38%。

（2）输血前八项（电化学发光法）梅毒螺旋体抗体，阳性 3.530COI。

（3）尿蛋白、微量白蛋白、肌酐及比值测定：尿微量白蛋白 30.3mg/L，尿肌酐 3113μmolL，尿微量白蛋白 / 尿肌酐 9.73mg/mmol。

（4）肝肾功能电解质：钾 3.13mmol/L，钠 134.4mmol/L，钙 1.66mmol/L。

2. 免疫学检查

（1）红细胞沉降率（ESR）：84mm/h。

（2）风湿三项组套 C 反应蛋白：9.33mg/L。

（3）免疫五项组套（IgG+IgA+IgM+C3+C4）免疫球蛋白 G，2.38g/L，免疫球蛋白 M，13.3g/L，补体 C3，0.546g/L，补体 C4，0.0983g/L。

（4）抗 ENA 抗体：抗干燥综合征 A/Ro52 抗体阳性。

【辅助检查】

（1）多排 CT 胸部平扫：两肺散在实性小结节，两侧胸膜局部肥厚。两侧胸腔积液伴右肺膨胀不全，两侧腋窝多发淋巴结。肝周、脾周积液。左侧第 5 后肋骨皮质不连续伴局部骨痂形成，考虑骨折愈合期。

（2）多排 CT 全腹直增：腹盆腔大量积液（图 5-13）。

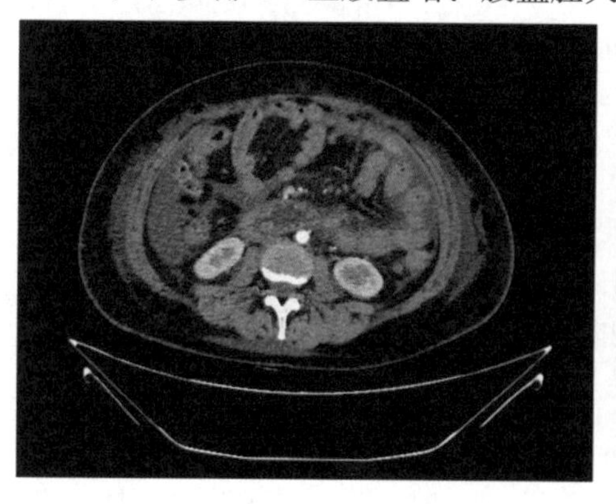

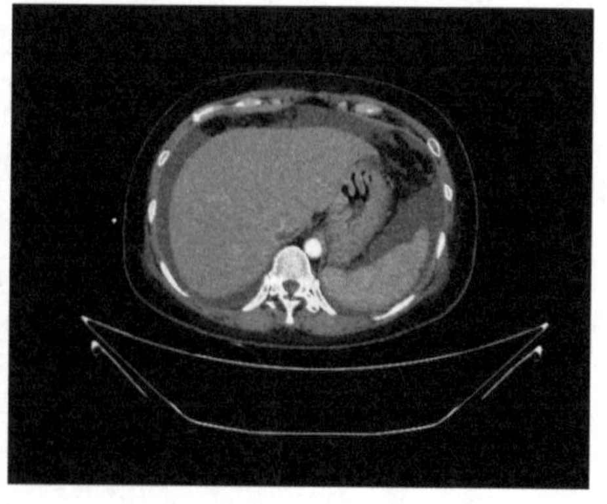

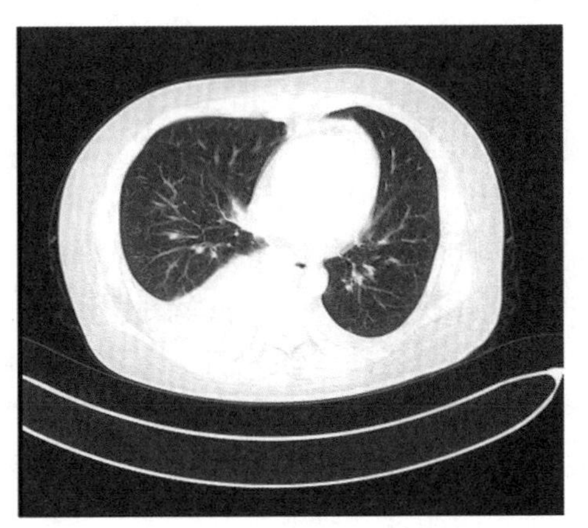

图 5-13 胸腹部 CT 表现

【诊断】

①干燥综合征；②高免疫球蛋白血症；③多浆膜腔积液；④低蛋白血症；⑤梅毒。

【治疗】

入院后完善检查：胸腹水生化组合（限于急诊）乳酸脱氢酶（干化学法）：118U/L，总蛋白：<20.0 g/L。胸腹水常规检查：李凡他试验，阳性。脱落细胞学检查与诊断组套：细胞学病理诊断：胸腔积液，未见恶性肿瘤细胞。胸腔积液培养，无细菌、无真菌。胸腔积液结核杆菌阴性。（T-SPOT.TB）结核感染 T 细胞检测：抗原 A 孔（ESAT-6）8 个，抗原 B 孔（CEP-10）6 个，结核感染 T 细胞检测（T-SPOT.TB）：阳性。输血前八项：梅毒螺旋体抗体阳性；3.530COI 梅毒快速血浆反应素（定量）（血），阳性 1:16。梅毒螺旋体抗体（血）阳性。血清蛋白电泳：白蛋白 36.75%，α2- 球蛋白 22.39%，γ- 球蛋白 25.34%。血清游离轻链：游离 Kappa 轻链：26.1mg/L，游离 Lambda 轻链：94.8mg/L。骨髓穿刺报告：粒系、红系增生明显活跃，巨核系增生活跃，血小板成簇可见。甲状腺功能：游离三碘甲状腺素，2.24pmol/L，游离甲状腺素，11.97pmol/L。24 小时尿定量生化组套：尿微量白蛋白，30.4mg/L，24h 尿蛋白，167mg/24h。后予以患者米乐松 40mg qd，碳酸钙 D_3 补钙，阿法骨化醇补充维生素 D，可维加补钾，肝素钠抗凝、浓氯化钠补钠，法莫替丁护胃。静脉输注白蛋白 + 呋塞米利尿，复查 B 超提示胸腔积液、腹水明显减少，04-20 予以拔除胸腔引流管。

【讨论】

干燥综合征是一种全身性自身免疫性疾病，主要影响外分泌腺（主要是唾液腺和泪腺），并导致黏膜表面（主要是口腔和眼睛）严重干燥。这种疾病主要影响中年妇女。干燥综合征的临床表现是异质性的，可以从干燥到全身性疾病（特征在于受影响组织的上皮周淋巴细胞浸润或免疫复合物的沉积）和淋巴瘤。干燥综合征发病的机制是外分泌腺上皮的破坏，这是 B 细胞和 T 细胞对自身抗原 Ro/SSA 和 La/SSB 等异常反应的结果。干燥综合征的诊断标准包括检测血清中的自身抗体和活检唾液腺组织的病理结果。根据患者唇腺活检阳性，抗 SSA 抗体弱阳性，干燥综合征诊断明确。

多浆膜腔积液的常见病因包括恶性肿瘤、结核、结缔组织病、心肾功能不全。本例患者完善胸腹水常规检查提示：李凡他试验，阳性；细胞学病理诊断，未见恶性肿瘤细胞；胸腔积液培养，无细菌、无真菌；胸腔积液结核杆菌，阴性。积液性质为渗出液，以上检验结果不支持结核性、肿瘤性、感染性胸腔积液的诊断。检查也未见心肾功能异常。排除后，考虑为结缔组织病所引起的浆膜腔积液。

干燥综合征主要累及眼部、口腔等腺体较多部位，也可由肾脏受累导致肾小管性酸中毒。PSS 导致的浆膜腔积液较为少见，一项在 573 例 PSS 患者中进行的研究报告显示胸腔积液的发生率为 5.7%。PSS 患者胸腔积液的确切原因尚不清楚。推测来自 $CD4^{+}$T 淋巴细胞的细胞因子可能激活 B 淋巴细胞。然后激活的 B 淋巴细胞产生与胸膜炎和其他全身组织损伤有关的自身抗体。一个回顾性研究表明了抗 SSA/SSB 抗体水平升高、淋巴细胞增多和胸腔液中补体水平低是 SS 相关性胸腔积液的共同特征。

尽管目前对于干燥综合征合并多发浆膜腔积液的治疗没有一种标准的方法，但是在控制原发干燥综合征疾病活动后，其浆膜腔积液病情也会随之好转。本例患者在予以糖皮质激素控制原发病，辅以利尿治疗后，积液情况也随之好转。

PSS 合并多发浆膜腔积液在临床上极为罕见，但是在排除其他可能引起浆膜腔积液情况，糖皮质激素治疗有效的情况下，可考虑 PSS 引起。然而，这些患者需要密切的随访和进一步的测试，以做出正确的明确诊断。

（车楠）

【参考文献】

[1] Brito-Zerón P, Baldini C, Bootsma H, et al. Sjögren syndrome[J]. Nat Rev Dis Primers, 2016, 2: 16047.

[2] Lin DF, Yan SM, Zhao Y, et al. Clinical and prognostic characteristics of 573 cases of primary Sjögren’s syndrome[J]. Chin Med J (Engl), 2010, 123(22):3252-3257.

[3] Ogihara T, Nakatani A, Ito H, et al. Sjögren’s syndrome with pleural effusion[J].

Intern Med, 1995, 34(8):811-814.
[4] Flament T, Bigot A, Chaigne B, et al. Pulmonary manifestations of Sjögren's syndrome[J]. Eur Respir Rev, 2016, 25(140):110-123.

案例 10
干燥综合征伴肿胀性红斑狼疮皮疹

【病史摘要】

男，60 岁，因“周身皮疹伴眼眶红肿及腮腺肿痛 10 月，再发加重 20 天”入院。

患者 10 月前无明显诱因下出现周身皮疹，局限于颈部，逐渐累及胸背部，并进行性出现左眼周红肿及双腮腺肿痛，稍感肢体肿胀及双手小关节肿痛不适，皮疹无疼痛、无瘙痒、无破溃，不伴有脱屑等症状。患者曾多次于当地医院查：免疫球蛋白、补体、RF、ANA 阴性，血常规、肝肾功能，无殊；皮肤活检：血管及附属器周围淋巴细胞、组织细胞浸润。予激素及其他对症治疗（具体不详），病情有所缓解，减药过程中病情反复。今于我院就诊。

【皮肤组织病理】

前胸真皮全层血管及附属器周围较密集淋巴细胞、组织细胞浸润，胶原间黏蛋白样物质沉积。检查意见：前胸可符合结缔组织病病理改变，建议特殊染色（2 项）辅助诊断。予硫酸羟氯喹 + 甲泼尼龙 16mg qd 治疗。

【耳后超声】

患者右侧耳下所指肿物处可见右侧腮腺弥漫性肿大，未见明显肿块样结构，患者左侧腮腺腺体局部呈肿胀改变。

予硫酸羟氯喹 + 甲泼尼龙 16mg qd 治疗，症状无明显好转。近 20 天来患者眼眶红肿加重，无瘙痒，疼痛等症状，左眼睁开困难，视力无影响，小便有泡沫。现为求进一步诊治，收入我科。追问病史，既往高血压病史，未使用药物控制，自述平时血压控制可。

起病以来，饮食睡眠可，大小便无殊，体重无明显变化。

【体格检查】

神清，气平，无表浅淋巴结肿大，双侧腮腺区红肿，压痛（+），左眼睑肿胀性斑块，紫红色、伴结痂，无渗出、脱屑，颈前皮肤发红，心肺无殊。腹平软，无压痛，无反跳痛，肝脾肋下未及。四肢关节无肿胀，压痛阴性，双下肢无水肿（图 5-14）。

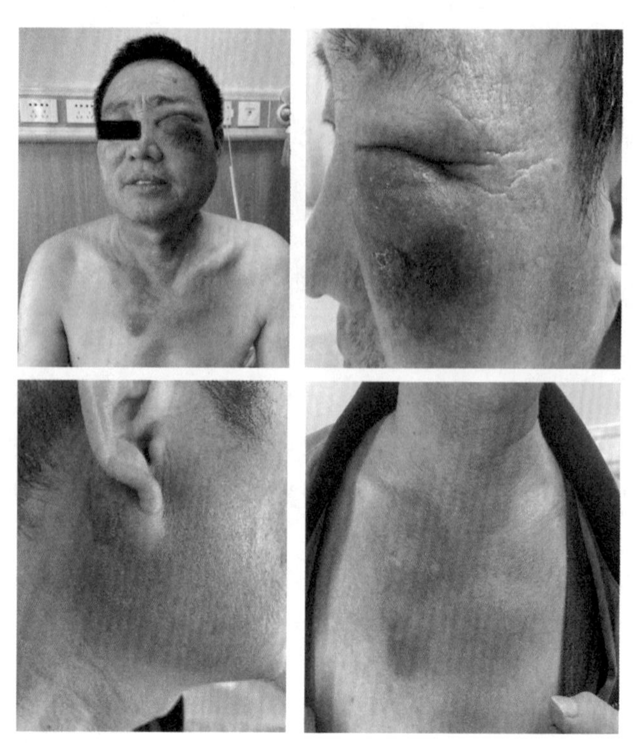

图 5-14　入院皮疹表现

【实验室检查】

ESR 18mm/h。

血尿粪常规、肝肾功能：无殊。

TB、EBV、CMV、乙肝、梅毒、HIV：阴性。

免疫球蛋白、IgG4、补体、ANA、心磷脂抗体、ANCA，抗 CCP 抗体、RF：阴性。

胸部 CT、心超、腹部超声：未见明显异常。

【影像学检查】

腮腺穿刺活检：腺体内散在淋巴细胞、浆细胞（大于 50/ 灶）浸润。

【专科检查】

Schirmer 试验：右 8mm/5min；左 6mm/5min。

唾液流率：0.8mL/10min。

【诊断】

干燥综合征。

【治疗】

患者入院后完善相关检查，甲泼尼龙 40 mg/d，服用 5 天；艾拉莫德、羟氯喹、甲氨蝶呤改善病情及补钙、护胃等（图 5-15）。

【转归】

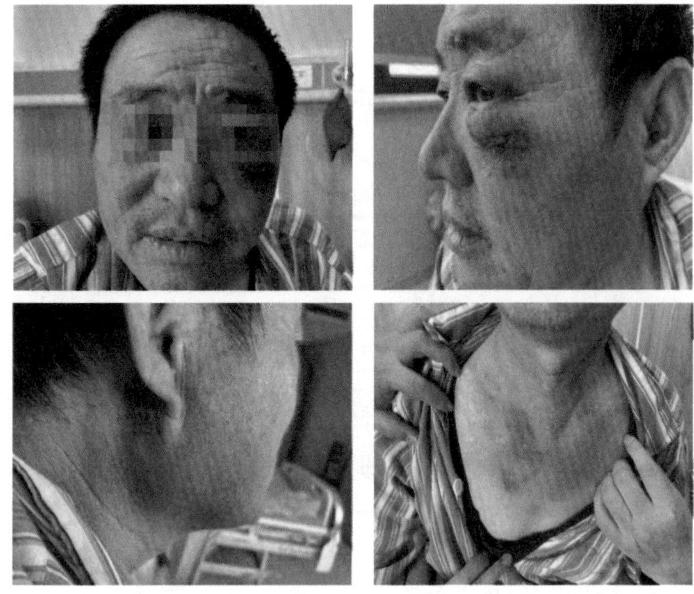

图 5-15 治疗 5 日后皮疹变化

【讨论】

本例患者以反复周身皮疹伴眼眶红肿及腮腺肿痛为临床表现，经皮肤科会诊后眶周肿胀考虑肿胀性红斑狼疮，腮腺肿痛活检后提示淋巴细胞灶性浸润，结合患者口眼干燥症状，诊断干燥综合征，考虑到肿胀性红斑狼疮是皮肤型红斑狼疮的一个亚型，且可作为干燥综合征皮肤黏膜损害的一种临床症状，故只诊断为干燥综合征。肿胀性红斑狼疮的一个重要特点是光敏感，且光敏感与抗 Ro/SSA 抗体无直接关系，免疫指标及实验室检查多数正常，其组织病理学的主要特点是真皮网状层黏蛋白沉积，且直接免疫荧光染色为阴性。既往研究表明羟氯喹及氯喹治疗有效，但该患者在激素及羟氯喹治疗过程中病情反复发作，经学科会诊后调整激素剂量及免疫制剂治疗后，皮疹及腺体肿胀症状明显改善，随访预后良好。

【专家点评】

干燥综合征的皮肤黏膜损害表现者并不少见，研究显示 PSS 患者发生皮肤黏膜损害的比例为 23.3%~35.6% 。皮肤黏膜损害表现呈多样性，包括紫癜样皮疹、雷诺现象、口腔黏膜溃疡、荨麻疹样血管炎、皮肤干燥（如鱼鳞病）、皮肤瘙痒、环形红斑、结节性红斑、扁平苔藓、扁平疣、天疱疮等，其中以紫癜样皮疹、雷诺现象、口腔黏膜溃疡和不规则皮疹发生频率较高。患者皮肤黏膜损害可分为非血管炎性和血管性损害，非血管炎性包括皮肤干燥、皮肤增厚苔藓化、皮肤松弛、脱发等；血管炎性表现为可触及的紫癜、荨麻疹损害或呈狼疮样斑丘疹。皮肤黏膜损害的机制尚不明确，与机体自身免疫耐受被打破导致免疫稳态失衡有重要关系，皮肤血管炎患者病变局部免疫细胞浸润和炎性相关因子过度表达，在皮肤血管炎的发病中起着非常重要的作用。

（朱振航　刘杨　赵福涛）

【参考文献】

[1] 左亚刚, 王家. 肿胀性红斑狼疮[J]. 中华皮肤科杂志, 2002, 35(1): 70-72.

[2] 宣磊, 屈洋, 董振华. 原发性干燥综合征皮肤黏膜损害[J]. 中华临床免疫和变态反应杂志, 2015, 3: 218-221.

案例 11
干燥综合征伴发皮疹、发热

【病史摘要】

女，61 岁，因“多关节疼痛 1 年，发热、皮疹 2 周”入院。

患者 1 年前无明显诱因下出现双肘、双肩、双腕、双膝关节及四肢近端肌痛、腰背肌肉疼痛，乏力，无发热、皮疹，无光过敏、口腔溃疡，自服止痛药物可好转，未特殊诊治，半年前自觉症状加重，双上肢、双肘、双肩关节活动受限，就诊于当地医院，查 ANA1:1000，RF43.3IU/mL，ESR93mm/h，血常规、CRP、甲状腺功能、RPR、TPPA、抗 CCP：无殊，诊断为类风湿关节炎，予来氟米特 20mg qd、硫酸羟氯喹片 0.2 bid，依托考昔止痛等药物治疗，患者自觉效果欠佳，遂自行停用。2 周前患者出现发热，最高 38.8℃，伴颈部、面部红色片状皮疹，硬币大小，稍凸起于皮面，无疼痛、瘙痒。无咳嗽、咳痰，无腹痛、腹泻，无尿频、尿急、尿痛。今为进一步诊治，门诊拟“结缔组织病”收入院。追问病史患者有口干、眼干不适。

追问病史：患者入院 2 周前有蜱虫叮咬史，当晚出现发热，后于当地医院治疗（具体用药不详）后无改善。

起病以来，饮食、睡眠可，大小便无殊，体重下降 5 kg。

【体格检查】

神志清，精神软。伸舌居中，舌面略干燥，少苔，无龋齿。面部、颈部、前胸部、双上肢、背部红色皮疹，稍凸起于皮面，无压痛，双上肢近端肌肉压痛，双肩、双肘、双手近端指间关节压痛（+），无肿胀，无畸形（图 5-16）。

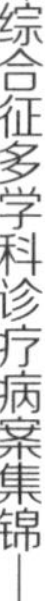

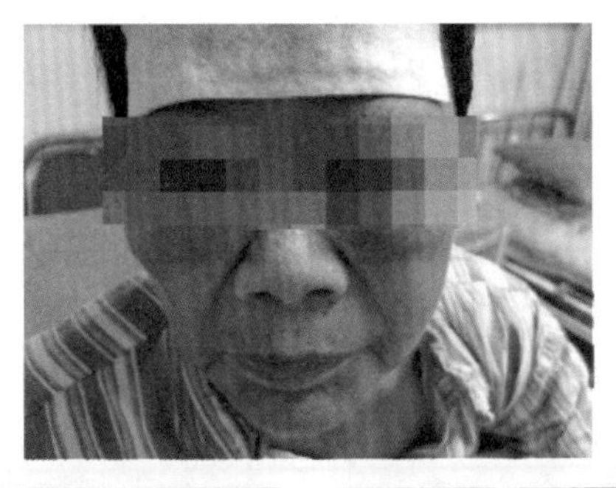

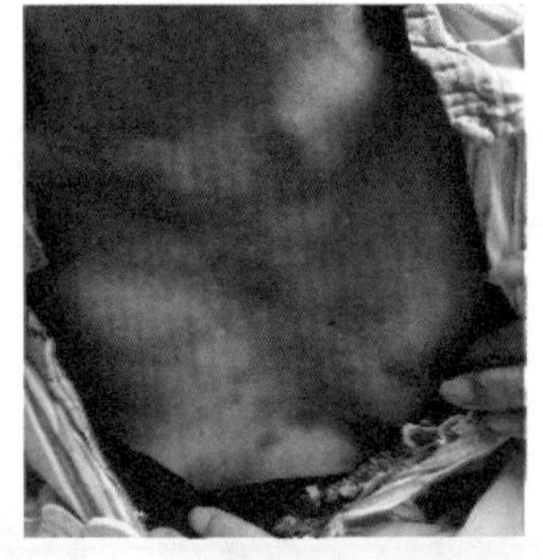

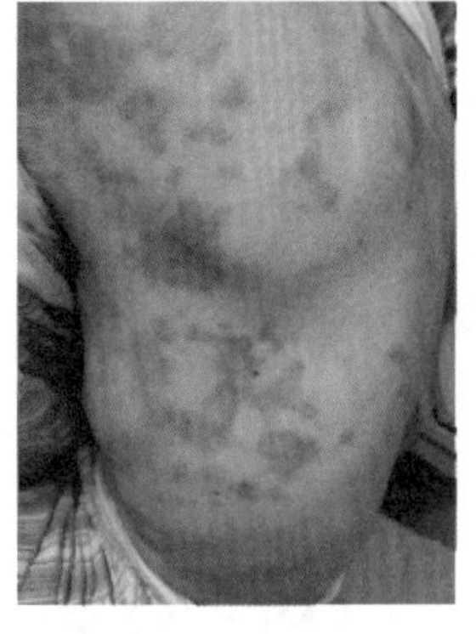

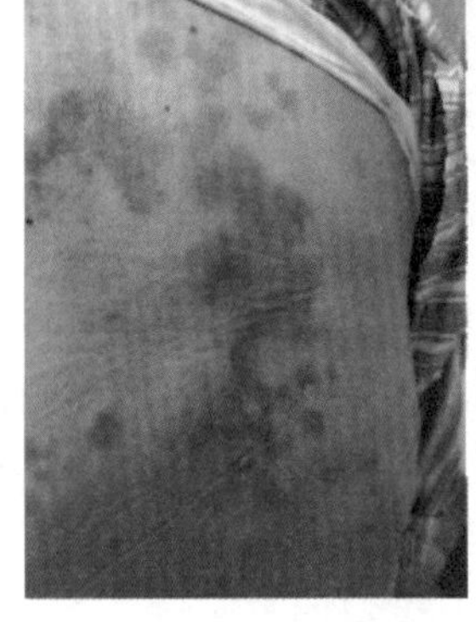

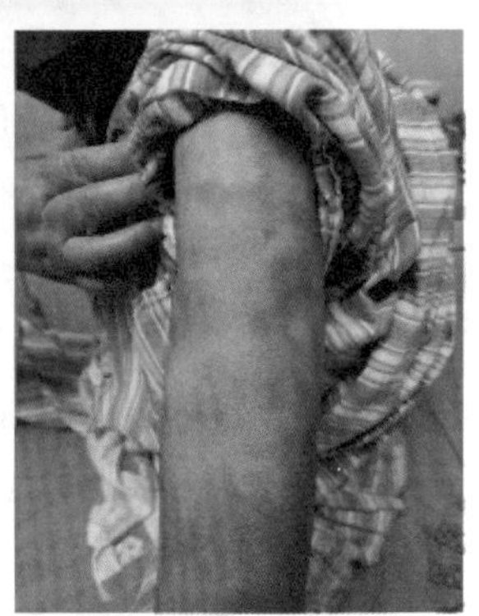

图 5-16 入院皮疹表现

【实验室检查】

血常规：WBC 2.1 × 10^9/L、N 1.89 × 10^9/L、L 0.2 × 10^9/L、RBC 3.84 × 10^{12}/L、Hb 100.0 g/L、PLT 137 × 10^9/L、CRP 85.50 mg/L。

尿常规、粪常规正常。

肝功能：ALT 23U/L、AST26U/L、ALB 33g/L、Glo 30 g/L、AKP 70U/L、γ-GT 23U/L，肾功能、电解质、空腹血糖、血脂正常范围。

免疫球蛋白：IgG、IgA、IgM、IgG4 均正常。

补体系列：C3、C4 正常范围，ASO 正常。

RF：正常，抗 CCP 抗体阴性，GPI 阴性。

自身抗体系列：ANA 颗粒型 1:3200，抗 SSA /Ro60 抗体阳性，抗 SSA / Ro52 抗体阳性，抗 SSB 抗体阳性，余阴性，dsDNA 87.49 IU/mL。

ANCA（-）、自免肝抗体（-）、ACL（-）。

EB 病毒 DNA、人巨细胞病毒 DNA：（-）。

TB 检测、HIV、RPR、肝炎系列：（-）。

肿瘤标志物：正常范围。

铁蛋白 988.18 ng/mL。

甲状腺功能：TSH0.53 μIU/mL，余正常范围。

血培养（-）

外送肌炎抗体谱 27 项（-）。

【影像学检查】

胸部 CT：左肺上叶实性小结节，两肺下叶陈旧灶，随访。主动脉钙化。双侧腋窝、纵隔多发淋巴结显示。食管壁增厚。肝脏占位，建议增强检查。

腹部超声：①肝内实质结节，考虑血管瘤可能；②胆总管增宽；③胰腺、脾脏、双肾未见明显异常；④双侧输尿管未见扩张。

浅表淋巴结超声：①两侧锁骨上窝淋巴结未显示；②两侧腹股沟淋巴结未见明显肿大；③两侧腹股沟未见明显肿块；④两侧腋下淋巴结肿大（右侧较大一个约 16.9mm × 8.0 mm，左侧较大一个约 16 mm × 9mm，形态规则，包膜清，可见淋巴门结构）；⑤两侧腋下未见明显肿块。

心脏超声：①轻度二尖瓣反流；②轻度主动脉瓣反流；③左心室收缩功能未见明显异常；④左室肌松弛功能减低。EF（%)59。

腺体超声：两侧腮腺、颌下腺质地稍增粗，两侧颈部未见明显肿大淋巴结。

唇腺组织学检查：淋巴细胞灶为 2 灶 /4mm^2。

骨穿：（流式）标本中未检测到白血病、NHL 及高危 MDS 相关免疫表型证据。（病理）HE 及 PAS 染色示骨髓三系造血细胞增生稍低下，未见明确异型淋巴细胞增生及聚集，请进一步结合临床其他相关检查。

PET-CT：①两侧眶周、腮腺区、颈部、肩部、背部、胸部、腋下、腰部、两侧上臂、大腿内侧皮下及腹膜后软组织间隙内弥漫性糖代谢轻度增高影；两侧颈部、双侧锁骨区、腋窝、上纵隔、膈肌脚、肝门、肠系膜、腹主动脉及下腔静脉旁、髂血管旁、两侧腹股沟多发大小不等的代谢增高淋巴结；腹主动脉旁及肠系膜多发钙化灶；脾脏代谢稍增高；综上考虑系统性软组织病变伴淋巴结反应性增生可能，建议结合相关血清免疫学检查，必要时病理学检查排除淋巴瘤可能；②大脑深处腔隙灶；③左肺上叶实性结节，代谢不高，随访；两侧胸腔积液；④肝 S4 血管瘤可能；胆囊结石可能；脾脏钙化灶；⑤宫颈炎症可能，随访；盆腔积液；⑥两侧髂骨囊性灶，随访；脊柱退变。

胃肠镜检查：慢性浅表性胃炎，肠镜无殊。

【专科检查】

Schirmer 试验：右 2mm/5min；左 2mm/5min。

唾液流率：1.0 mL/15min。

【诊断】

干燥综合征，血细胞减少（两系下降），感染性发热

【治疗】

患者以发热、皮疹及蜱虫叮咬入院，感染科会诊后建议完善NGS检查，予以亚胺培南西司他汀钠、多西环素治疗，效果不佳；后调整为甲泼尼龙琥珀酸钠 40mg ivgtt qd、硫酸羟氯喹片 0.2 bid、艾拉莫德 25mg bid 治疗，患者热退、皮疹症状缓解（图 5-17）。

【转归】

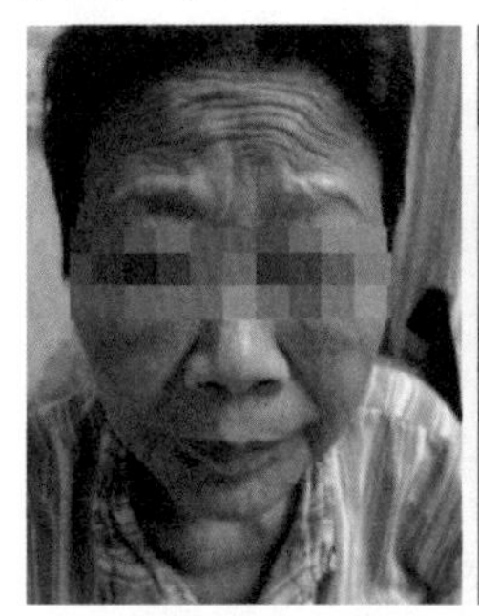
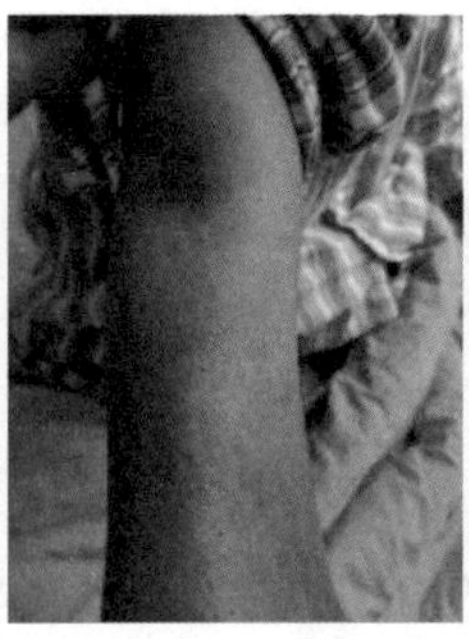
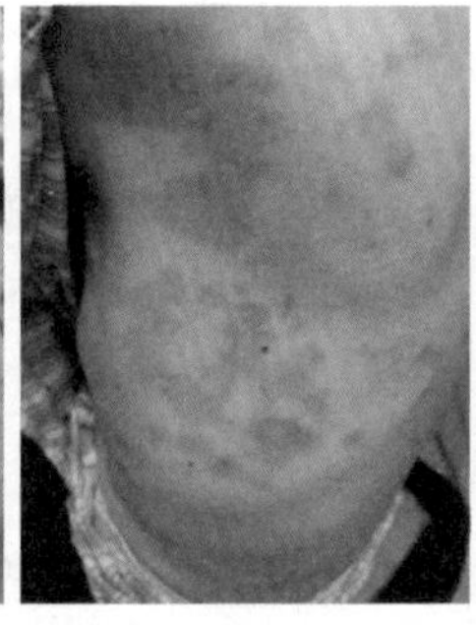
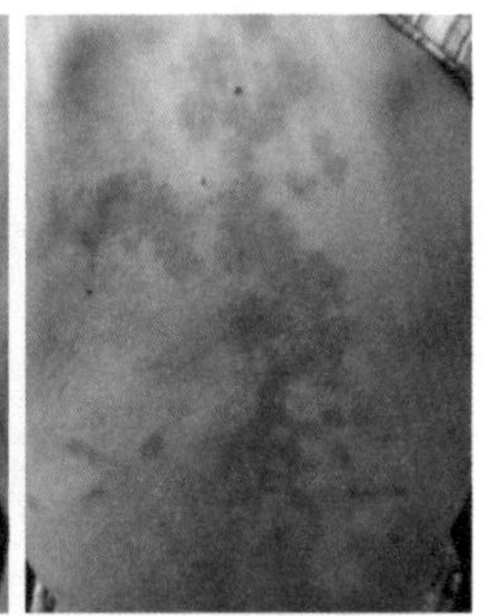

治疗 3 日后

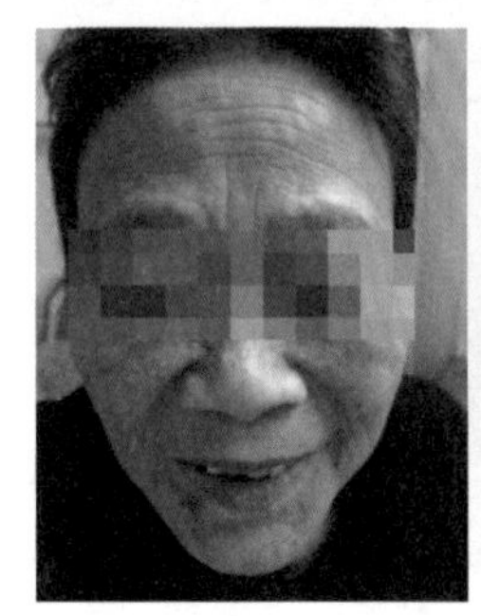
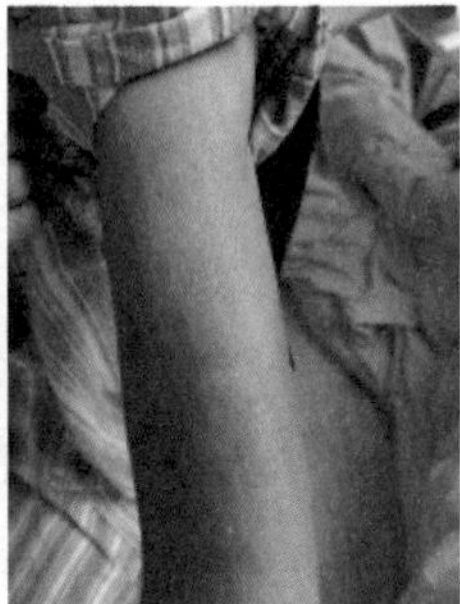
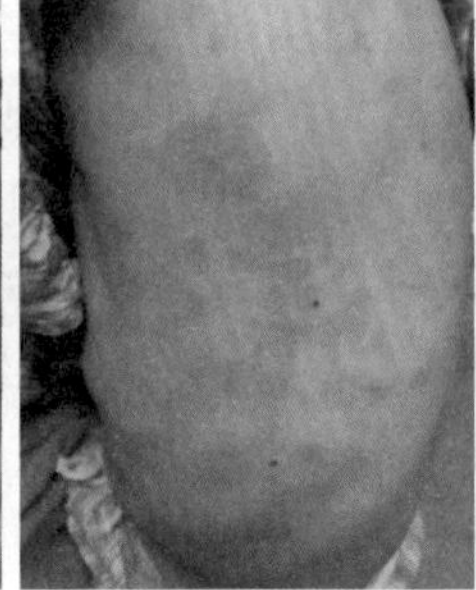
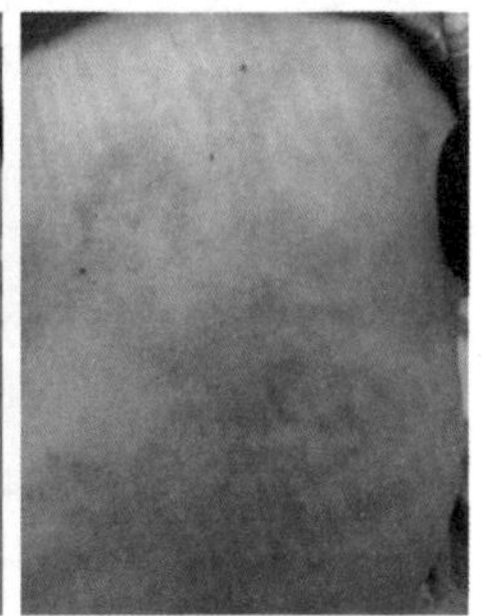

治疗 5 日后

图 5-17 治疗后皮疹表现

出院时复查血常规：WBC 3.6×10^{9}/L、N 2.6×10^{9}/L、L 0.7×10^{9}/L、RBC 4.06×10^{12}/L、Hb 107 g/L、PLT 270×10^{9}/L、CRP2 mg/L。

【讨论】

该例干燥综合征患者，临床表现以关节痛、发热、皮疹及血液系统受累为主要表现，病程中突发高热，为稽留热，CRP明显升高，NGS阴性，亚胺培南西司他汀钠、多西环素治疗，效果不佳，调整为糖皮质激素、免疫抑制剂治疗后症状缓解。临床上干燥综合征患者皮疹表现多样性，以皮肤干燥、瘙痒最常见；其次是皮肤血管炎，可表现为紫癜样皮疹、下肢荨麻疹、皮肤破溃，组织学检查通常证实为白细胞碎屑性血管炎；其他部分患者可表现为雷诺现象，网状青斑、冻疮样皮疹、多形态红斑样皮疹、Sweet综合征、结节性红斑、皮肤结节性淀粉样变性、淋巴瘤样丘疹病和皮肤 T 细胞淋巴瘤。

【专家点评】

该患者发热及皮疹出现时有蜱虫叮咬情况，故病因有待商榷，感染可作为皮肤血管炎的一种病因，临床以皮肤黏膜病变为首发症状的干燥综合征患者常被漏诊和误诊，需要引起重视。当干燥综合征伴皮肤黏膜损害为血管炎病变时，需要用到激素及免疫抑制剂治疗。

（朱振航　赵福涛）

案例 12
干燥综合征伴发足趾坏疽

【病史摘要】

女，73 岁，因“双侧足趾活动后疼痛伴点状坏疽样改变 1 年余”入院。

患者自 1 年前起出现行走时双足拇指麻木，伴疼痛，晨起尤著，可见趾腹侧出现黑紫色点状坏疽样改变。2 月以来逐渐扩展至所有脚趾，均出现坏疽样改变，伴疼痛，影响睡眠，并出现右手示指远端遇冷发白，回温后可恢复，伴有麻木，不伴疼痛。病程中未出现皮疹、口干、眼干及张口受限等症状。患者自述久坐后腰椎活动度降低，不伴麻木及疼痛。现为求进一步诊治收入我科。追问病史，患者有高血压病史多年，具体不详。有冠状动脉支架植入史，多年前曾有卵巢囊肿切除史。

起病以来，饮食睡眠可，大小便无殊，体重无明显变化。

【体格检查】

神清，气平，双肺呼吸音清，未闻及明显干湿啰音、哮鸣音和胸膜摩擦音。腹软无压痛、反跳痛，四肢肌力、肌张力正常。四肢皮肤较干燥，皮温降低，右手示指远端色白，双侧脚趾腹侧黑紫色坏疽样破溃（图 5-18）。双侧眼睑水肿。

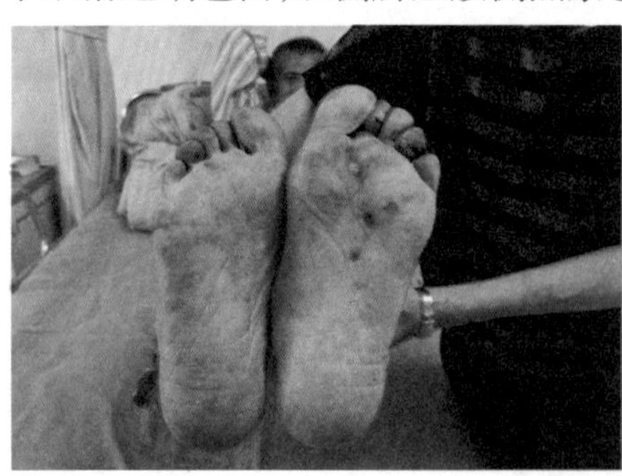
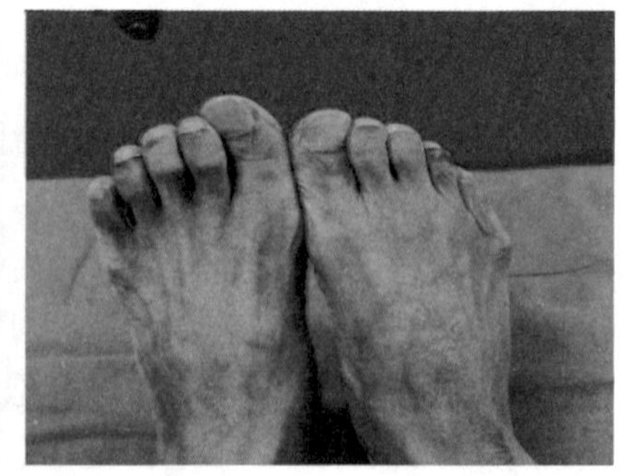

图 5-18　入院足底坏疽表现

【实验室检查】

血常规：WBC 3.6×10^9/L、N 1.6×10^9/L、L 1.5×10^9/L、RBC 3.7×10^{12}/L、Hb 130 g/L、PLT 126×10^9/L、CRP 0.91mg/L。

ESR：77 mm/h。

尿常规、粪常规正常。

肝功能：ALT 23U/L、AST 41U/L、 ALB 36g/L、Glu 38g/L、AKP 96U/L、 γ-GT 89U/L、TG2.28 mmol/L；TC 4.46 mmol/L；HDL-C0.88 mmol/L；LDL-C 2.97 mmol/L；肾功能、电解质、空腹血糖、肌酸激酶正常范围

免疫球蛋白：IgG 20.00 g/L、IgA、IgM、 IgG4 均正常。

补体系列：C3、C4 正常范围，ASO 正常。

RF：正常，抗 CCP 抗体阴性，GPI 阴性。

自身抗体系列：ANA 颗粒型 1 ：320，抗 SSA /Ro60 抗体阳性，抗 SSA /Ro52 抗体阳性，抗 SSB 抗体阳性，余阴性。

HLA-B7-/B27+ 阳性 +。

ANCA（-）、自免肝抗体（-）、抗磷脂抗体（-）。

TB 检测、HIV、RPR、肝炎系列：（-）。

肿瘤标志物：正常范围。

甲状腺功能及抗体：Anti-TPO Ab 71.20 IU/mL，余正常范围。

【影像学检查】

胸部 CT：两肺下叶少许炎症。主动脉及冠状动脉硬化，左前降支致密影。心包少量积液。左肩肌间隙脂肪瘤可能（左侧肩胛下肌与小圆肌间隙可见脂肪密度团块影，边界清楚，密度均匀，大小约 29 mm × 23 mm）。

腹部超声：①轻度脂肪肝；②胆囊、胰腺、脾脏、双肾未见明显异常；③双侧输尿管未见扩张。

心脏超声：①左房增大；②主动脉瓣钙化、主动脉瓣上峰值流速增高；③轻度二尖瓣反流、轻度三尖瓣反流；④左心室收缩功能未见明显异常；⑤左室舒张功能减退；⑥心包腔积液（少量），EF（%) 67。

腺体超声：①双侧颌下腺弥漫性病变，双侧腮腺弥漫性病变，双侧腮腺内回声增粗、分布不均匀，部分呈条索样，CDFI：血流信号未见明显异常。②两侧颈部未见明显肿大淋巴结。

【专科检查】

唇腺组织学检查：淋巴细胞灶为 2 灶 /4mm^2。

Schirmer 试验：右 8mm/5min；左 6mm/5min。

唾液流率：3.0 mL/15min。

【诊断】

干燥综合征，坏疽，冠心病、支架植入术后。

【治疗】

患者入院后完善相关检查，予以甲泼尼龙 40mg qd 抑制炎症，贝利尤单抗抑制 B 细胞，硫酸羟氯喹免疫抑制，白芍总苷免疫调节；低分子肝素抗凝，阿司匹林片抗血小板聚集，血塞通、丹红活血等治疗（图 5-19）。

【转归】

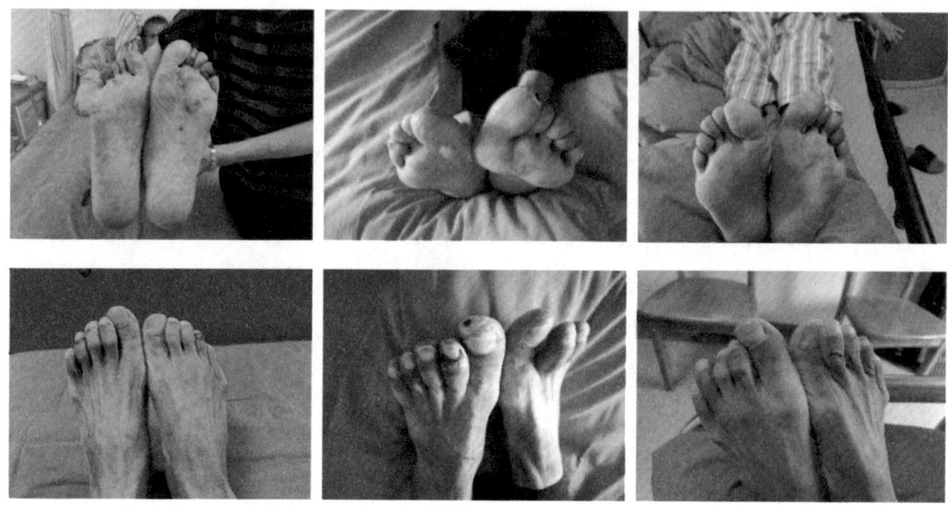

治疗前　　治疗 2 月　　治疗 5 月

图 5-19　治疗后转归

【讨论】

肢端坏疽临床上常见于糖尿病、动脉粥样硬化，少见病因如动脉栓塞、血管炎亦可导致坏疽。本例患者临床诊断干燥综合征，合并肢端坏疽，临床并不常见，其发病机制与内皮细胞、中性粒细胞、血小板、免疫复合物沉积、补体激活、抗心磷脂抗体形成等多种因素有关。病理学上分为炎症性和血栓性。鉴于血管炎是该病的主要发病机制，临床上采用激素和环磷酰胺为基础的综合治疗。坏疽时间越短疗效越好。

【专家点评】

该例患者肢体坏疽病程中伴随着干燥综合征病情活动，ESR、IgG 明显升高，考虑二者存在相关性，通过激素和免疫抑制剂及抗凝等综合治疗后肢端坏疽症状明显缓解。临床常见结缔组织病伴坏疽主要见于系统性硬化症、抗磷脂抗体综合征、系统性红斑狼疮、类风湿关节炎等，干燥综合征以腺体受累为主，肢体坏疽少见，需要警惕早期表现为雷诺现象，逐渐加重出现肢端营养障碍及坏疽，给予临床一定的指导意义。至于是否会出现急性进展血管炎、神经系统受累情况，需要临床进一步观察。

（朱振航　王艳玲　赵福涛）

案例 13
干燥综合征合并视神经脊髓炎

【病史摘要】

女，36 岁，因“左眼视物模糊两年半，右眼视物模糊 4 月”入院。

患者两年半前突发左眼视物模糊，遂至当地医院就诊，诊断为视神经炎，予激素冲击治疗后症状改善，视力恢复到 0.6。1 年前出现双下肢阵发性脚趾麻木，持续半分钟，后逐渐扩大至胸背以下麻木，至当地医院就诊，诊断为脊髓炎，予激素治疗后好转。4 月前新冠病毒感染后出现右侧视物模糊，测视力 0.8，1 周前恢复到 1.0，左眼视力 0.6，眼底检查发现视神经萎缩。现患者为求进一步治疗，拟“视神经脊髓炎”收住。

既往史：2 年前明确诊断干燥综合征，既往使用过环孢素。现服用泼尼松每天 20 mg，阿司匹林 200mg/d 至今，甲氨蝶呤 10mg 每周，现已停用 1 月。2 年前行子宫肌瘤摘除术。甲状腺功能异常 1 年，早餐后服用左甲状腺素钠片 25 μg。

【体格检查】

体温 36.6℃，血压 98/70 mmHg，脉搏 63 次 / 分，呼吸 20 次 / 分，SpO_2 96%，发育无畸形。浅表淋巴结未及肿大。两肺呼吸音清，未闻及明显干湿性啰音。心律齐，心脏听诊未闻及病理性杂音。腹软，无压痛。神经系统专科检查：神志清，颈软，克氏征（–），Lasegue 氏征阴性。两侧瞳孔等大正圆，直径约 3 mm，对光反射存在，眼球活动自如。两侧鼻唇沟对称，伸舌居中，两侧肢体肌力 5 级，肌张力正常，深浅感觉正常，腱反射活跃，两侧病理征(–)。双侧共济运动可，闭目难立征（–）。

【实验室检查】

1. 常规检查

凝血功能正常；肝肾功能、电解质正常；乙肝两对半均阴性。

全血：白细胞计数 11.00×10^9/L；中性粒细胞百分数 0.939；血红蛋白量 119 g/L；血小板计数 272 $\times 10^9$/L。

血清：白蛋白 36.2 g/L；丙氨酸氨基转移酶 10 U/L；天冬氨酸氨基转移酶 13 U/L；葡萄糖 3.7 mmol/L；肌酐（酶法） 56 μmol/L；eGFR（估算值）115.6；尿酸 303 μmol/L；总胆固醇 7.70 mmol/L；高密度脂蛋白胆固醇 1.53 mmol/L；低密度脂蛋白胆固醇 5.41 mmol/L。

红细胞沉降率 11 mm/h。

尿常规 pH 6.0；比重 1.027；白细胞酯酶 +（阴性）；尿蛋白阴性；潜血阴性；镜下红细胞 5/μL（0~8）镜下白细胞 15/μL；鳞状上皮细胞 16/μL。

阴道分泌物：pH 4.8；清洁度Ⅳ；滴虫未检到；真菌检到；线索细胞未检到；唾液酸苷酶阴性；过氧化氢 +（阴性）；白细胞酯酶 +（阴性）；β - 葡萄糖酸醛苷酶阴性；N- 乙酰氨基己糖苷酶 +/-（阴性）。

2. 免疫系列

甲状腺球蛋白抗体、甲状腺过氧化酶抗体均阴性。

cANCA、pANCA、抗蛋白酶 3 抗体、抗过氧化物酶抗体、抗肾小球基底膜抗体均阴性。

免疫球蛋白 G 9.66 g/L；免疫球蛋白 A 1.82 g/L；免疫球蛋白 M 0.85 g/L。

血清 B_2 糖蛋白 1 抗体 2.05 RU/mL；B_2 糖蛋白 1 抗体 IgA <2.00 RU/mL；B_2 糖蛋白 1 抗体 IgG <2.00 RU/mL；B_2 糖蛋白 1 抗体 IgM 2.11 RU/mL；抗心磷脂抗体 10.60 RU/mL；抗心磷脂抗体 IgA 5.66 APL/mL；抗心磷脂抗体 IgG <2.00 GPL/mL；抗心磷脂抗体 IgM 8.85 MPL/mL。

ANA: 1∶3200（ < 1∶100）；抗 SSA 抗体阳性；抗 Ro52 抗体阳性。

血液 AQP4 抗体 1 ∶ 32。

【辅助检查】

肌电图：未见明显肌源性或神经源性损害肌电改变。

B 超：两侧下肢大动脉和深静脉无明显异常发现。

B 超：右侧甲状腺结节 TI-RADS Ⅲ类；两侧乳腺结节 BI-RADS 3 类；右侧乳腺囊肿 BIRADS 2 类。

心电图：正常范围心电图。

心超：超声心动图检测未见明显异常。

CT：左肺及右下肺炎性微小结节；两下肺胸膜下少许炎症。

【诊断】

干燥综合征，AQP4 抗体阳性视神经脊髓炎。

【治疗】

患者入院后完善各项相关检查，查血液 AQP4 抗体 1 ∶ 32，诊断视神经脊髓炎明确。治疗上予泼尼松 15 mg po qd 免疫抑制，甲钴胺、呋喃硫胺营养神经，护胃等对症支持等治疗。排除禁忌后，予伊奈利珠单抗注射液 300 mg 静脉滴注治疗。住院期间查尿常规尿白细胞升高，诊断“泌尿道感染”，予头孢地尼 0.1g po tid。查阴道分泌物提示“真菌性阴道炎”，予克霉唑阴道片 1 片塞阴道，嘱患者出院后妇科就诊。住院治疗后患者无显著不适。

【随访】

患者再次住院，予伊奈利珠单抗注射液 300mg 静脉滴注治疗。住院期间查尿常规提示阴性。目前风湿免疫科和神经内科定期随访，现服用泼尼松早上 5 mg，复方磺胺甲噁唑预防感染。

【讨论】

干燥综合征是主要累及外分泌腺体的慢性炎症性自身免疫性疾病，临床上除了眼干、口干等临床表现外，也可有腺体外多系统表现。累及神经系统可表现为外周或中枢神经系统损害。视神经脊髓炎是中枢神经系统炎性疾病，特征为免疫介导的严重脱髓鞘及轴突损伤，主要累及视神经和脊髓。AQP4 水通道蛋白在血脑屏障的星形胶质细胞足突中大量存在，并高度聚集于脊髓灰质、中脑导水管周围和脑室周围，是视神经脊髓炎 IgG 抗体的靶抗原。有一项纳入 102 例视神经脊髓炎谱系障碍（NMOSD) 患者的队列中，有 36.3% 患者抗 SSA/Ro52 抗体和 AQP4 抗体均阳性。伊奈利珠单抗是最近批准的一种人源化单克隆抗体，用于抗水通道蛋白 4（AQP4) 抗体血清阳性的成年视神经脊髓炎谱系障碍（NMOSD)。伊奈利珠单抗靶向 B 细胞抗原 CD19 并有效耗尽循环 B 细胞，从而抑制炎症性 NMOSD 攻击。2/3 期 N-Momentum 临床试验结果显示，与安慰剂相比，伊奈利珠单抗降低了 AQP4 抗体血清阳性患者 NMOSD 发作的风险，并且显著降低了患者的残疾评分恶化的风险、NMOSD 相关住院次数和 MRI 病灶数。在开放标签扩展试验期间，伊奈利珠单抗治疗的患者对复发风险和残疾评分的治疗效果可持续至少 4 年。伊奈利珠单抗总体耐受性良好，最常见的不良事件是尿路感染和关节痛。

患者 2 次静脉输注伊奈利珠单抗 300 mg 后，干燥综合征合并视神经脊髓炎病情稳定。患者存在尿路感染，予头孢地尼后好转。

【专家点评】

本病例是一例干燥综合征并发复发性的视神经脊髓炎。NMOSD 和 SS 是两种抗体介导的自身免疫性疾病，二者关系密切，共病机制尚不清楚。对于 AQP4-IgG 抗体血清阳性的 NMOSD 患者，建议使用依库珠单抗、伊奈利珠单抗、萨特利珠单抗、雷夫利珠单抗或利妥昔单抗，而非其他免疫抑制剂。本例采用伊奈利珠单抗 300mg 静脉输注 2 次，中间间隔 2 周，干燥综合征病情稳定，视神经脊髓炎得到了很好的治疗效果。对于泌尿道感染等不良反应，予抗感染治疗后好转。

（吕若雯　牛晓婷　王晓冰）

【参考文献】

[1] 张文, 陈竹, 厉小梅,等. 原发性干燥综合征诊疗规范[J]. 中华内科杂志, 2023, 62(9): 1059-1067.

[2] Jarius S, Paul F, Weinshenker BG, et al. Neuromyelitis optica[J]. Nat Rev Dis Primers, 2020, 6(1):85.

[3] Lin L, Hang H, Zhang J, et al. Clinical significance of anti-SSA/Ro antibody in Neuromyelitis optica spectrum disorders[J]. Mult Scler Relat Disord, 2022, 8: 103494.

[4] Cree BAC, Bennett JL, Kim HJ, et al. N-MOmentum study investigators. Inebilizumab for the treatment of neuromyelitis optica spectrum disorder (N-MOmentum): a double-blind, randomised placebo-controlled phase 2/3 trial [J]. Lancet, 2019, 394(10206):1352-1363.

案例 14
干燥综合征合并脑梗死及全血细胞减少

【病史摘要】

女，70 岁，因“口干、眼干 5 年余，伴头痛、手麻 6 日”入院。

患者于 2015 年无明显诱因出现口干、眼干，膝关节疼痛，未明确诊断，未治疗。2020 年 6 月至我院门诊检查提示，自身免疫性肝病 6 项：AMA-M2 阳性；自身免疫五项：IgG 34.5 g/L，补体 C4：0.143g/L；抗核抗体分型 ANA：斑点 + 胞浆型；A-α-fodrin：15.9U/mL；A-SSA/Ro52：阳性，A-SSA/Ro60：阳性，A-SSB：阳性。结合症状诊断“①干燥综合征；②原发性胆汁型肝硬化；③骨质疏松。”

2020-11-9 患者突发头痛、手麻、口齿不清，伴有嘴角流涎，有口角歪斜，有恶心呕吐感，有黑矇、视物旋转，无晕厥，遂至外院就诊，完善相关检查提示：血常规：RBC2.85 × 10^{12}/L，Hb85g/L，PLT8 × 10^{9}/L。电解质：钾 3.37mmol/L；心肌酶谱：ALT41.1U/L；肾功能：尿素 9.1mmol/L；凝血：D- 二聚体 3.25mg/L。头颅 CT 示：双侧脑室旁缺血灶。肺部 CT 提示：①右肺炎症，右下肺结节；②冠状动脉少许钙化；③考虑肝囊肿。急诊予“甲泼尼龙 80mg+ 丙球 20 g ivd qd”治疗，后转入我科进一步就诊。

既往有高血压病史，平时服用“苯磺酸氨氯地平片 1 qd”药物，血压平时控制 135 /80mmHg。有手术史，有腰椎钢板置入术史、阑尾切除史、胆囊切除史、外阴切除史，有外伤史有跌倒致骨折史。月经婚育史，家族史无特殊。

【体格检查】

体温 36.5℃，脉搏 85 次 / 分，呼吸 20 次 / 分，血压 117/53 mmHg。神志清楚，精神可，呼吸平稳，推入病房，查体合作。全身皮肤黏膜未见明显黄染，面部未见皮疹、红斑，浅表淋巴结未触及明显肿大，膝关节无疼痛、无明显肿胀，手、足关节未触及明显肿胀及压痛。口唇无发绀，牙齿未见明显变黑，咽无充血。颈静脉无明显充盈，气管居中，甲状腺无肿大。心前区无异常隆起，未触及震颤，心浊音界无明显扩大，心率 85 次 / 分。脊柱四肢无畸形，双上肢肌力 4 级，双下肢肌力 4 级，双下肢无水肿。生理反射存在，病理反射未引出。腹部检查无明显异常，前胸部有浅表触痛，其余胸部检查无明显异常。

【实验室检查】

1. 常规生化检查

血常规：WBC5.34 × 10^9/L、RBC2.39 × 10^{12}/L、PLT5 × 10^9/L、Hb71g/L、淋巴细胞计数 0.54 × 10^9/L、淋巴细胞百分比 9.9%，中性粒细胞百分比 83.6%，嗜酸性粒细胞百分比 0.2%。

生化全套Ⅱ：AST36.6 U/L，碱性磷酸酶 151U/L，乳酸脱氢酶 923U/L，α - 羟丁酸脱氢酶 611U/L，总胆红素 25.2μmol/L，直接胆红素 8.4μmol/L，低密度脂蛋白胆固醇 1.85mmol/L，白蛋白 32.3g/L，球蛋白 44.9g/L，白球比 0.7，钙 2.17mmol/L，钾 3.21mmol/L。

凝血五项组合（PT，APTT，TT，FIB，D- 二聚体）组套：纤维蛋白原 1.96g/L, D- 二聚体 3.12 ↑ mg/L。

2. 免疫学检查

抗双链 DNA 测定（抗 dsDNA）抗 ENA 抗体组套 17 项 抗核抗体分型组套：抗核抗体（ANA） 斑点 + 胞浆型，抗核抗体滴度（ANA-T） 1 ： 1000，抗 SSA/Ro52 抗体（A-SSA/Ro52）弱阳性，抗干燥综合征 A/Ro60 抗体（A-SSA/Ro60） 阳性，抗干燥综合征 B 抗体（A-SSB） 阳性，抗线粒体抗体 2 型（AMA-M2）（免疫印迹法）阳性。

免疫五项组套（IgG+IgA+IgM+C3+C4）：轻链 KAPPA，LAMBDA 定量：免疫球蛋白 G 27.3 g/L，补体 C3 0.717 g/L，补体 C4 0.135 g/L，KAP 轻链 23.3 g/L，LAM 轻链 12.5 g/L。

原发性胆汁性肝硬化三项（AM2A）：抗线粒体抗体 2 型阳性，抗线粒体抗体 4 型弱阳性。

【辅助检查】

多排 CT 头颅平扫示：①双侧基底节区及侧脑室旁点片状低密度影，腔梗伴左侧侧脑室旁软化灶形成可能；②双侧颈内动脉颅底段粥样硬化（图 5-20）。

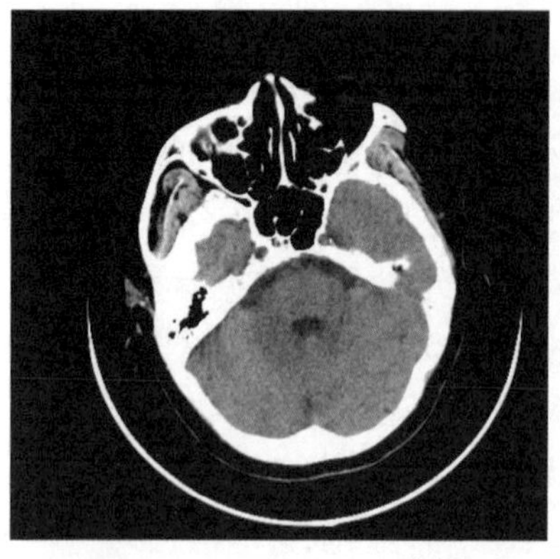
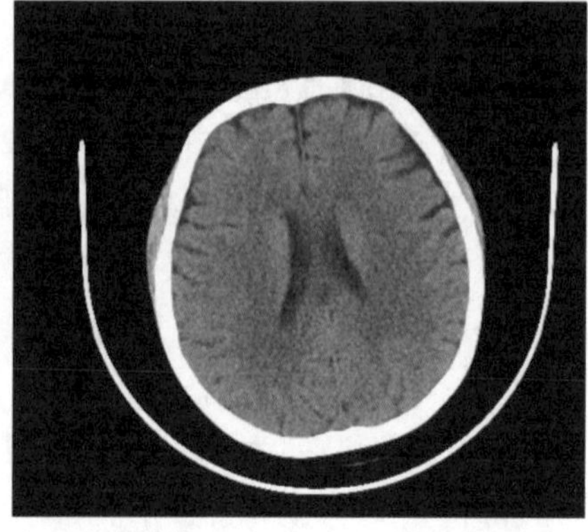

头颅 MRI 示脑内多发腔梗

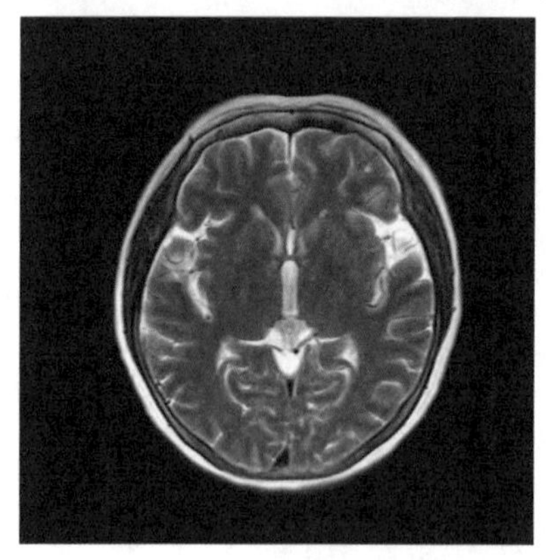
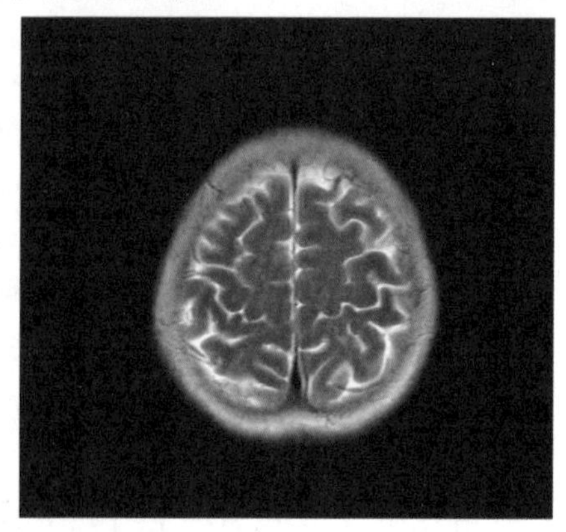

图 5-20　头颅 CT、MRI 表现

【诊断】

临床诊断：①干燥综合征；②原发性胆汁性肝硬化；③血栓性血小板减少性紫癜，全血细胞减少（免疫性）；④下肢深静脉血栓形成（左腘静脉、双侧肌间静脉）；⑤脑梗死；⑥骨质疏松（重度）。

【治疗】

入院完善多排 CT 头颅 CTA 示：双侧颈内动脉颅底段少许硬化。多排 CT 头颅平扫示：①双侧基底节区及侧脑室旁点片状低密度影，腔梗伴左侧侧脑室旁软化灶形成可能；②双侧颈内动脉颅底段粥样硬化；头颅 MRI 示：脑内多发腔梗。动态心电图：诊断：①窦性心律；②偶发房性早搏伴成对出现；③偶发室性早搏；④时域心率变异性降低；⑤间歇性 U 波初始倒置。动态脑电图：正常范围脑电图（低波幅脑电活动）。骨髓穿刺结果：①骨髓增生活跃，粒：红 =1.00 ：1。②阅全片见巨核细胞 57 个，颗粒巨核细胞 10 个，产板巨核细胞 13 个，裸核巨核细胞 2 个，血小板散在少见。③血常规：血小板散在少见。予“甲泼尼龙 80mg+ 丙球 20 g qd ivd”冲击治疗，予“重组人血小板生成素（rhTPO）15000U HD qd”改善患者目前血小板状态，予“硫酸羟氯喹 0.1g bid ”治疗。患者间断发生上肢麻木，有单侧，有双侧，有一过性神志不清，言语不清，大多持续 10 余分钟，加予“阿托伐他汀 20mg qd、尼莫地平 1g tid”改善患者症状。将“甲泼尼龙 80mg+ 丙球 20 g qd ivd”改为“甲泼尼龙 200mg qd ivd”，“他克莫司 3mg qd”治疗原发病。复查：血氨无明显异常。复查后“甲泼尼龙 200mg”改为“甲泼尼龙 60mg”。复查：ADAMTS13 检测示：ADAMTS13 活性减低，存在抑制物，患者 ADAMTS13 异常，不排除 TTP。因患者持续精神亢奋，加用“丙戊酸钠 0.5 片 qd po+ 氟哌啶醇 0.5 支 prn ivp”改善患者精神症状，于 10:00 组织 MDT 讨论患者病情，患者有明显的神经症状、溶血性贫血、血小板减低、ADAMTS13 活性严重下降，诊断考虑 TTP，建议血浆置换，且用药需调整。考虑硫酸羟氯喹、埃索美拉唑不良反应可能导致异常神经症状，停用，“甲泼尼龙 60mg”改为“40mg”。予患者 2 次血浆置换术，血浆置换过程患者无明显不良反应，患者第一次血浆置换后，患者精神症状有好转，第二次血浆置换后，患者神志基本恢复。当晚夜间患者左下肢出现水肿、疼痛，次日未好转且有加重，予床边双下肢动静脉超声示：①双侧下肢动脉血流未见明显异常；②左侧下肢深静脉血栓形成；③双侧小腿肌间静脉血栓。因患者神志基本恢复，停用丙戊酸钠。

【随访】

患者出院后长期予以醋酸泼尼松 5mg qd、他克莫司 1mg qd 治疗。2 年后因肝脏占位病变来我院复查，完善检查。血常规：RBC 3.65×10^{9}/L，WBC 4.97×10^{9}/L，Hb 97g/L，PLT 120×10^{9}/L。生化：ALT 165.4U/L，AST 263.6 U/L，ALP 326U/L，GGT 464.9U/L。完善病理检查提示肝恶性肿瘤。

【讨论】

干燥综合征是一个主要累及外分泌腺体的慢性炎症性自身免疫病。由于其免疫性炎症反应主要表现在外分泌腺体的上皮细胞，故又名自身免疫性外分泌腺体上皮细胞炎或自身免疫性外分泌病。临床除有涎腺和泪腺受损、功能下降而出现口干、眼干外，尚有其他外分泌腺及腺体外其他器官的受累，而出现多系统损害的症状。

干燥综合征神经系统损害可分为中枢神经系统（CNS）和周围神经系统（PNS）损害。相比于 CNS 损害，SS 的 PNS 受累更为常见。SS 的 PNS 受累包括感觉共济失调、单纯痛觉神经病、感觉神经节神经病、多发颅神经病、三叉神经病、多发单神经病、自律神经病和神经根病；CNS 受累的表现主要包括头痛、脊髓炎、视神经脊髓炎、癫痫、中枢性脱髓鞘样改变、无菌性脑膜炎和认知障碍。

SS 伴发神经系统损害的标准治疗方案仍然是糖皮质激素联合免疫抑制剂。在免疫抑制剂的选择上，糖皮质激素可以联合环磷酰胺、吗替麦考酚酯和硫唑嘌呤。个案报告显示，吗替麦考酚酯在 SS 继发 CNS 损害的巩固治疗中具有很好的疗效；而他克莫司在控制视神经脊髓炎中也显示了一定疗效。此外，静脉用免疫球蛋白在治疗感觉失调，尤其是疼痛性感觉失调、神经根病有效；而利妥昔单抗在治疗神经系统损害合并血管炎或冷球蛋白血症的 SS 患者有效；其他可能有效的方法还有血浆置换。本例患者因突发脑卒中入院，治疗过程中并发神志不清、精神失常等临床表现。在予以大剂量激素冲击 + 免疫抑制剂治疗后，神经症状未见任何好转。行 MDT 综合讨论后予以血浆置换治疗，停用羟氯喹等药物，患者神经精神症状缓慢好转。干燥综合征目前在临床治疗方面尚无特异性的治疗方法，主要为糖皮质激素加免疫抑制剂的应用。所以，探索干燥综合征合并神经系统受损的治疗方法任重而道远。

（车楠）

参考文献

[1] Brito-Zerón P, Baldini C, Bootsma H, et al. Sjögren syndrome[J]. Nat Rev Dis Primers. 2016, 2:16047.

[2] Mekinian A, Tennenbaum J, Lahuna C, et al. Primary Sjögren's syndrome: central and peripheral nervous system involvements[J]. Clin Exp Rheumatol, 2020, 126(4):103-109.

[3] 雷红韦, 付冰冰, 王靖媛, 等. 原发性干燥综合征患者神经系统病变的临床研究[J].现代生物医学进展, 2013, 13(26):5059-5061+5045.

案例 15
干燥综合征伴周围神经病变及足溃疡

【病史摘要】

女，82 岁，因“口干、双足疼痛伴感觉异常，反复足部溃疡 4 年余”入院。

患者 4 年前无明显诱因下出现左足疼痛，足底部烧灼样痛，间歇性跛行，影响行走，3 年前左足出现溃疡，溃疡面逐渐扩大，迁延不愈，伴皮温下降、双足袜套样感，伴口干，无明显眼干，无皮疹脱屑，无发热，2020—2021 年因“下肢动脉闭塞”多次行“左股浅动脉、胫腓干腓动脉、胫前动脉狭窄闭塞段球囊扩张术”，术后溃疡缓解，但仍有足部疼痛不适。2022 年就诊某医院神经内科，肌电图示：多发性周围神经损伤，运动和感觉神经轴索损害为主。口服西洛他唑、利伐沙班片、阿托伐他汀、甲钴胺片、维生素 B、普瑞巴林、加巴喷丁等药物治疗但效果不佳，且逐渐出现右足疼痛，症状与左足相仿。于他院神经内科完善右侧腓肠神经活检，HE：可见 6 个神经束，神经外膜新生血管增多，血管周围灶性炎性细胞浸润。MGT：有髓纤维髓鞘密度重度减少，可见束间差异。MBP：有髓纤维髓鞘密度重度减少；NF：轴索密度重度减少；SMA：神经外膜新生血管增多；CD3（+）、CD4（+）、CD8（+）、CD20（++）、CD68（+）。刚果红染色未见明显阳性物质沉积。病理诊断：①有髓纤维髓鞘密度重度减少；②神经外膜可见血管壁增多，管腔闭塞，新生血管增多，血管周围可见灶性炎性细胞浸润，可见束间差异及束内差异。印象：（右腓肠神经）急 - 慢性轴索损害，血管周围炎。抗核抗体谱：ANA 阳性，着丝点 B 抗体阳性，考虑“轴索性周围神经病（血管炎可能）、结缔组织病（干燥综合征可能大）”。为进一步诊治拟“结缔组织病”收住我科。既往史：6 年前因部分自身抗体指标异常于当地医院行唇腺活检，结果阴性（自述）；高血压 2 级（极高危）；下肢动脉硬化闭塞病史，已手术治疗；髋关节置换手术史。

起病以来，饮食、睡眠可，大小便无殊，体重无明显减轻。

【体格检查】

神清，气平。口腔多发龋齿，舌面干燥少苔，双肺呼吸音清，未及干、湿啰音。心率 85 次 / 分，律齐，各瓣膜区未闻及病理性杂音。腹平软，无压痛，无反跳痛，肝脾肋下未及。双足稍肿，左足背可见 2 处溃疡（图 5-21）；四肢肌力、肌张力基本正常，双下肢无水肿。

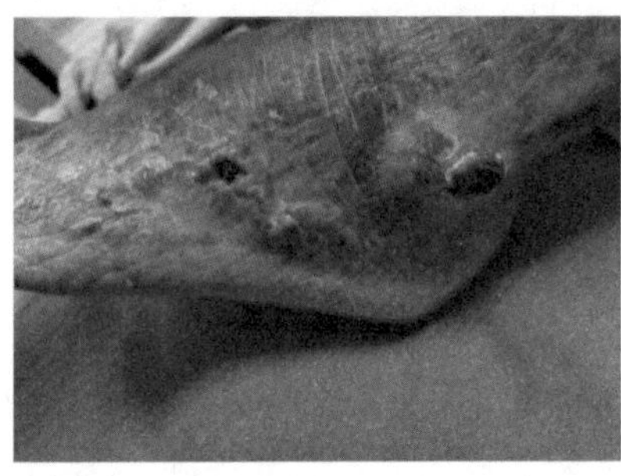
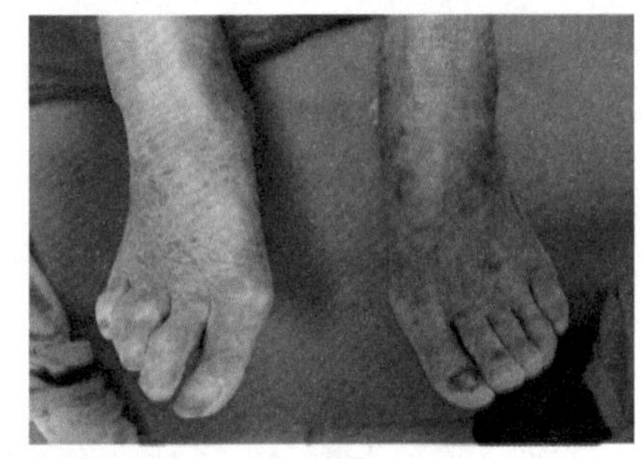

图 5-21　足溃疡表现

【实验室检查】

ESR 50 mm/h。

血常规：WBC 3.9×10^{9}/L，NEUT 3.03×10^{9}/L；LYMPH 0.71×10^{9}/L，RBC 3.49×10^{12}/L，Hb 94.0 g/L，PLT 98×10^{9}/L。

CRP 45.87 mg/L。

免疫球蛋白、补体：IgG 19.40 g/L，IgG4 0.119 g/L，IgM 0.54 g/L；IgA 1.86 g/L，IgE 17.9 IU/mL，C3 0.97 g/L，M；C4 0.31 g/L，M；C1q 128.7 mg/L。

抗核抗体谱：ANA（着丝点型）1 ∶ 320，PM-Scl 3.32 RU/mL；Jo-1 <2.00 RU/mL，nRNP <2.00 RU/mL，Scl-70 <2.00 RU/mL，CENP-B 抗着丝点B 抗体 310.38 RU/mL，SS-A/Ro60 11.38 RU/mL，SS-A/Ro52 <2.00 RU/mL，Rib-P <2.00 RU/mL，P-CNA <2.00 RU/mL，SmD1 <2.00 RU/mL，Histone <2.00 RU/mL，SS-B/La 2.22 RU/mL，AnuA <2.00 RU/mL，dsDNA <1.00 IU/mL，AMA-M2 2.85 RU/mL。

肝肾功能、电解质、血糖、血脂、ANCA、抗磷脂抗体无明显异常。

【影像学检查】

心电图：窦性心律。

胸部 CT：两肺多发陈旧灶或慢性炎症可能（左侧为著）。主动脉及冠状动脉硬化。

腮腺颌下腺超声：①双侧腮腺、双侧颌下腺弥漫性病变，请结合临床；②两侧颈部未见明显肿大淋巴结；

腹部超声：①肝脏、胆囊、胰腺、脾脏、双肾未见明显异常；②双侧输尿管未见扩张。

【专科检查】

唇腺病理：“下唇”小涎腺病变符合良性淋巴上皮病。

自然唾液流率：0.4mL/10min。

Schirmer 试验：左 2mm/5min，右 3mm/5min。

【诊断】

干燥综合征性周围神经病（ESSDAI 评分 24 分），足溃疡，骨质疏松，下肢动脉硬化闭塞症术后，髋关节置换术后，高血压病 2 级（极高危）。

【治疗】

患者入院后完善相关检查，予甲泼尼龙 40mg/d × 7d ivgtt，出院后 30mg qd po 逐渐减量至 5mg qd 维持，硫酸羟氯喹 0.1g bid、艾拉莫德 25mg bid，塞来昔布消炎止痛，护胃、抗血小板及控制血压、改善循环等对症治疗，排除治疗禁忌，予泰它西普 160mg qw × 12w，80mg qw 维持治疗。

【转归】

随访 1 年患者足部溃疡好转，仍有双足疼痛，症状较前减轻（图 5-22）。

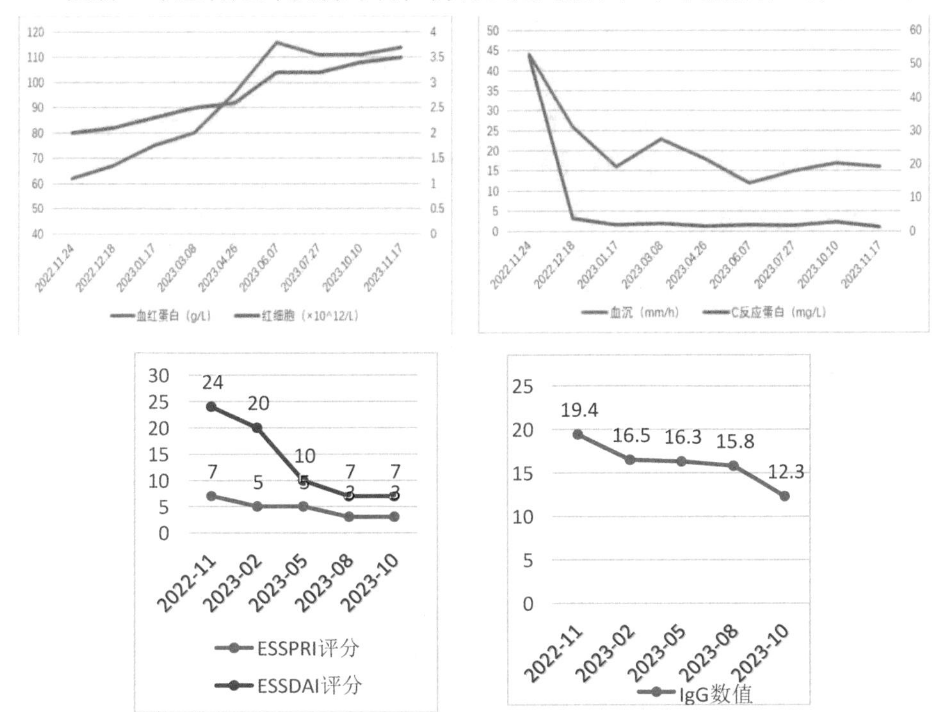

图 5-22　疾病转归

近 1 年随访结果（血红蛋白、红细胞、炎症相关指标、ESSPRI 评分、ESSDAI 评分、血清免疫球蛋白 G）。

【讨论】

患者为老年女性，慢性起病，主要表现为口干、足部疼痛、感觉异常伴反复足背溃疡，既往肌电图、神经活检均提示运动及感觉神经轴索损害、血管周围炎。反复询问病史，患者有口干，但无发热、皮疹、关节疼痛、雷诺现象等表现，此次腮腺颌下腺超声发现双侧腮腺、双侧颌下腺弥漫性病变，唇腺活检也提示导管周围灶性淋巴细胞浸润，这些均提示患者可能同时存在 SS。本例患者即不存在典型的主观症状，但有明确的唇腺活检的阳性结果，符合 SS 最新分类标准，故 SS 诊断明确。PSS 是一种慢性自身免疫性疾病，以自身抗体分泌和外分泌腺单核淋巴细胞浸润为特征，也可累及腺体外的器官及神经组织；平均 20% 的 PSS 患者可合并神经系统损害。与中枢神经系统（CNS）和自主神经系统相比，周围神经系统（PNS）是最常见的受累部位，尤其以感觉性多发性神经病变为主。

【专家点评】

目前，PSS 神经系统损害发病机制主要包括三个方面：①感觉神经元神经病、三叉神经病变的机制是 T 细胞浸润的背根神经节炎；②多发性单神经病变的机制为神经滋养血管的血管炎及继发的神经缺血梗死改变；③周围神经系统神经病：单核细胞浸润或抗 Ro/SSA 抗体诱导 PNS 血管病变是其可能机制。对于难以用常见病因解释的神经系统病变，应考虑 PSS 的可能。针对该病例应用激素诱导缓解后泰它西普控制炎症治疗有效，提示泰它西普在干燥综合征合并周围神经系统病变有潜在的应用前景。泰它西普独特的双靶点机制，可影响 B 细胞自身抗体分泌，对降低 IgG，改善 PSS 病情有良好效果。

（朱振航　张珂珂　赵福涛）

【参考文献】

[1] Haddad S, Galadari H, Patil A,et al. Evaluation of the biostimulatory effects and the level of neocollagenesis of dermal fillers:a review[J]. Int J Dermatol, 2022, 61(10):1284-1288.

案例 16
干燥综合征合并僵人综合征

【病史摘要】

女，67 岁，此次因“张口受限伴双下肢僵硬 7 天”入院。

患者 7 天前出现张口受限，舌头不灵活，进食困难，口齿不清，双下肢僵硬，翻身和起床困难。4 天前外院查 CT 提示“右侧基底节区腔隙灶”，考虑“脑梗死”，予阿司匹林抗血小板聚集，瑞舒伐他汀稳定斑块，苯磺酸氨氯地平降血压，以及营养神经、改善循环等治疗后未见明显好转。遂收入神经内科进一步诊治。

既往高血压病 20 余年，服用吲达帕胺 2.5mg/d，血压未监测。追问病史，患者 8 个月前左手小指外伤后至当地医院正规处理，注射破伤风针，现局部愈合良好。

【体格检查】

体温 37.3℃，脉搏 75 次 / 分，呼吸 21 次 / 分，血压 160/87mmHg，发育无畸形。浅表淋巴结未及肿大。心律齐，心脏听诊未闻及病理性杂音。双肺呼吸音清，未闻及明显干湿性啰音。左侧瞳孔正圆，d=2.5mm，右侧假眼 。

右侧肢体及左上肢肌力 5 级，左下肢肌力 4+ 级，肌张力稍高，双侧肢体感觉对称，腱反射双侧对称存在（++），双侧病理征阴性。

【实验室检查】

1. 常规检查

入院时检查：

血常规、肝肾功能、凝血功能、甲状腺功能、肿瘤指标、乙肝两对半等指标正常。

红细胞沉降率 38mm/h（0~20 mm/h）。

C 反应蛋白 17.80mg/L（0.00~8.00mg/L）。

肌酸激酶 486U/L（26~140 U/L）；乳酸脱氢酶 274 U/L（0~247/L）。

治疗一段时间后检查：

红细胞沉降率 42mm/h（0~20 mm/h）。

C 反应蛋白 19.40mg/L（0.00~8.00mg/L）。

肌酸激酶 119U/L（26-140 U/L）。

血清抗神经元抗体阴性。

2. 免疫系列

甲状腺球蛋白抗体、甲状腺过氧化酶抗体均阴性。

cANCA、pANCA、抗蛋白酶 3 抗体、抗过氧化物酶抗体、抗肾小球基底膜抗体均阴性。

免疫球蛋白 G 12.90 g/L（7.00~16.00）；免疫球蛋白 A 3.77 g/L（0.70~4.00）；免疫球蛋白 M 0.89 g/L（0.40~2.30）；补体 C3 1.33 g/L（0.90~1.80）；补体 C4 0.35 g/L（0.10~0.40）；抗“O” 40 IU/mL（0~218）；类风湿因子 ＜ 8.88 IU/mL（0.00~15.90）。

血清 B_2 糖蛋白 1 抗体 弱阳性（阴性）；B_2 糖蛋白 1 抗体 IgA，46.092 SAU（0.000-20.000）；B_2 糖蛋白 1 抗体 IgG，0.105 SGU（0.000~20.000）；B_2 糖蛋白 1 抗体 IgM，0.481 SMU（0.000~20.000）；抗心磷脂抗体 阴性（阴性）；抗心磷脂抗体 IgA，3.021 APL（0.000~20.000）；抗心磷脂抗体 IgG，2.625 GPL（0.000~15.000）；抗心磷脂抗体 IgM，2.725 MPL（0.000~20.000）。

ANA：1:320（ ＜ 1:100）；抗 SSA 抗体阳性；抗着丝点抗体强阳性。

3. 脑脊液检查

脑脊液蛋白定量 385 mg/L；葡萄糖 4.1mmol/L；氯化物 123mmol/L。

脑脊液颜色，无色；透明度，清；白细胞计数 1/μL；红细胞计数 8/μL；潘氏试验阴性。

自身免疫性脑炎相关抗体（脑脊液）阴性。

【辅助检查】

TCD：脑动脉血流频谱改变。

MR：两侧脑室旁少许缺血灶，左侧蝶窦少许炎症，右侧眼球信号异常。请结合临床。

心电图结果：①窦性心律；② U 波倒置。

CT：右肺下叶纤维灶。

肌电图：静息时未见动作电位发放，嘱收缩后放松，电静息时间延长。

MR：颈椎病伴 $C_{4/5}$ 水平脊髓受压、变性，T_4 椎体轻度楔形变。腰椎退变，L_5 椎体异常信号，考虑缺血灶可能。

B 超：两侧甲状腺无明显异常发现，两侧乳腺未见明显异常团块 BI-RADS 1 类。两侧下肢大动脉、深静脉无明显异常发现。右侧颈动脉分叉处内-中膜局部增厚，双侧椎动脉未见明显异常。肝胆脾胰肾输尿管无明显异常发现。

心超：左室、左房轻度增大，左室舒张功能轻度减退。

B 超：子宫及两侧附件无明显异常发现。

脑电图：界限性异常脑电图，未见明显痫样放电。

定量肌电图：左右股四头肌及左右胫前肌未见失神经电位，轻重收缩 MUP 未见异常，腹直肌安静时可见大量动作电位发放，给予安定针 10mg 静脉推注（3 分钟推完），可见动作电位发放逐渐减少，7 分钟后，动作电位发放完全停止。安定试验阳性。

病理：送检唇腺组织镜下唇腺分叶清晰，见部分腺泡萎缩，小叶内见导管扩张，间质可见多个淋巴细胞浸润灶（其中 2 灶 >50 个）。符合唇腺活检 Chisholm 分级 4 级（图 5-23）。

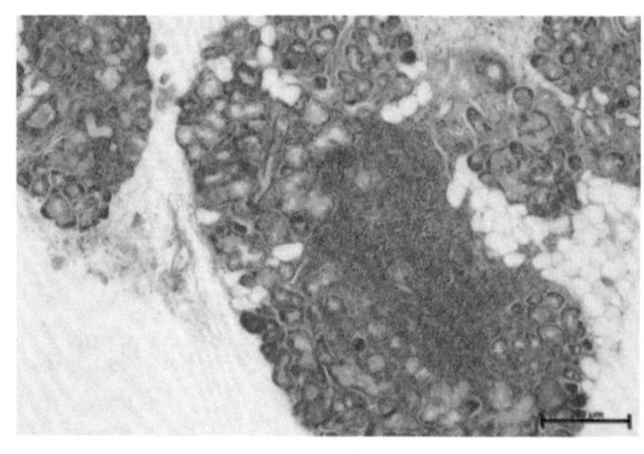

（唇腺 HE 染色 ×100）

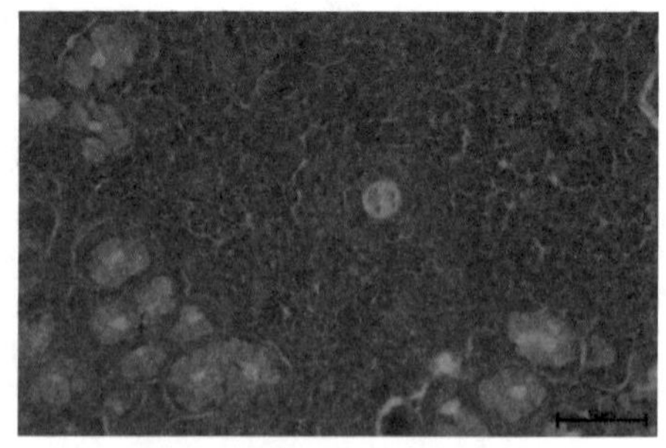

（唇腺 HE 染色 ×400）

图 5-23　唇腺病理

PET/CT: ①鼻咽顶后壁浅表黏膜代谢增高，炎性病变首先考虑，建议鼻咽镜检查除外恶性肿瘤性病变。

②两侧扁桃体轻增大伴代谢增高，两侧下颌、上颈部小淋巴结显示伴代谢轻增高，均以炎性病变首先考虑。

③右肺尖胸膜下炎性小结节；右肺下叶少许纤维灶；心影增大；冠脉左右支少许钙化；纵隔及两肺门非特异炎性淋巴结显示。

④盆腔右侧低代谢囊性灶，附件囊肿首先考虑。

⑤右侧肩周及两侧髋周炎性摄取；部分颈胸腰椎椎体骨质增生；$T_{6\sim7}$ 椎体轻压缩改变，$L_{4\sim5}$ 椎间盘膨出，$L_5\sim S_1$ 椎间盘退行性改变。

⑥右侧眼球术后改变；两侧筛窦、蝶窦少许炎症；脑显像未见明显异常。

【诊断】

干燥综合征，僵人综合征。

【治疗】

患者急性起病，入院后予氯吡格雷抗血小板聚集，阿托伐他汀调脂稳定斑块，马来酸桂哌齐特针改善循环，依达拉奉清除自由基，泮托拉唑护胃等治疗。患者出现双下肢僵硬加重，行走较困难，予多巴丝肼半片 tid 改善肌张力增高，行走较前好转。夜间出现肌痉挛发作，予地西泮治疗后好转，加用氯硝西泮。脑脊液自身免疫性脑炎抗体阴性，血清抗神经元抗体阴性，予地西泮和巴氯芬减轻肌肉强直痉挛。住院期间查抗核抗体系列示抗 SSA 阳性，唇腺病理 4 级，干燥综合征诊断明确，予羟氯喹 300mg/d。

【随访】

患者出院时行走较前好转，后神经内科和风湿免疫科门诊随访，症状完全缓解后停药，无复发，目前定期复查红细胞沉降率等指标持续随访中。

【讨论】

僵人综合征（stiff-person syndrome，SPS）由 Moersch 和 Woltman 于 1956 年首次提出，是一种罕见的自身免疫性疾病，临床上主要表现为进行性躯干和肢体强直以及发作性肌肉痉挛疼痛，导致行走困难、形似木头人，易摔倒。SPS 年发病率 1/100 万，推测其患病率为 1/100 万 ~2/100 万，好发年龄为 20~50 岁，男性发病率为女性的 2~3 倍。Gordon 等于 1966 年总结了本病的临床特征。目前 SPS 的诊断常依据 Dalakas 提出的诊断标准，包括：①躯干和四肢肌肉僵硬；②由噪音、触觉刺激、情绪不安诱发的肌肉痛性痉挛；③肌电图上静息状态下见连续的运动单位活动 CMUA；④排除其他神经疾病引起的肌肉僵硬、强直；⑤血清 GAD 抗体阳性；⑥对苯二氮草类药物有效。SPS 主要分为典型和变异型。后者包括副肿瘤性 SPS、伴随强直和肌阵挛的进行性脑脊髓炎（progressive encephalomyelitis with rigidity and myoclonus, PERM）、局灶节段性 SPS、抽动性 SPS、僵人叠加综合征。该疾病常常合并其他自身免疫疾病或肿瘤。僵人综合征的病因及发病机制尚未完全明确，倾向于与自身免疫有关。自身免疫疾病对中枢或外周神经系统的影响涉及的机制并不清楚，目前有两个假说：①通过中枢神经系统的脑动脉血管炎或外周神经系统的神经血管炎的间接机制。在中枢神经系统的血管炎中，MRI 呈现异常，显示缺血特征，如主要涉及皮质下白质的梗死。②通过形成抗神经元抗体的直接机制，但 MRI 没有异常。干燥综合征与多种中枢神经系统疾病相关，包括帕金森综合征和肌张力障碍等运动障碍。损伤的可能原因有两种：一种是涉及血管炎的间接机制，另一种是抗 Sjögren 综合征 A 抗体的直接致病性。

【专家点评】

目前尚无僵人综合征合并干燥综合征案例报道，此案例中患者外送的血清抗神经元抗体均为阴性，可能是存在某些未被检测到的抗神经元抗体。患者出院一段时间后停用所有药物，目前未再次发作，考虑僵人综合征存在其他未明机制。

（吕若雯　张征　李剑敏　王晓冰）

【参考文献】

[1] Moersch FP, Woltman HW. Progressive fluctuating muscular rigidity and spasm (stiff-man syndrome): report of a case and some observations in 13 other cases [J]. Proc Staff Meet Mayo Clin, 1956, 31(15): 421-427.
[2] 万方 , 李澎 , 尹又 , 等 . 僵人综合征的研究进展 [J]. 中国神经精神疾病杂志 , 2016, 42(9): 569-571.
[3] Gordon EE, Januszko DM, Kaufman L. A critical survey of stiff-man syndrome [J]. Am J Med, 1967, 42(4): 582-599.
[4] Baizabal-Carvallo JF, Jankovic J. Stiff-person syndrome: insights into a complex autoimmune disorder [J]. J Neurol Neurosurg Psych, 2015, 86(8): 840-848.
[5] Balint B, Bhatia KP. Stiff person syndrome and other immune-mediated movement disorders – new insights[J]. Curr Opin Neurol, 2016, 29(4), 496–506.

案例 17
干燥综合征伴肺间质纤维化

【病史摘要】

男，64 岁，因“咳嗽、咳痰 5 年，加重伴口眼干、气促 3 个月”入院。

患者 5 年前无明显诱因出现咳嗽、咳痰，为黄色黏痰，伴气促，活动后加重，休息后缓解，无口干、眼干、乏力、心悸等不适，于外院就诊，考虑“间质性肺炎”，予醋酸泼尼松 30mg/d、环磷酰胺 0.6g/2 周（共 4 次，累积剂量 2.4g）、吡非尼酮每次 300mg，每日 3 次治疗，患者诉口服吡非尼酮 2 个月后出现肝功能异常，停用所有药物，后自行于当地医院予以中药治疗，效果不佳，期间未规律治疗。3 个月前咳嗽症状较前加重，伴咳痰，为黄色黏痰，伴气促、口干、眼干、乏力、心累，无龋齿、畏寒、发热、晨僵等不适，于当地医院治疗后（具体不详），症状未缓解。半月前患者出现肌肉酸痛，以双下肢为主，于当地医院查胸部 CT：①双肺间质性肺炎。②肺气肿。③右肺上叶、右肺中叶外段及左肺下叶背段少许实性结节，考虑炎性结节。肺功能：①通气功能大致正常。②残气功能基本正常。③弥散功能重度下降。④最大呼气流速 - 容量曲线除 MEF75 外，余项均有降低。⑤呼吸阻力 (强迫震荡法) 基本正常 (FVC 81%，TLC 62%，DLCOSB 30%)。抗核抗体 (+)。CK 正常。唾液腺功能显像：双侧腮腺、颌下腺显影，双侧腮腺、颌下腺摄 $^{99m}T_c$ 功能尚可。双侧腮腺及颌下腺排泄功能尚可。2024.4.11 患者为求进一步诊治就诊于我院，我科以“①结缔组织病？②干燥综合征？③肺间质纤维化”收治入院。病程中，患者神志清，精神尚可，有纳差，睡眠一般，大小便正常，体重无明显变化。

【体格检查】

神志清，精神尚可，伸舌居中，舌面干燥，无龋齿，双手杵状指，双肺可闻及爆裂音，心腹查体未见明显异常，双下肢未见明显水肿。

【实验室检查】

凝血功能：纤维蛋白原 4.65g/L，D- 二聚体 688.50FEU μg/L。

粪便常规、心肌酶谱、血常规、肝功能、肾功能、尿常规、生化正常范围。

EB 病毒 DNA：3.08E+04IU/mL。

TSPOT：阳性，抗原刺激孔斑点数 116 个。

痰检：找到中等量革兰阳性球菌、少量革兰阴性球菌、大量革兰阴性杆菌。

六项呼吸道病原体核酸：腺病毒核酸 (+)。

G 试验、巨细胞病毒 DNA、GM 试验、呼吸道病原体谱、HIV、梅毒抗体、新型冠状病毒核酸、痰培养、PPD 试验正常范围。

PCT：0.080ng/mL。

IL-6：20.16g/mL。

CRP：31.21mg/L。

ESR：107.0mm/h。

自身抗体系列：ANA 颗粒型 1 ∶ 320，SSA、SSB、Ro-52（-），余抗体阴性。

RF：48.06IU/mL，抗 CCP 抗体阴性 。

免疫球蛋白：IgG 17.34g/L。

补体系列：C3、C4 正常范围，ASO 正常。

外送肌炎抗体谱（-）。

血气：pH 7.44，PO_2 63mmHg，pCO_2 37mmHg，SO_2 93%，氧合指数：300。

肺功能：①通气功能基本正常。②流速容量曲线小气道气流中度受限。③肺容积肺总量降低。④弥散功能重度下降。⑤呼吸气道阻力正常（FVC 85.6%，TLC 70.1%，DLCOSB 35.3%）。

心电图：正常心电图。

心脏超声：主动脉窦部及升部增宽。左心房增大，左心室舒张功能降低。

6 分钟步行距离：212m。

【专科检查】

Schirmer 试验：右 3mm/5min；左 2mm/5min。

唾液流率：1.0 mL/15min。

【影像学检查】

胸部 CT：①双肺多发异常密度影，结合病史，考虑间质性肺炎。②双肺气肿并多发大泡。双侧胸膜增厚。③双肺多发实性小结节，考虑炎性肉芽肿结节或增殖灶可能。④双侧颈根部、纵隔及双侧肺门多发增大淋巴结。⑤扫及左侧肾上腺结合部结节，考虑腺瘤或增生可能。

【唇腺活检】

腺泡萎缩，局部间质较多慢性炎细胞浸润，见 4 灶淋巴细胞聚集成团（≥ 50 个淋巴细胞 /$4mm^2$）（图 5-24）。

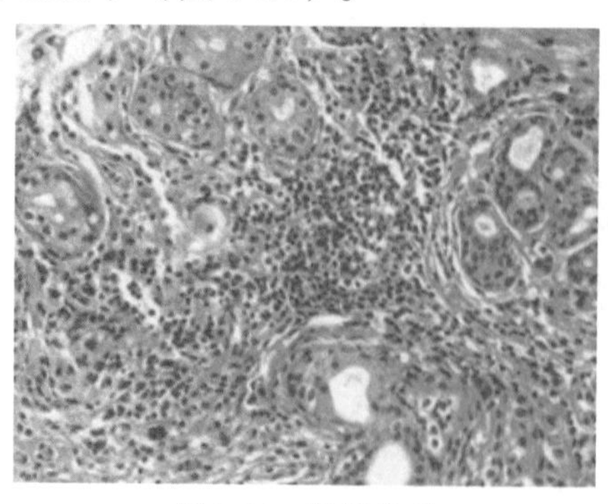

图 5-24 唇腺病理

【干燥活动度评分】

ESSDAI：16分，ESSPRI：5.67分（重度活动）。

【胸部CT】

①双肺多发异常密度影，结合病史，考虑间质性肺炎，请结合临床并随访。②双肺气肿并多发大疱。双侧胸膜增厚。③双肺多发实性小结节，考虑炎性肉芽肿结节或增殖灶可能，随访。④双侧颈根部、纵隔及双侧肺门多发增大淋巴结。⑤扫及左侧肾上腺结合部结节，考虑腺瘤或增生可能，随访（图5-25）。

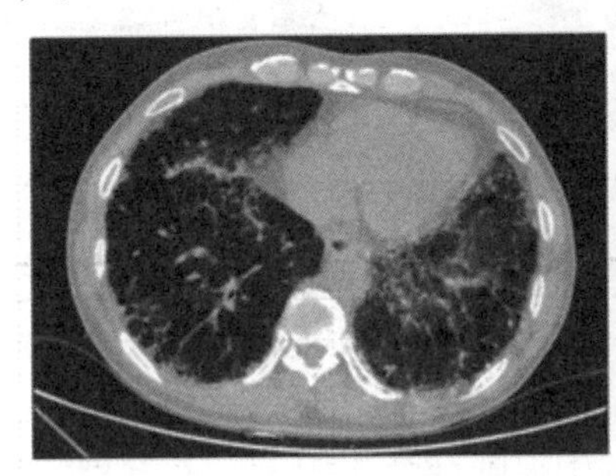
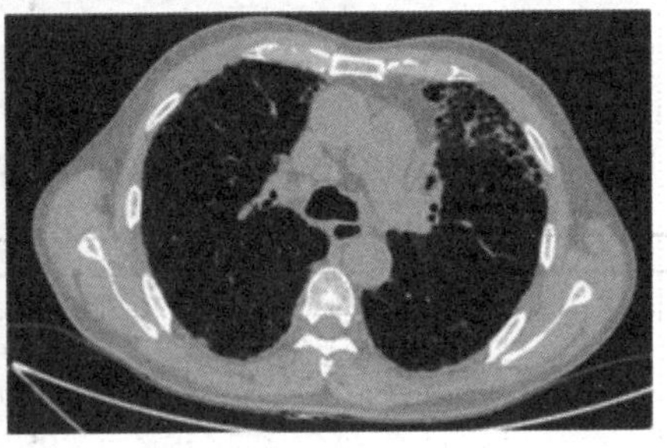

图5-25 胸部CT表现

【心脏超声】

主动脉窦部及升部增宽。左房增大。左室舒张功能降低。

【诊断】

①干燥综合征伴肺间质纤维化；②进展性肺纤维化；③社区获得性肺炎，非重症。

【治疗】

予以低流量吸氧，甲泼尼龙琥珀酸钠40mg ivgtt qd×7d，硫酸羟氯喹200mg bid，左氧氟沙星0.4g ivgtt qd×7d抗感染，泰它西普160g皮下注射qw，布地奈德、乙酰半胱氨酸雾化祛痰，出院后甲泼尼龙24mg qd，逐渐减量至目前15mg qd，泰它西普160mg皮下注射qw，硫酸羟氯喹200mg bid，乙磺酸尼达尼布150mg qd，同时予以异烟肼预防结核感染，瑞巴派特、钙剂、维生素D_3治疗。

【转归】

治疗4个月后，患者咳嗽、咳痰、气促、口干症状缓解，炎症指标较前下降，FVC较前上升（图5-26）。

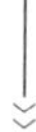

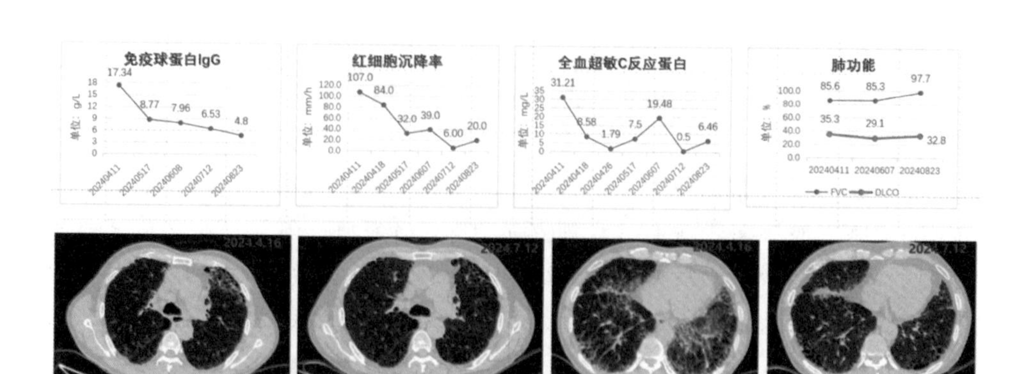

图 5-26　疾病转归

【讨论】

原发性干燥综合征（PSS）是一种慢性炎症性自身免疫性疾病，其特征是淋巴细胞浸润和外分泌腺增殖以及小血管炎。在临床早期，唾液腺和泪腺的功能受损，后期逐渐累及多个器官，尤其是肺部。肺间质纤维化（interstitial lung disease, ILD）是 PSS 患者常见的肺部损伤类型，发病率高达 13%，导致生活质量差，死亡率高。据报道，在 PSS 中，肺部受累的患病率为 9%~75%。治疗上予以糖皮质激素联合免疫抑制剂，糖皮质激素的初始剂量通常为 0.5~1mg/(kg·d)，免疫抑制剂如环磷酰胺、吗替麦考酚酯或硫唑嘌呤，环磷酰胺不良反应明显，可导致骨髓抑制、不孕不育等，停药复发和住院风险高。吗替麦考酚酯价格较贵，消化道症状常见。硫唑嘌呤过敏发生率较高、耐受性差等，治疗有一定的局限性。由此可见，干燥综合征伴肺间质纤维化发病率高，预后较差，长期使用免疫抑制剂可诱发骨髓抑制、重症感染甚至危及生命。过度 B 细胞活化是 PSS 非常重要的疾病特征。B 细胞产生自身抗体，并可通过抗原提呈作用活化 T 细胞，分泌促炎和抗炎细胞因子，辅助二级和三级淋巴组织的形成。

近年来，利妥昔单抗（Rituximab, RTX）等生物制剂被证明可替代环磷酰胺，用于治疗结缔组织病（connective tissue disease, CTD）相关肺间质病变。研究报道，RTX 治疗后的 B 细胞再生过程中发现血清 B 淋巴细胞刺激因子（B-lymphocyte stimulator，BLyS）水平显著升高，从而导致疾病复发。在这种情况下，B 细胞耗竭可能导致 BAFF 水平的不断增加，即使在低 B 细胞水平下，也可能导致疾病活动。此外，RTX 后 BLyS 水平的升高可能与致病性 B 淋巴细胞的异常增殖有关，这可能解释了 RTX 在临床试验中治疗失败的原因。部分纤维化进展明显的患者需使用抗纤维化药物（尼达尼布等）进行治疗，与免疫抑制剂联合使用可对患者的肺功能和整体耐受性产生有利效果，但只能减缓进展，需要大规模样本探索性研究来证实。本例患者诊断“①干燥综合征伴肺间质纤维化；②进展性肺纤维化；③社区获得性肺炎，非重症”，既往激素、CTX、吡非尼酮疗效不佳，且出现肝功能异常，鉴于RTX使用后B细胞清零，加重感染风险，使用中小剂量激素联合泰它西普、乙磺酸尼达尼布抗炎抗纤维化、调节免疫，同时积极抗感染治疗，经过4个月随访，未再发生肺部感染，治疗取得了良好的效果。

【专家点评】

肺间质纤维化是原发性干燥综合征患者常见的、严重的腺外表现，也是原发性干燥综合征患者死亡的危险因素之一，缺乏行之有效的治疗药物，目前多学科联合、个体化治疗是大势所趋。自身反应性B细胞和浆细胞的持续活化贯穿了PSS疾病的整个过程。泰它西普作为中国自主研制的新一代双靶点生物制剂，同时抑制增殖诱导配体（a proliferation inducing ligand，APRIL）和BLyS，可有效降低机体免疫反应，达到治疗目的。本例使用中小剂量激素联合泰它西普治疗干燥综合征伴肺间质纤维化，患者的咳嗽、咳痰、气促、口眼干症状缓解，炎症指标、肺功能均有不同程度的改善，且无治疗相关不良反应，为今后干燥综合征伴肺间质纤维化的治疗提供一个新的选择。

（周颖　戴欢子）

【参考文献】

[1] Roca F, Dominique S, Schmidt J, et al. Interstitial lung disease in primary Sjögren’s syndrome[J]. Autoimmun Rev, 2017, 16(1):48-54.

[2] Palm O, Garen T, Berge Enger T, et al. Clinical pulmonary involvement in primary Sjogren’s syndrome: prevalence, quality of life and mortality--a retrospective study based on registry data[J]. Rheumatology (Oxford), 2013, 52(1):173-179.

[3] Constantopoulos SH, Papadimitriou CS, Moutsopoulos HM. Respiratory manifestations in primary Sjogren’s syndrome. A clinical, functional, and histologic study[J]. Chest, 1985, 88:226-229.

[4] Lee AS, Scofield RH, Hammitt KM, et al. Consensus Guidelines for Evaluation and Management of Pulmonary Disease in Sjögren’s[J]. Chest, 2021, 159(2):683-698.

[5] Maher TM, Tudor VA, Saunders P, et al. Rituximab versus intravenous cyclophosphamide in patients with connective tissue disease-associated interstitial lung disease in the UK (RECITAL): a double-blind, double-dummy,

randomised, controlled, phase 2b trial[J]. Lancet Respir Med, 2023, 11(1):45-54.

[6] Ehrenstein MR, Wing C. The BAFFling effects of rituximab in lupus: danger ahead[J]? Nat Rev Rheumatol, 2016, 12(6):367-372.

[7] Luppi F, Sebastiani M, Silva M, et al. Interstitial lung disease in Sjögren's syndrome: a clinical review[J]. Clin Exp Rheumatol, 2020, 126(4):291-300.

案例 18
以假性肠梗阻为首发表现的干燥综合征

【病史摘要】

患者，女性，31 岁，因“恶心、呕吐 1 月，停止排便 10 天”入院。患者 1 个月前无明显诱因下出现恶心，无呕吐，有食欲下降，无发热，无腹胀、腹泻，初未在意。后恶心加重，并出现呕吐，呕吐物为未消化食物，至外院消化科住院，行胃镜检查示浅表性胃炎，住院期间检查发现抗 SSA 抗体、抗 SSB 抗体、抗 Ro-52 抗体阳性，未行特殊诊治，予出院。胃镜检查后未再排便，后出现腹胀，至外院行腹部 CT 检查提示：直肠上段略窄，上游结肠积气，内容物增多。给予开塞露、生理盐水保留灌肠后，大便仍未解。后至上海市某医院就诊，收住院。追问病史，患者诉近半月出现四肢末端麻木、疼痛不适。平素无口干、眼干，无关节肿痛，无反复发热、皮疹、口腔溃疡、腮腺肿大，无光过敏、肌痛、肌无力等。

既往史：否认手术、外伤史，个人史及家族史无特殊。

【体格检查】

生命体征平稳，心肺听诊无异常。腹软，脐周轻压痛，无反跳痛，肠鸣音减弱（2~3 次 / 分）。四肢肌力、肌张力正常，四肢末端痛觉过敏。

【辅助检查】

血常规：白细胞计数 3.43 × 109/L ↓，血红蛋白量 103 g/L ↓，血小板计数 199 × 109/L。

炎性指标：C 反应蛋白 2.8mg/L，红细胞沉降率 39mm/h ↑。

免疫球蛋白 + 类风湿：补体 3 0.72 g/l ↓，抗环瓜氨酸肽抗体 128.70 U/ml ↑，免疫球蛋白 G 31.83 g/l ↑，类风湿因子 87.80 IU/ml ↑。

自身抗体：ANA 1：1000，颗粒型，抗 SS-A 抗体 阳性 + ↑，抗 Ro-52 抗体 阳性 + ↑，抗 SS-B 抗体 阳性 + ↑。ANCA（ - ）。

甲状腺功能、电解质、肝肾功能、肿瘤指标、凝血功能无明显异常。巨细胞病毒（CMV）DNA（-），EB 病毒（EBV）DNA（-）。

全腹 CT 平扫：结肠积粪，肝内钙化灶，胆囊泥沙样结石可能。

颅脑 MRI+MRA：未见明显异常。

腮腺 + 颌下腺 B 超：双侧腮腺及颌下腺弥漫性病变，干燥综合征待排。

唇腺活检：间质内见灶性淋巴细胞浸润（>50 个淋巴细胞 /4mm2 为 1 灶）。

肠镜：所见结肠未见明显器质性病变。

肌电图：轻度周围神经损害肌电表现，脱髓鞘改变为主；慢性神经源性损害肌电改变，累及 C7-T1 部分支配肌，根性或脊髓前脚细胞损害首先考虑；慢性神经源性损害肌电改变，累及 L5-S1 部分支配肌，脊髓前脚细胞或根性损害考虑。

眼科会诊：未提示干眼症。

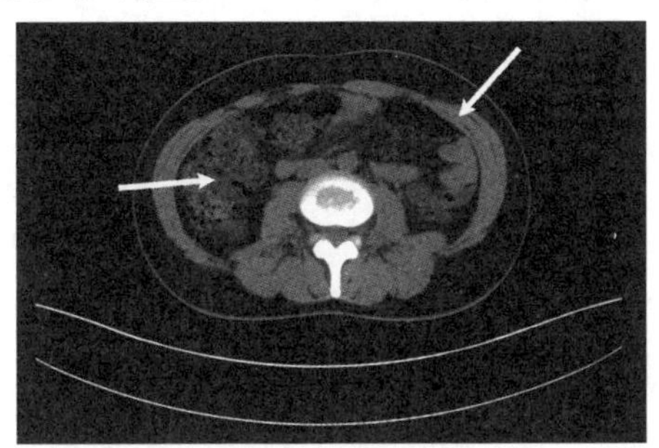

图 5-27　腹部 CT

结肠积粪，少许积气（箭头所指）。

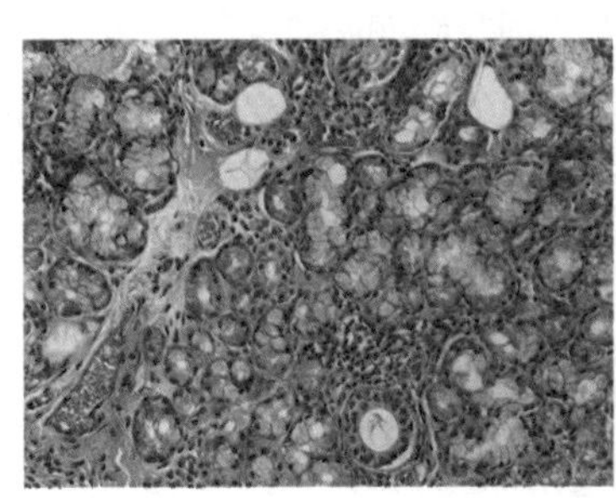
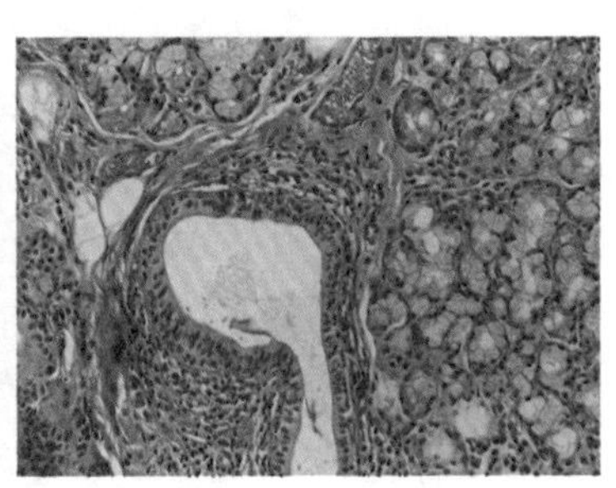

图 5-28　唇腺活检

唇腺小叶内可见灶性淋巴细胞的浸润

（>50 个淋巴细胞 /4mm2 为 1 灶）（HE 染色 400 倍）。

【诊断】

干燥综合征伴神经损害，假性肠梗阻。

【治疗】

予禁食、胃肠减压，甲泼尼龙 40mg/d，静滴；羟氯喹 0.2g 每日 2 次，口服；

甘油灌肠剂灌肠通便，抑酸护胃、补液营养支持等治疗。激素治疗 3 天后患者肠梗阻及肢体疼痛症状完全缓解，10 天后肢体麻木症状亦明显好转出院，出院时激素减量为甲泼尼龙 24mg/d 口服。

【随访】

出院后激素渐减量至甲泼尼龙 4mg/d 维持，5 个月后患者肢体麻木症状完全缓解，未再发作肠梗阻。

【讨论】

干燥综合征（SS）是一种系统性自身免疫性疾病，它常导致外分泌腺功能障碍，导致黏膜表面干燥，主要症状为口干、眼干，并伴有全身受累症状（疲劳、疼痛等）、脏器受累和患恶性血液病的风险增加。本病属全球性疾病，其在风湿免疫性疾病中的发病率仅次于类风湿关节炎。该病起病隐匿，且临床表现异质性强，常因症状不典型导致临床误诊或漏诊率较高。2016 年 ACR/EULAR（美国风湿病学会 / 欧洲抗风湿病联盟）分类标准显著提升了 SS 诊断的敏感性与特异性。本例患者虽无典型 SS 的口干、眼干症状，但抗 SSA/Ro 抗体阳性（3 分），唇腺活检显示灶性淋巴细胞浸润（3 分），总评分 ≥ 4 分，符合 SS 的诊断标准。此外，在 EULAR 的 SS 疾病活动度指数（ESSDAI）问卷中有神经系统病变及血清学变化，符合纳入标准；另外患者无头颈部放疗史、活动性丙型肝炎病毒感染或其他排除标准所列疾病，进一步支持 SS 的诊断。值得注意的是，SS 诊断标准不断更新。2016 年 ACR/EULAR 标准强调客观检查（如唇腺活检、抗 SSA 抗体）的权重，对口干 / 眼干症状的要求放宽，这解释了本例无典型症状仍能确诊的原因。

假性肠梗阻 (intestinal pseudo-obstruction, IPO) 是一种临床综合征，其表现为肠梗阻的典型症状（如腹胀、排便停止），但无机械性梗阻的影像学证据。其病理机制与消化道平滑肌功能异常、肠道神经传导障碍或自主神经系统病变相关。根据病因，IPO 可分为原发性和继发性两类。前者多因肠道神经或肌肉的结构或功能异常引发，遗传因素占重要地位，常见于儿童及青少年；后者则继发于结缔组织病、内分泌疾病（如甲状腺炎）、肿瘤、严重电解质紊乱等全身性因素有关。本例患者表现为呕吐、停止排便，全腹 CT 平扫提示结肠积粪、积气。肠镜检查未发现明显器质性病变。IPO 可诊断。而患者电解质、甲状腺功能正常，巨细胞病毒、EB 病毒 DNA 均阴性，排除了因电解质紊乱、甲状腺疾病及病毒感染等导致的 IPO，结合患者临床表现和辅助检查，考虑 SS 所致 IPO 可能性大。IPO 的病因中，约 22% 与结缔组织疾病相关，其中以系统性红斑狼疮、硬皮病及皮肌炎占主导地位。而 SS 合并 IPO

的病例则相对罕见，目前国内外报道不足 20 例，以病例报道为主。多数 SS 患者的初始临床表现集中于外分泌腺功能障碍，如典型的口干、眼干。文献指出，SS 的典型首发症状包括关节疼痛、发热、口腔干燥、眼干涩、皮疹、肾小管性酸中毒及腮腺肿大等。此外，少数病例以甲状腺功能减退、咯血、胸腔积液或胰腺炎等非典型症状起病。而 SS 以 IPO 作为首发症状的情况极为少见。

SS 相关 IPO 的病理机制尚不明确。参照系统性红斑狼疮（SLE）及硬皮病（SSC）相关的 IPO 文献报告，认为可能的机制有：①自主神经病变。伴有自主神经病变的患者常表现为无汗或多汗、体位性低血压、胃肠道运动功能障碍、膀胱功能障碍和心律失常等。发生于多达 50% 的 SS，似乎与 M3-毒蕈碱受体（M3-R）阻断有关。有报道称在 SS 患者中，唾液腺活检和自身抗体均呈阳性的患者表现出更严重的自主神经失衡，表明这组患者的病情更严重。但该患者无体位性低血压、无汗或多汗等典型自主神经症状，可能存在自主神经受累的亚临床表现，未来类似病例应完善自主神经反射试验（如心率变异性分析）、直立倾斜试验、食管测压或胃排空等检查以明确机制。②胃肠道平滑肌运动障碍。肠道平滑肌结构和功能改变，针对内脏平滑肌的自身抗体和肌肉或神经组织中免疫复合物沉积导致胃肠道平滑肌运动障碍。③血管炎。有研究报道在 SLE 相关 IPO 患者的肠道小血管壁存在免疫复合物沉积，此类沉积可能通过引发慢性缺血性损失，进一步导致肠道壁水肿、平滑肌变性及肠道动力障碍。

治疗方面，根据 2020 年 EULAR 指南，中重度 SS 患者需以糖皮质激素联合免疫抑制剂控制病情。本例采用甲泼尼龙 40 mg/d 起始剂量，符合指南推荐，并在症状缓解后逐步减量，避免长期激素不良反应。羟氯喹通过抑制 Toll 样受体信号通路调节自身免疫反应，联合激素可协同控制病情。指南还推荐对于患有严重难治性全身性疾病的患者，可以考虑 B 细胞靶向治疗（如利妥昔单抗、贝利尤单抗），但本例通过传统免疫抑制治疗即获缓解，提示个体化治疗的重要性。

SS 临床表现异质性强，对不明原因出现假性肠梗阻的患者需高度警惕，建议完善自身抗体谱及腺体功能评估等检查进一步排查 SS。治疗假性肠梗阻的目标是对肠道进行减压，以减少结肠穿孔和缺血坏死的风险，早期免疫抑制治疗可有效缓解症状，风湿科、消化科与神经科的多学科协作可优化 SS 合并 IPO 的诊断与治疗流程。

【专家点评】

本病例以假性肠梗阻（IPO）为首发表现的干燥综合征（SS）罕见且极

具挑战性，其诊疗过程凸显以下要点：

（1）诊断突破：患者缺乏典型口干 / 眼干症状，但通过抗 SSA/Ro 抗体阳性及唇腺活检（灶性淋巴细胞浸润）符合 2016 年 ACR/EULAR 标准，体现新版标准对客观指标的重视。

（2）治疗核心：遵循 2020 年 EULAR 指南，采用甲泼尼龙（40mg/d）联合羟氯喹，迅速缓解肠梗阻及神经症状，证实早期免疫抑制治疗对 SS 系统受累的关键作用。

（3）临床启示：拓宽思维：IPO 伴免疫异常或神经损害时，需警惕结缔组织病。打破刻板印象：SS 可非典型起病（如 IPO、神经病变），避免依赖单一症状。MDT 价值：风湿、消化、神经多科协作可优化复杂病例管理。

本病例为 SS 非典型表现提供范例，强调综合评估与早期干预的重要性，未来需深化 SS 相关 IPO 的机制研究。

（刘美兰　王领　杨蓉　王嘉乐　涂慧敏　李慧凛）

【参考文献】

[1] Brito-Zerón P, Retamozo S, Ramos-Casals M. Sjögren syndrome[J]. Med Clin (Barc), 2023, 160(4): 163-171.

[2] 李慧敏 , 余陈欢 , 黄燕静 , 等 . 400 例干燥综合征患者临床并发症的特点分析 [J]. 国际流行病学传染病学杂志 , 2019(3): 247-250.

[3] 陈金梅 , 曾安祥 . 以假性肠梗阻为首发症状的干燥综合征 1 例 [J]. 中国校医 , 2023, 37(07): 553-554+558.

[4] Shiboski CH, Shiboski SC, Seror R,et al. 2016 American College of Rheumatology /European League Against Rheumatism Classification Criteria for Primary Sjögren's Syndrome [J]. Arthritis Rheumatol, 2017, 69(1):35-45.

[5] 王也 , 聂英坤 , 结缔组织病相关性假性肠梗阻的研究进展 [J], 疑难病杂志 , 2019, 18(3): 311-314.

[6] 方均燕 , 宋阿会 , 刘英莉 , 等 . 以假性肠梗阻为首发表现的原发性干燥综合征合并桥本甲状腺炎并文献复习 [J]. 重庆医学 , 2019, 48(5): 898-900.

[7] Liu C, Lio KU, Le Y, et al. Acute intestinal pseudo-obstruction secondary to Sjogren's syndrome in pregnancy: A Case Report and Literature Review[J]. BMC Pregnancy Childbirth, 2023, 23(1): 473.

[8] 陈爱凤 , 沈晓强 , 谢文君 , 等 . 以双侧胸腔积液为首发表现的原发性干燥综合征一例报道并文献复习［J］. 中国全科医学 , 2019, 22(17): 5.

[9] Perzyńska-Mazan J, Maślińska M, Gasik R. Neurological manifestations of

primary sjögren's syndrome[J]. Reumatologia, 2018, 56(2): 99-105.
[10] 杨娉婷，徐枫，肖卫国．干燥综合征神经系统损害临床表现及诊治 [J]. 中国实用内科杂志，2017, 37(6): 503-505.
[11] Barsottini OGP, Moraes MPM, Fraiman PHA, et al. Sjogren's syndrome: a neurological perspective[J]. Arq Neuropsiquiatr, 2023, 81(12): 1077-1083.
[12] Popescu A, Hickernell J, Paulson A, et al. Neurological and Psychiatric Clinical Manifes-tations of Sjögren Syndrome[J]. Curr Neurol Neurosci Rep, 2024, 24(8): 293-301.
[13] Kranthi D, Banerjee D, Dahale A, et al. Systemic lupus erythematosus unmasked: intesti-nal pseudo- obstruction as the first presentation[J]. BMJ Case Rep, 2025, 18(2) :e263491.
[14] Nyabera A, Elfishawi M, Cuevas F, et al. Intestinal Pseudo-Obstruction as the Initial Clin-ical Presentation in Systemic Lupus Erythematosus: A Rare and Severe Disorder[J]. Case Rep Gas-trointest Med, 2020, 2020: 8873917.
[15] Ramos-Casals M, Brito-Zerón P, Bombardieri S, et al. EULAR recommendations for the management of Sjögren's syndrome with topical and systemic therapies[J]. Ann Rheum Dis, 2020, 79(1): 3-18.

案例 19
中医药治疗干燥综合征继发肺间质病变（一）

【病史摘要】

刘某，女，19 岁，以“口干，间断发热 2 个月”于门诊就诊。

患者平素口干，轻度眼干，未就诊，2 个月前无明显诱因出现发热，多于午后或傍晚出现，夜间降至正常，体温达 37.5℃，伴咳嗽，咳痰，曾于外院查 ANA 阳性，SSA 阳性及多项免疫指标异常，外院诊断为干燥综合征，继发肺间质病变，住院 20 余天，予激素、羟氯喹、白芍总苷胶囊治疗，出院后体温降至正常，但口眼干燥未缓解，仍咳嗽。现症：口干、口黏喜凉饮，眼干涩，时有鼻血，色鲜红，五心烦热，汗少，纳眠可，小便偏黄，大便稀溏，每日 2~3 次，月经正常。舌红，苔黄腻，脉沉弦。

【体格检查】

体温 36.8℃，脉搏 72 次 / 分，呼吸 20 次 / 分，血压 110/70mmHg。神志清楚，精神可，形体偏瘦。双肺呼吸音清，未闻及干湿啰音。心率 72 次 / 分，律齐，未闻及病理性杂音。腹部平软，肝脾未及，无压痛。双下肢无水肿，四肢肌力、肌张力正常，生理反射存在，病理反射未引出。

【实验室检查】

ANA 抗体谱：ANA1 ∶ 1000（颗粒型），抗 SSA 抗体（+++），抗 SSB 抗体（+++），抗 Ro-52 抗体（++），余抗体阴性。风湿常规：RF 53.2 IU/mL，IgG 27.4mg/mL，ESR 28mm/h，PLT 377×10^9/L，尿常规未见异常。

【诊断】

西医诊断：干燥综合征，继发性肺间质病变。

中医诊断：燥痹，肺痹。

证候分型：阴虚湿热证。

【治疗】

益气养阴，清热化湿。

处方：太子参 12 g，枸骨叶 15 g，炒杏仁 9g，炒薏苡仁 30 g，
枇杷叶 12 g，清半夏 9g，茵陈 15 g，石斛 12 g，
葛根 15 g，黄连 10 g，石见穿 15 g，炒枳实 15 g，
甘草 6g，生谷芽 30 g，生麦芽 30 g，炒神曲 12 g。

14 剂，水煎服，日一剂。

辅以茶饮方：荷叶 12 g，炒杏仁 9g，枇杷叶 12 g，金荞麦 15 g，
白茅根 20 g，谷芽 30g，麦芽 30 g，神曲 12 g，甘草 6g。

代茶饮，每两日一剂。

二诊，药后口干渴症减，出汗渐增多，手心烦热亦减，经常鼻衄，有时睡眠中可见，无发热，眠可，二便调，舌质红，苔白腻，脉沉弦滑。

【治疗】

益气养阴，凉血和胃。

处方：南沙参 12 g，麦冬 10 g，百合 12 g，小麦 20 g，
功劳叶 15 g，瓜蒌皮 12 g，桑白皮 10 g，地骨皮 12 g，
石斛 12 g，侧柏叶 12 g，玄参 10 g，炒山药 15 g，
生石膏 20 g（先煎），知母 10 g，旋覆花 9g，佛手 10 g。

14 剂，水煎服，日一剂。

茶饮方：荷叶 12 g，炒杏仁 9g，枇杷叶 12 g，金荞麦 15 g，
白茅根 20 g，生谷芽、麦芽各 30 g，神曲 12 g，甘草 6g。

代茶饮，每两日一剂。

三诊：药后汗出正常，口黏渴，手足心热，偶有鼻出血，咳嗽，痰黏量少，纳可，二便正常，舌质红苔白腻，脉沉弦。

【治疗】

清燥润肺，养血通络，佐以祛湿。

处方：南沙参 15 g，枇杷叶 12 g， 桑叶 8g，炒杏仁 9g，

炒薏苡仁 30 g，天冬 12 g，玉蝴蝶 10 g，川贝母 10 g，

旋覆花 9g（包煎），僵蚕 10 g，蝉蜕 10 g，虎杖 15 g，

谷芽 30 g，麦芽 30g，炒神曲 12 g，忍冬藤 15 g，炙甘草 6g。

14 剂，水煎服，日一剂。

四诊：药后手足心热，口干渴减轻，鼻衄已止，干咳明显减轻，有脱发，纳寐可，二便月经均正常。舌质红，体瘦小，苔薄黄腻，脉沉弦。

【实验室检查】

复查 ESR 20mm/h，RF 36 IU/mL，IgG 22.6mg/mL，血小板恢复正常。

【治疗】

益气阴，调脾胃，佐以祛风活络。

处方：南沙参 15 g， 麦冬 12 g，枇杷叶 12 g，玉竹 10 g，

炒扁豆 12 g，炒杏仁 9g，炒薏苡仁 30 g，桔梗 10 g，

炒白术 12 g，生山药 15 g，当归 12 g，炒桑枝 30 g，

赤芍 12 g，白芍 12 g，地龙 12 g，忍冬藤 20 g，全蝎 6g。

络石藤 15 g，生姜 1 片。

14 剂，水煎服，每剂分三次，1 日半一剂，以缓调收功。

【随访】

停药半年后随访，患者病情平稳，口干、眼干等症明显减轻，未再发咳嗽。

【讨论】

干燥综合征在古代的中医文献无专门论述，依其口眼干燥的常见临床表现，后世医家多归于“燥证”“内燥”等中医病证的范畴，但本病临床表现远不止于干燥症状，任何系统、任何器官都可以累及，单纯以“燥证”“内燥”命名不足以概括 PSS 疾病的性质。为提高对中医对 PSS 的认识，路志正教授根据本病的病因病机特征，结合其多年的临床经验首次提出“燥痹”一名，其后“燥痹”作为中医诊断学名称取得广泛共识，先后收录于《痹病论治学》及《中国痹病大全》。本病病因迄今尚无统一意见，多从外感与内伤两方面认识燥证病因，六淫邪气外侵，先天禀赋不足，思虑、劳倦过度，饮食失宜等。如路老认为燥痹病因当分内外，外燥应该区分凉燥与温燥，产生内燥的病因很多，包括七情致燥、气虚阳虚致燥、阴虚血虚致燥、瘀血痰浊湿热致燥。目前中医对 PSS 病因病机的认识可概括归纳为：燥毒瘀血等病理产物，或气

血阴阳虚损，或脾失健运，肺失通调，肝肾精血不足等脏腑功能失调导致阴虚液燥或津液代谢障碍，进而导致内则五脏六腑失其所养，外则五官九窍失其滋润，终致全身各处干燥诸症。

中医药治疗 PSS 遵循《黄帝内经》“燥者润之”法则，采用辨病与辨证相结合的治疗原则。治疗方法涉及脏腑津液气血多个方面，现代医家分别提出从脾胃阴虚、肝肾阴虚、肺肾阴虚、阳虚失运、气滞血瘀、燥热成毒、燥湿互结等方面论治，常见中医证型为阴虚津亏证、气阴两虚证、阴虚内热证、燥瘀互结证、燥湿互结证等。对于仅有口眼干燥症状，尚未发生系统性损害或不伴有高免疫球蛋白血症的病情较轻者，单用中药治疗就可以取得较好的疗效。如果发生了系统性损害或合并其他自身免疫病，可以在使用西药皮质激素和（或）免疫抑制剂治疗同时，配合中医的辨证论治，不但有助于改善症状，控制病情，巩固疗效，减少西药的用量，而且还能减轻西药的不良反应。

多项 RCT 表明中药汤剂如路氏润燥汤、滋阴润燥生津汤、竹叶石膏汤、酸甘生津方、芍梅化阴汤、龟鳖滋阴散、润燥灵汤、补肾清热育阴汤、六味地黄丸等，以及中医针刺治疗等能够明显改善干燥综合征患者总有效率、口干、眼干、关节疼痛、疲劳程度、焦虑抑郁水平、生活质量，提高唾液流率、泪流量及 SF-36 各维度得分，降低 ESSPRI 评分、ESR、CRP、IL-2、IL-6、IgG、RF 等指标。中药汤剂如归芪补肺汤、益气养阴通络汤、养肺通络汤等能改善干咳、咳痰、胸闷、气短、心悸、发绀的临床症状及体征，有效降低 ESR、CRP、IgG，升高 EF%、E 峰、MEF_{50}、MEF_{25}、PEF、FVC、TLC、DICO，进而改善肺功能及疗效。

本患者合并继发性肺间质病变，患者除了干燥诸症外，还见咳嗽等呼吸道症状，本病未愈，再生变证，故治疗起来较为棘手。肺间质病变在中医里亦无统一的病名归属，其病名多因“进行性呼吸困难、伴有干咳或咳痰、活动后气短”的临床症状，而定义于中医的“肺痿”“肺痹”等范畴。PSS 肺功能损伤可归于中医“肺痹”范畴，晚期可发展为“肺痿”。肺痹病因繁多，系多种致病因素侵入人体，留滞肺内，损伤肺脏。病机更为错综复杂，涉及热毒浸淫、气阴两虚、痰瘀互结等多个方面，核心病机是肺气痹阻，宣降失司。病性为本虚标实之证，以肺脾肾气阴亏虚或肺络气血空虚为本，以痰浊、痰热、血瘀、毒邪为标，早期以邪实为主，中晚期以虚损为要。因此，治疗肺间质病变当辨明其标本虚实，寒热属性及病期早晚而施治。肺痹早期，正气虽虚，尚可支持，应辨别寒热及虚实之多少，宜宣痹散寒兼以益气温阳以标本兼顾，清热化痰以祛痰热之标；病变后期，邪少虚多，肺肾衰竭，以虚损为主，常至危重难愈，可见喘促气急、动则加剧、汗出如洗、手足逆冷等厥脱危证，治宜急顾正气，只需补肺益肾；严重者肺肾欲竭，阳气将散，还当急救回阳，以复生机。

本案患者依据其口干、眼干、ANA阳性，SSA阳性及多项免疫指标异常等，可明确诊断为干燥综合征，即“燥痹”。患者口眼干燥、午后潮热、五心烦热、鼻衄、脉沉弦等提示其阴虚之本，兼见口黏、便溏、小便黄、苔黄腻等湿热征象，故可辨为阴虚湿热证。燥痹日久不愈，病情迅速由表入里，伤及脏腑。本案患者属燥痹之重症，在短期内疾病进展迅速且侵及肺脏，形成肺痹而见咳嗽咳痰等症，且咳嗽痰黏量少，口渴等提示肺燥津伤、肺阴不足。肺为娇脏，喜润恶燥，肺燥则失其通调水道之功能，津液代谢障碍，又进一步加重其干燥或湿阻之症。因此，对本案患者治疗当标本兼顾，养阴益气以补其本，润肺去燥、清化湿热以治其标。路老以沙参麦冬汤作为基础方，益气养阴贯穿患者治疗始终，同时重用半夏、杏仁、桑叶等调理肺气宣降，瓜蒌、川贝、枇杷叶、枳实等达到清热化痰之功效。经中药调理月余，患者口干、口渴、干咳、咳痰、烦热等症状及体征明显改善。免疫指标方面，ESR、IgG、RF显著降低，且PLT恢复正常。

在本例患者的治疗中，在常规口服中药的基础上，路老辅以中药代茶饮，以增加疗效。中药代茶饮是在中医理法方药的理论指导下，通过辨证与辨病相结合而组方选药的中医传统剂型，将适合代茶饮的中药材直接以水煎汤或以沸水冲泡代茶频饮，不拘于时，具有饮服方便、药效充分、轻灵精巧、甘淡平和的特点，可长期服用，缓图其效。中药代茶饮以其简单方便的优势运用于各临床各科疾病，特别在慢性疾病及疾病恢复期作用尤为突出，且茶饮的服药方式简便易行，深受PSS患者的喜爱。PSS患者的中药代茶饮推荐选用玉竹、葛根、枸杞子、乌梅、芦根、西洋参、太子参、天冬、麦冬、石斛等。西洋参、玉竹、葛根、枸杞子、乌梅、芦根等中药材属药食同源之品，太子参、天冬、麦冬、石斛等中药材属保健食品，日常饮用较为安全。眼干患者推荐选用菊花、南沙参、决明子、白茅根、枸杞子、桑椹、密蒙花等中药泡水代茶饮，具体可根据患者具体病情辨证使用。

【专家点评】

针对PSS这一复杂的自身免疫病，中医药治疗借助丰富的治疗手段及灵活的治法，通过辨证和辨病相结合，调整人体紊乱的免疫功能，改善局部及全身症状，尤其在缓解口眼干燥症状方面优于单纯西医治疗，不但近期疗效肯定，并可取得稳定的远期疗效。近年来本病的中西医结合治疗成为更多患者的选择，中药与西药联用可增加其疗效并减少不良反应、降低复发率，同时对干燥综合征多系统损害如肺间质病变、肝功能异常、肾脏病变、血管炎等都有一定的治疗作用，并能提高患者的生活质量。本例患者为燥痹重症，平素口干，燥痹日久，迁延不愈，燥邪由表及里，侵及肺脏，即原发性干燥综合征迅速发展合并肺间质病变。病久气阴俱亏，燥瘀交结，病情错杂难缠。路老在辨证论治的基础上，应用益气养阴、清燥润肺、理肺去痰、清热化湿等法标本兼顾，肺得滋润，则其主宣肃、治节通调功能正常，津液敷布复常，气机升降有序，气血运行流畅，肺络畅通。如此，不仅燥症可缓，也可阻断病情进展。

（韩曼）

【参考文献】

[1] 路志正. 路志正医林集腋[M].北京:人民卫生出版社,2009.

[2] 路志正. 痹病论治学[M]. 北京:人民卫生出版社, 1989.

[3] 娄玉钤.中国痹病大全[M].北京: 中国科学技术出版社, 1993.

[4] 朱铃, 钟琴, 曾苹.干燥综合征的中医病因病机探析[J].贵州中医药大学学报, 2021, 43(04): 5-9.

[5] 郭伟民, 项德坤, 贾军峰, 等. 滋阴润燥生津汤治疗干燥综合征临床疗效及对患者症候积分及免疫功能的影响[J].四川中医, 2022, 40(04): 147-150.

[6] 孟庆一, 肖瑞崇, 李东书.竹叶石膏汤加减方治疗原发性干燥综合征疗效观察[J].光明中医, 2017, 32(10): 1424-1426.

[7] 周珺, 陈湘君, 茅建春, 等. 酸甘生津方治疗原发性干燥综合征的临床研究[J].中国中医药科技, 2020, 27(05): 682-684.

[8] 杨伟涛.六味地黄丸加减辅治干燥综合征疗效观察[J].实用中医药杂志, 2021, 37(12): 2042-2043.

[9] 孙佳宁,连希希, 孙伶俐, 等. 百合主要成分及药理作用研究进展[J].中国野生植物资源, 2022, 41(07): 45-50.

案例 20
中医药治疗干燥综合征继发肺间质病变（二）

【病史摘要】

傅某，女，60 岁。因“反复口干伴胸闷 4 月余”就诊。

患者近 4 月来常感口干舌燥，伴有活动后胸闷不适，气急气促。3 个月前因“发热半月”于外院就诊，查血白细胞计数明显升高；ANA1：1000（颗粒型）；抗ENA：抗SSA抗体（++），余（-）；RF增高；抗CCP抗体（-）；T-spot（-）；痰培养>3种细菌；抗巨细胞病毒抗体（+）；肺高分辨CT示：两肺炎症，肺部间质改变，纵隔淋巴结肿大，肺部结节影；眼科查为干眼症。拟诊为：“干燥综合征、间质性肺炎、肺部感染”，予甲泼尼龙80mg，每天1次静脉滴注7天，环磷酰胺0.4g，每周1次静脉滴注2次，同时先后予莫西沙星、亚胺培南-西司他丁钠、伏立康唑抗感染，经治疗患者症情平稳后出院。就诊时用药：泼尼松30mg，每日1次口服，伏立康唑200mg，每日2次口服。因胸闷气促、咳嗽不能缓解至我门诊就诊。

诊室间症见：胸闷气促，阵咳，吐痰不畅，大便日行3～4次，成形，胃纳可，夜寐不安。苔白腻中焦黑，脉小数。

既往史、个人史、月经婚育史、家族史均无特殊。

【体格检查】

体温37.6℃，脉搏91次/分，呼吸18次/分，血压116/68 mmHg。龋齿12枚，两肺可及散在湿啰音，两肺底著。

【诊断】

西医诊断：干燥综合征，间质性肺炎，肺部感染。

中医诊断：燥痹，湿热痰浊内蕴。

【治疗】

治法：先予清热化痰利湿。

处方：苍术12g，白术12g，川朴9g，陈皮9g，半夏9g，石膏30g，知母12g，石见穿12g，浙贝母30g，瓜蒌皮15g，青蒿45g，丹参15g，紫石英30g，芦根30g，冬瓜子15g，黄芩9g，佩兰叶12g。

【复诊】

二诊：咳嗽、胸闷、气促好转，夜寐欠安，盗汗，痰白，咯之欠畅，大便日行2～3次，成形，苔薄白，脉细。

处方：苍术12g，白术12g，川朴12g，陈皮9g，半夏9g，柴胡12g，煅龙牡30g，白芍15g，紫石英30g，降香6g，知母12g，青蒿30g，远志6g，焦楂曲12g，丹参15g，生黄芪15g。

三诊：症情较前好转，体温正常，但气急阵作，气急时胸中如有石压，脉细，苔薄腻，寐欠佳。

辨证属脾虚气亏痰湿尚未尽除，治拟健脾化痰利湿宽胸。

方药：生黄芪15g，生白术12g，生米仁15g，柴胡12g，白芍15g，紫石英 30g，降香 6g，浙贝母 15g，石见穿 30g，丹参 15g，夜交藤 30g，珍珠母 30g，煅龙牡 30g。

四诊：胸闷气急明显好转，唯多言时感呼吸欠畅，口服激素已由 30mg 每日 1 次逐步减至 15mg 每日 1 次，苔薄腻，脉小。

方药：生白术 12g，生米仁 30g，生黄芪 15g，丹参 30g，莪术 15g，紫石英 30g，降香 6g，浙贝母 15g，石见穿 30g，蛇舌草 30g，瓜蒌皮 15g，芦根 30g，元参 12g，蒲公英 30g。

【按语】

本案患者病为干燥综合征、间质性肺炎。中医属于“燥痹”“肺痹”范畴。燥痹一般均因脏腑阴津亏损，不能输布运行而见口目干燥，关节失润而酸痛不已，但该患者表现为舌苔白腻，纳呆胸闷，属脾虚运化失司，湿浊中阻，上凌于肺，痹阻于肺。正如李用粹《证治汇补·痰证》说：“脾为生痰之源，肺为贮痰之器”，故见患者阵咳有痰，吐痰不畅；水湿痰邪郁久化热，故伴有低热。因此首诊治疗上以清热化痰宽胸降气为主，选用苍术、白术、川朴、冬瓜子、佩兰叶健脾燥湿，陈皮、半夏、浙贝母、瓜蒌皮清化痰热，石膏、知母、青蒿、黄芩、芦根清热，紫石英、降香取平逆肺气。待舌苔转为薄腻后，取方改为益气健脾化痰利湿。以生黄芪、生白术甘温扶土，培土生金，标本兼顾。获效之后，缓图其本，继以健脾胃、化痰湿，加用以石见穿、降香等现代药理学研究具有抗肿瘤、抗纤维化作用的中药，并兼取石见穿治疗痰喘、降香活血散瘀、降气止痛之效，病证结合，中西汇通。

（邓予新　茅建春）

案例 21
中医药治疗干燥综合征并发股骨头坏死、视神经萎缩

【病史摘要】

女性，38 岁，于 2011 年 11 月 10 日初诊。

患者自诉口咽鼻干燥多年，于 5 年前诊断为“原发干燥综合征”，激素治疗至今，2 月前发现股骨头坏死，减用激素。现时感头眩心悸，口干、眼干，视物模糊不清，夜寐易醒，醒后辗转难眠，时感耳内嗡鸣，纳食尚可，二便调，月经色深，量大，有血块，白带较多。舌体胖，质淡暗，光剥无苔，脉沉细。

【诊断】

西医诊断：干燥综合征合并股骨头坏死。

中医诊断：燥痹，骨蚀。

处方：生黄芪 15 g，西洋参 10 g，炒白术 15 g，炒山药 15 g，炒蒺藜 12 g，丹参 12 g，天麻 12 g，墨旱莲 12 g，女贞子 15 g，炒山楂 12 g，炒神曲 12 g，炒麦芽 12 g，仙鹤草 15 g，炒枣仁 20 g，紫河车 10 g，广木香 10 g，生龙骨 30 g，牡蛎各 30 g，怀牛膝 12 g，生姜一片。

14 剂，水煎服，日一剂，早晚分服。

二诊：患者因双目视力下降，视野缺损，于眼科医院诊断为视神经萎缩。二诊症见：双髋关节疼痛，活动受限，左手偶感麻木，口干引饮，夜卧难眠，夜尿频 2~3 次，月经一月未至，白带量多质稀，无异味，纳食可，大便调，舌暗红，苔薄白，中间质干，脉沉细。

西医诊断：干燥综合征并发股骨头坏死、视神经萎缩。

中医诊断：燥痹，骨蚀，青盲。

处方：生黄芪 15 g，西洋参 10 g，炒白术 12 g，炒山药 15 g，茯苓 30 g，当归 12 g，川芎 8 g，炒枣仁 30 g，阿胶珠 6 g，仙鹤草 15 g，补骨脂 12 g，炒蒺藜 12 g，炒山楂 12 g，炒神曲 12 g，炒麦芽 12 g，紫河车 10 g，川牛膝 12 g，炒枳实 15 g，生龙骨 30 g，牡蛎 30 g。

14 剂，水煎服，日一剂，早晚分服。

另早晚各服杞菊地黄丸 10 粒。

三诊：服前方一月后行经，持续十日余，量可，内有黑色血块，无痛经，白带减少。双髋疼痛加剧，下肢无力，须拄拐行走。纳可，眠欠安。舌淡暗，苔白腻，脉沉弦，尺部弱。《素问·逆调论》曰："肾者水也，而生于骨，肾不生则髓不能满。"该患者疼痛明显，为血虚致瘀，骨髓不充所致，然肝肾阴虚乃其根本，当在前方滋补肝肾的基础上，加强活血通络，益肾壮骨之力。

处方：生黄芪 15 g，西洋参 10 g，炒白术 12 g，炒山药 15 g，炒苍术 15 g，茯苓 30 g，丹参 15 g，怀牛膝 15 g，紫河车 10 g，补骨脂 12 g，狗脊 12 g，仙鹤草 15 g，陈皮 9g，阿胶珠 6g，山萸肉 12 g，炒神曲 12 g，炒麦芽 12 g，紫河车 10 g，盐知母 6g，盐黄柏 6g，生龙骨 30 g，牡蛎 30 g。

14 剂，水煎服，日一剂，早晚分服。

另每早晚改服河车大造胶囊 3 粒以滋肾填髓。

四诊：服前方月余，患者自觉疗效不明显，加之起居不慎，久行劳累后出现双髋骨痛加剧，拄拐难行，昼轻夜甚，加服激素及免疫抑制剂控制病情，晨起视物模糊，手指麻木，月经量少，仍有血块，因劳累，本月两次月经间曾有阴道出血，色淡，白带多，纳可，二便调，唇淡，舌暗红，舌苔白，脉沉细，略弦。此为肝肾两虚，兼劳复所致，当在前方滋补肝肾基础上加强添精益髓之力。

处方：生黄芪 12 g，炙黄芪 12 g，西洋参 10 g，炒白术 12 g，紫草 15 g，炒山药 15 g，炒苍术 15 g，丹参 15 g，紫河车 10 g，补骨脂 12 g，狗脊 12 g，仙鹤草 15 g，龟鹿二仙胶 8 g，陈皮 9 g，山萸肉 12 g，伸筋草 20 g，炒山楂 12 g，炒神曲 12 g，炒麦芽 12 g，盐知母 6 g，盐黄柏 6 g，生龙骨 30 g，牡蛎 30 g，灶心土 60 g。

先煎灶心土水再煎药，水煎两次，分三次温服。

【随访】

患者服上方后，自觉骨痛好转，月经较前好转，仍有血块，后遵原方坚持服用，症状持续缓解。

【讨论】

本案治疗充分体现了中医整体观念和辨证论治的理念在干燥综合征治疗中的临证应用。中医理论从《黄帝内经》开始，就把中医理论建立于研究人之上，注重整体观念的运用，人是一个有机的整体，各个脏腑及气血津液均内在关联；“天人相应”，因四时天气的变化，有感邪的不同。中医对人的认识是把人作为一个整体，人生活在社会上，因生活环境、地理位置、气候因素、心理因素等使疾病的发生日趋复杂。因此中医诊病重在四诊合参，就是将人置于一个复杂的干预环境，所有的致病条件都不是孤立的。PSS 病机为阴血亏虚、津液枯涸，与人自身体质、地理环境、季节更替等有关，如北方干燥地区更甚，夏秋季节更为明显。中医治疗本病时非常注重整体观念，诊病立足于人，强调应调理脾胃、调畅情志，亦重视饮食清淡、锻炼身体，重视自然气候与疾病发生、发展、转归的关系。

辨证论治是中医学在辨识和诊治疾病的思维与实践过程中所采用的基本原则，是在整体观念指导下对疾病进行特殊的研究和处理方法，其辨证的内涵包括但不局限于中医证候的概念。本病的治疗过程很好地体现了中医治疗过程中充分结合辨人、辨病、辨证、辨症的核心理念，体现了中医学的整体观、恒动观和辩证观，反映了中医学的基本特点。

PSS 是一种慢性炎症自身免疫疾病，在临床上除口眼干燥等常见表现外，常伴随其他系统症状或并发症，如继发肺间质病变、肾小管酸中毒、血液系统、神经系统受累，合并股骨头坏死、骨质疏松症等。本病多发于 40 岁以上女性，《黄帝内经》曰：“女子七岁肾气盛……六七，三阳脉衰于上，面皆焦，发始白。七七，任脉虚，太冲脉衰少，天癸竭，地道不通，故形坏而无子也。”此年龄段的女性生理功能开始衰退，肝肾不足为本，再加上生活和工作上的双重压力，使其阴阳失衡、脏腑气血功能不调，出现肝气逆乱、肝气郁结、肝郁火旺等病证，气病及血，阴血暗耗，肝脉气血痹阻，肝肾亏虚，从而发为 SS，故本病也容易使患者产生抑郁焦虑，疲劳等状态。PSS 的中医治疗，是在中医整体观及辨证论治的总体指导下，结合患者自身的体质特点、证候虚实及疾病所处的不同阶段，辨证论治，遣方用药。本病可从脏腑、三焦、气血津液、卫气营血、六经等多个方面进行辨证，治疗时应重视脏腑传变，出现系统损害时，需辨明标本缓急，急则治其标，缓则治其本。

中医治疗 SS 的手段比较丰富，耐受性及安全性较好，在改善症状、降低复发的风险、改善并发症、提高生活质量等方面具有多重优势。中西药联用，可增强治疗效果，降低激素及免疫制剂等带来的不良反应。如在联用激素方面，可以明显减少感染风险；联用免疫制剂，可有效改善白细胞减少、血小板减少等血液系统损害、肝肾损伤、胃肠道不适等不良反应。

本例是一例 SS 合并股骨头坏死、视神经萎缩的多病合并患者，病情较为复杂，治疗立足于人，兼顾各个疾病在此患者的综合症状。本患者为中年女性，年近六七，气血亏虚，肝肾不足，加之病程日久，气阴暗耗，故见口干、眼干诸症；肾阴亏虚，虚热内生，上扰心神，脑髓、心神失于濡养，故见头眩心悸，夜寐易醒，耳内嗡鸣；“肝受血而能视”肝藏血、开窍于目，肝血不足则目失濡养，故患者视物模糊不清；肝主筋，肾主骨生髓，肝肾不足则筋脉失养，不能濡养筋骨，又因筋脉绕骨护骨，筋脉失养则关节活动受限；气阴两虚所致血行不畅，久病致瘀，不通则痛，故致髋骨疼痛；滞而生痹，故手麻足厥，舌暗脉细。四诊合参，辨证为气阴两虚证，以肝肾阴虚为本。阴虚在先，而燥热内生，治疗上滋阴救液，清燥生津，脾为后天之本，气血生化之源，故治疗上采用肝脾肾同补，大补其虚损，莫如血肉有情之品。本方以人参、山药固护中焦气血，脾主统血，气随血脱，又当益气摄血，白术补气健脾，以助健运统摄；黄芪既善补气，又善升举，二药合用，令脾气旺而统摄有权。用丹参、仙鹤草以益气养血活血，气足血活，血行则虚风自灭。另佐以天麻、蒺藜兼以祛风明目，天麻乃定风草，故为治风之神药。二至丸滋补肝肾之阴，龙骨味甘涩，牡蛎咸涩收敛，为入肾经血分之药，二者合用，以收敛止崩。四诊时加入灶心土重用 60 g，灶心土，辛、温，归脾胃经，温中燥湿、止呕止泻，收敛脾气而止血。全方补益中兼顾治崩止血，益气健脾摄血之意。

本例的治疗中，在内服汤药的基础上，辅以中成药治疗，以兼顾合并症。

如杞菊地黄丸，具有滋肾养肝明目之效，以改善视神经萎缩。河车大造丸具有滋阴填髓、补肾益精之效，以改善股骨头坏死。中医在临床应用中有各种剂型，其中外用类剂型以膏剂、油剂、搽剂为主。口服类剂型主要有汤剂，其优点是吸收快，能迅速发挥药效；片剂、胶囊剂，这两种剂型具有服用方便、便于携带与长期保存等特点；丸剂的药效维持时间较长；冲剂的特点则是在胃肠中的吸收速度较快。其中中成药是在中医药理论指导下经过药效学研究和临床研究，获得国家药品监督管理局批准，以中医处方为依据、中药饮片为原料，按照规定的生产工艺和质量标准制成的具有一定剂型、质量可控、安全有效的药品。近年来，中成药在疾病预防、治疗以及养生保健等方面得到了较为广泛的应用，中成药物标本兼治，不良反应较小，临床效果明显，尤其是在治疗某些慢性疾病方面的优势更为显著，选用中成药首先要对其处方组成、配伍意义、疗效特点及剂量、用法、禁忌证等全面理解后，才能正确用药，安全用药。中药剂型与其临床疗效密切相关，在今后的用药选择中要充分考虑患者的自身情况与药物特性，从而选择合适的剂型，配合使用，以便于药物充分、快速发挥作用，收到事半功倍的效果，从而缓解患者的临床症状，共奏补益之功，增强疗效。

中医重视预防调护，强调“愈后防复”的重要性。不适当的生活方式造成的疾病复发称为“病复”，并归纳为食复、劳复、复感 3 点，本病四诊患者主要是劳复，又称“瘥后劳复”。瘥，即病愈。指病初愈，因劳复发。病后气血尚未恢复，或余热未清，每因过度劳累，或饮食不节，或七情过度，或房劳饮酒，导致疾病复发。本患者因起居不慎，久行劳累，出现了病情加重，因其本就气阴两虚，劳累后耗伤气血，气虚不固，血虚失养，脾不摄血，血溢脉外，导致了双髋骨痛、下肢无力等症状加重及阴道出血的症状出现，故治疗过程中要与患者有充分的沟通，应告知患者平时饮食的调理及生活起居的调摄等注意事项，PSS 患者平时可多食滋阴清热生津之品，如丝瓜、黄瓜、芹菜、鲜藕、百合、荸荠、梨、西瓜等，少食助热助燥，伤阴伤津等辛辣、香燥、温热食物，如鹿茸、肉桂、羊肉、葱、姜、蒜、酒、茶、咖啡等，也可适当地打太极拳、八段锦等健身气功，保持身心愉悦，避免过度劳累等。

【专家点评】

本案是一例 PSS 合并股骨头坏死、视神经萎缩的复杂病例，针对 PSS 及并发症，其病机复杂多样，中医药在改善其症状、兼顾并发症及降低复发的风险方面具有积极的作用。本病例的治疗充分体现了中医整体观念和辨证论治的治疗理念，以汤药和中成药结合的形式，达到滋阴润燥，益精填髓，养肝明目之效，从而缓解患者的口眼干燥，髋骨疼痛，视物模糊等不适症状，辅以中医养生调护，避免病情复发。随访症状得到持续缓解，患者得到了很好的治疗效果。

（韩曼）

参考文献

[1] 张宁, 王若冰, 潘利敏, 等. 薛伯寿教授整体观念的临证应用研究[J]. 河北中医药学报, 2019, 34(6): 1-3+8.

[2] 金舒纯, 茅建春. 中医药对系统性红斑狼疮患者糖皮质激素副作用缓解机制研究进展[J]. 中医药学报, 2021, 49(10): 105-109.

[3] 侯佳奇, 杨月, 薛鸾, 等. 解毒通络生津方治疗原发性干燥综合征血液系统损害的临床研究[J]. 风湿病与关节炎, 2016, 5(5): 13-17.

[4] 王宏莉, 赵敏, 胡悦. 胡荫奇论治干燥综合征经验[J]. 时珍国医国药, 2020, 31(11): 2760-2761.

[5] 张健, 侯德才. 中医内服方剂治疗股骨头坏死辨证组方规律探讨[J]. 实用中医内科杂志, 2020, 34(5): 65-68.

[6] 王晶, 顾申勇, 任金妹, 等. 中成药合理应用评价模型的建立[J]. 中成药, 2021, 43(1): 292-294.

[7] 李春晓, 王盼盼, 凌霄, 等. 基于中成药说明书探讨辨病用药的可行性[J]. 中国药房, 2022, 33(19): 2309-2313.